生きているしくみがわかる生理学

大橋俊夫
信州大学医学部特任教授

河合佳子
東北医科薬科大学医学部教授

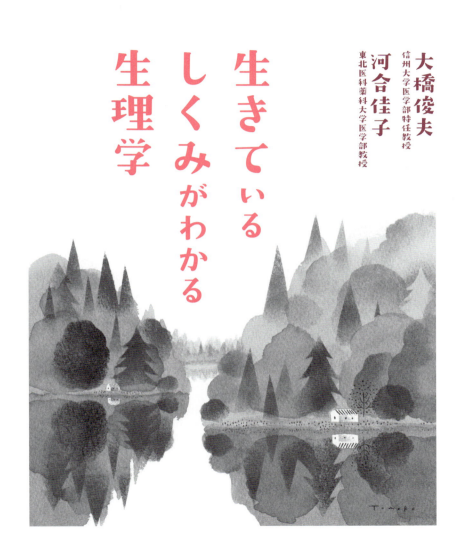

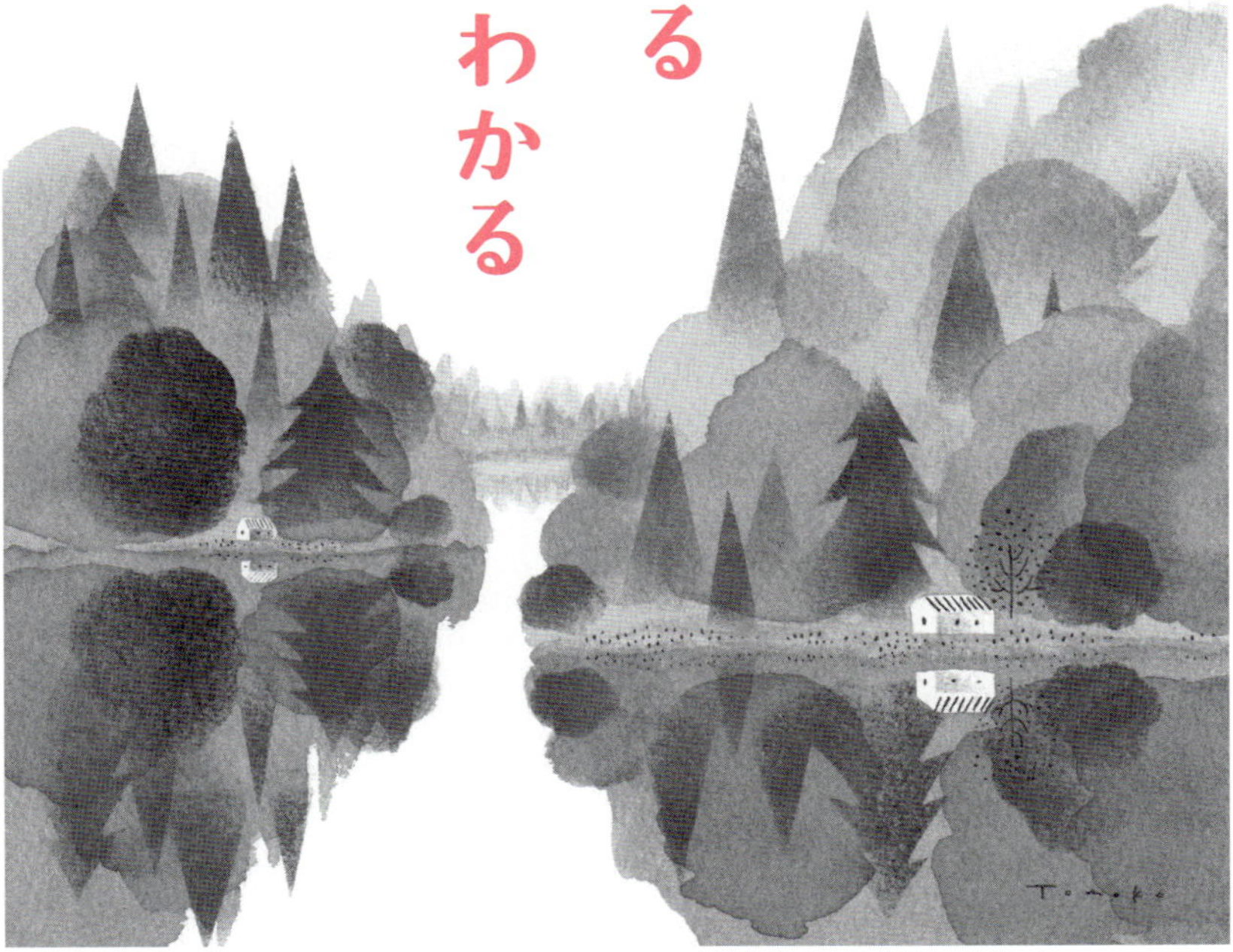

医学書院

推薦の序

生理学の知識を日々の健康に生かす知恵に

今からおよそ104年前（1912年）、ノーベル生理学・医学賞に浴したフランスの外科医アレキシス・カレル（Alexis Carrel　1873－1944）は、『人間　この未知なるもの』*という書籍を1935年に上梓しました。当時、科学技術の発展は目覚ましく、人々はバラ色の未来を思い描いていました。しかしカレルは、「科学技術の中に重大な問題が潜むのではないか」という危機感から、執筆の必要性を感じたと序文に著しています。訳文を引用します。

現在、われわれは、人間についての情報があまりにも多すぎて、それをうまく使いこなせないでいる。役立てるためには、知識が総合的で簡潔でなくてはならない。（中略）私は一般の人々ばかりでなく学者のためにもこれを書いたのである。

時代の先駆者は、私たちの体の働きには未知なるところがたくさんあること、またそれを知る喜びについても記しています。

2016（平成28）年のノーベル生理学・医学賞は、大隅良典先生が単独受賞されました。記者会見では、「人がやっていないことに取り組む喜び」を強調されていたのが印象的でした。

知ることの喜びと、それを日常に生かす知恵との間には、大きな隔たりがあります。みなさんもよく経験することではないでしょうか。大橋俊夫先生と河合佳子先生は、この大きな隔たりを埋めるという構想を、著作の形で示されました。本書はまず日常生活での疑問があって、それを生理学の視点から順を追って解説しています。本書の特長はこれだけではありません。生理学の知識を日常生活に生かすことで、健康な生活に役立つことを示しています。

「真の学問とは、身近な疑問に明快に答え、しかも日々の生活に役立つものである」。これが、本書に一貫しているテーマです。大橋先生と河合先生は、このテーマを、具体的な記述へと見事に落とし込んでいます。

私は、本書を若い医療従事者に薦めたいと思います。なぜなら、医療者の説明は本質をついて、かつ、わかりやすいことが絶対要件だからです。そのためには質問の内容をしっかりと理解しなければなりません。私たち医療者は、毎日さまざまな形で新しい医学・医療の情報に接します。膨大な情報を受け取るうちに、本質を理解していなくてもわかったような錯覚に陥っている場合も少なくありません。本書の項目は、素朴な疑問に端を発しています。この疑問を読むだけでも、医療知識に惑わされない疑問や質問がどういうものであるのかを、端的に知ることができます。医療者が、患者さんやその家族に対して、直感や不確かな知識を披露してはなりません。本書は、医療者の錯覚と、本質を突く疑問の間に生じる微妙なギャップを教えてくれます。

もちろん、医療従事者ではない一般の方にとっても、病気や健康に関する知識が身近な知恵となるように、わかりやすいイラストがたくさんあります。ですから、本書を多くの方々に、広く強くお薦めします。

まず、本書の目次をご覧ください。そうすれば、「途中で飽きることなく読めそうだ」と納得していただけるでしょう。

第１章では、「酸素が『体に毒』ってどういうこと?」「歳をとると増えるシミやしわ、その予防に有効なのは?」「ヒトの血液をリトマス紙につけると、何色になるでしょうか?」。

第２章では「血液中にＵＦＯが飛んでいる?」「会社帰りに買った靴を翌朝履いたらぶかぶかでした。なぜですか?」「コンサート会場で大勢のファンが意識を失って倒れたのはなぜ?」。

第３章では「指を切った時の痛みが、時間とともに変化するのはなぜ?」「計算ドリルなどの反復学習が薦められるのはなぜ?」「『手に汗にぎる』のはヒトとサルだけ?」。

第４章では「貧血の患者さんが息切れや疲れやすさを訴える理由は?」など、他にも具体的な疑問が次から次へと出てきます。どうです?　おもしろそうでしょう。

２０１６年10月

公益財団法人日本心臓血圧研究振興会附属榊原記念病院
友池　仁暢

＊アレキシス・カレル（著）、渡部昇一（編訳）：人間　この未知なるもの．三笠書房、１９９２

序

生理学ってなんだろう？　本書を読まれるみなさんに

キーワード　physics／physiology／一般生理学／植物性機能／動物性機能／臨床生理学

◆生理学の始まりは？

「生理学」という言葉が世界中で最も話題に上る時期といえば、秋。毎年10月上旬に発表されるノーベル賞のなかに、生理学・医学賞があります。生理学は、英語でphysiologyといいます。物理学のphysicsとよく似ているのは、どちらもギリシャ語のphysisに由来する言葉だからです。physisとは、「宇宙を含めた自然」という意味です。physics（物理学）は、宇宙を含めた自然界に潜む「非生物体」における原理や法則を体系化した学問と定義されています。だとすれば、physiologyは何でしょうか？　physiology（生理学）は、宇宙を含めた自然界の「生物体」に共通する原理や法則を体系化した学問なのです。

「生物体」は、植物や動物に分類されます。それぞれの生理的機能の原理・法則を研究する学問として、植物生理学や動物生理学といった言葉も生まれました。これからみなさんが本書で学ぶのは、「人体生理学」です。人体に生じているさまざまな現象について、自分の体を教材にして理解し、知識や知恵として身につけることを最終目標として読んでいただきたいと思います。

このような背景を知ると、人間はギリシャ時代から「人とはいったいなにものなのか?」「人の体や心はどのようにして動いているのか?」「どのように調節されているのか?」という研究を続けてきたことがわかります。「人の歴史そのもの」が生理学の教科書といえるのかもしれません。したがって、生理学のなかの1つが医学(medicine)であるとも考えられます。実際、ノーベル賞も、「Physiology and Medicine」ではなく、「Physiology or Medicine」と表記されています。

では、医学と生理学の位置づけはどう捉えたらよいのでしょうか。

医学は、臨床医学、基礎医学、社会医学の3つに区分されます。

患者さんに直接関わる臨床医学の「臨床」という言葉は「死に瀕して床に伏している人」を表す宗教用語で、そのような人に施す医学・医療をいいます。その最終目的は、「患」すなわち「心に串のささった」人の、心の串(不安)を取り除くことにあります。

この臨床医学を、科学的裏付けをもって支える学問が基礎医学です。ノーベルの活躍した時代、生理学は〝基礎医学の母〟とよばれていました。

ちなみに、社会医学は、衛生学や公衆衛生学等の総称で、社会に生じるさまざまな医学・医療問題を解決するための学問です。

◆考える生理学って?

それではここで、〝考える学問〟としての生理学の実例を1つ、示しましょう。

体内に便を溜めるのは、大腸という臓器であることは知っていますね。便をスムーズに排泄できない状態が，便秘です。さてこの便秘に悩む患者さんから，「大腸は，体でどんな働きをしているんですか？」と聞かれたとします。専門用語をできるだけ使わずに，わかりやすく説明するためには，生理学の知識が必要です。

筆者なら，次のように答えます。

筆者「魚をさばいたり食べたりした時に，魚の大腸を見たことはありますか？」
患者さん「うーん……」
筆者「実は，魚には大腸がないんですよ。ですから『うーん』で正解です。では，理科の授業でカエルの解剖をしましたか？」
患者さん「カエルには大腸があったような気がします」
筆者「では，オタマジャクシにはあるでしょうか？」
患者さん「うーん，ちょっとわかりません」
筆者「実は大腸は，オタマジャクシにはないけれど，カエルになる時にできてくる臓器なんです」
患者さん「どうしてですか？」
筆者「**魚やオタマジャクシにはなくて，カエルにある。**ここにヒントが隠れていますよ」
患者さん「あっ，カエルは陸でも生活できます」
筆者「そうなんです。大腸は，水の中に住んでいる生物にはなくて，陸に上がって生活する動物，例えばヘビや鳥やネコやヒトにはすべてあるんです。ところで，鳥のフンを見たことはありますか？」
患者さん「あります。絵の具みたいにベトベトしています」
筆者「そうですね。鳥は，尿の出口が大腸の中にあって，つまりウンチとオシッコを一緒に排泄しているからです」

患者さん「どうしてですか？」

筆者「鳥は飛んでいる間、いつでも自由に水を飲めるわけではありません。そのため、水分をできるだけ体の中に溜めておきたいのです。大腸には、水分をできるだけ体の中に戻すしくみがあります。例えば赤痢やコレラの毒は、このしくみを壊してしまいます。それで便が水のようになって流れ出してくるのです。それに陸上生物は、便を排泄すると、天敵に自分の存在を教えてしまうことになるので、体の中に便をとどめておく必要があるのです。水中で生活する魚やオタマジャクシは、水中に排泄しても敵に知られる心配がないので、いつでもウンチができる。だから大腸がないんですよ」

大腸の働きについて、生物界に存在する原理や法則に基づいて説明しました。これが、生理学です。

◆本書の構成

本書は４つの章から構成されています。

「第１章　**一般生理学**」：細胞生理学ともいいます。生体を作っている細胞の働きは、場所によって異なりますが、働くしくみは共通しています。その共通している原理や法則性について解説します。

「第２章　**植物性機能**」：動物にも植物にも共通して認められ、生きていくために必要な働きです。たとえば植物も動物も、生命を維持するために外界から酸素を取り入れ、二酸化炭素を排出しています。これは呼吸機能といい、代表的な植物性機能です。

「第３章　**動物性機能**」：動物に特有にみられる働きです。動物と植物の違いは何でしょうか？それは自ら動くことができるか否かということです。動くのに必要な運動機能や、周囲の状況を察知する感覚機能などが、動物性機能といわれるものです。

「第4章　**臨床生理学**」：病態生理学ともいいます。病気が起こるしくみや、病気によって引き起こされるさまざまな症状のメカニズムを、生理学的な視点から考えます。医療現場では、生理学とは反対の論理プロセスで、患者さんの訴える症状から、その症状を引き起こす生体の異常（病気）の原因を可能なかぎり挙げて、検査結果や問診などの情報をもとに絞り込み、鑑別診断を行います。臨床生理学は、こうした臨床推論を行う過程において、重要です。

生理学は、体の働くしくみを考える学問です。

本書を通して、暗記を中心とした学習法から、筋道を立てて論理的に考える学習の醍醐味を楽しんでいただければ幸いです。

2016年10月

大橋　俊夫
河合　佳子

生きている しくみがわかる 生理学 目次

推薦の序 生理学の知識を日々の健康に生かす知恵に ii

序 生理学ってなんだろう？ 本書を読まれるみなさんに v

第1章 一般生理学 1

1 体の働きを公園の遊具にたとえるとしたら？ 2

2 歳をとると癌になりやすくなるって本当ですか？ 6

3 酸素が「体に毒」ってどういうこと？ 12

4 歳をとると増えるシミやしわ、その予防に有効なのは？ 18

5 点滴液は甘い？ しょっぱい？ 24

6 ヒトの血液をリトマス紙につけると、何色になるでしょうか？ 29

第2章 植物性機能 35

1 血液中にＵＦＯが飛んでいる？ 36
2 病院でよく検査される心電図って何ですか？ 42
3 血管にいろいろな種類があるのはなぜですか？ 49
4 日本人は「ウサギ民族」と言われていると聞きました。なぜですか？ 55
5 歳をとると血圧が上がるのはなぜですか？
そもそも高血圧はどうして体に悪いのですか？ 62
6 会社帰りに買った靴を
翌朝履いたらぶかぶかでした。なぜですか？ 69
7 赤ちゃんは母乳しか飲まずに
一日中横になっているのに元気なのはどうして？ 77
8 ヨガが武道の1つと言われているのはなぜ？ 82
9 コンサート会場で大勢のファンが意識を失って倒れたのはなぜ？ 88
10 食べ過ぎると胸やけするようになるのは何歳ぐらいから？ 93

11 体重のうち「1kgは自分のものではない」とはどういう意味？ 98
12 過去の病気と思われていた「くる病」が増えてきたのはなぜ？ 104
13 アイスランドの人には医学的な特徴がみられるって本当？ 109
14 江戸時代の「養生訓」に現代の医学からみた根拠はあるのでしょうか？ 113
15 寝転がって飴玉をなめると何が起きる？ 120
16 尿の色や回数だけでわかる病気があるって本当？ 125
17 たくさん汗をかくと喉が渇いておしっこが遠くなるのはなぜ？ 130
18 女性の基礎体温で妊娠がわかるのはなぜ？ 136
19 男性は60歳を過ぎると足が細くなり転びやすくなるのはなぜ？ 142

第3章 動物性機能 149

1 パイロットや夜勤の看護師は2時間の仮眠をとることが勧められています。なぜでしょうか？ 150

目次

2 指を切った時の痛みが、時間とともに変化するのはなぜ？ 157
3 フグにあたると死んでしまうこともあるのはなぜ？ 163
4 計算ドリルなどの反復学習が薦められるのはなぜ？ 168
5 中年になると会話に「これ」「それ」「あれ」が増えるのはなぜ？ 174
6 非常口の表示が緑色なのはなぜ？ 179
7 列車がトンネルに入ると耳がふさがったように感じるのはなぜ？ 185
8 試験などで緊張すると動悸がするのはなぜ？ 191
9 熱い鍋や冷たい氷に触ると思わず手を引っ込めてしまうのはなぜ？ 197
10 「手に汗にぎる」のはヒトとサルだけ？ 202
11 辛い物を食べると目の下に汗をかくのはなぜ？ 209

第4章 臨床生理学 215

1 貧血の症状は、赤血球濃度が350万個/㎣以下、あるいはヘモグロビン濃度が9g/dL以下と、それぞれの正常値の約30%低下すると出現します。貧血の症状と発生原因について考えてみましょう。 216

2 黄疸の症状は、血液中の総ビリルビン濃度が2mg/dL以上になったあたりから出現してきます。ビリルビンの代謝過程から、黄疸の原因を考えてみましょう。 222

3 浮腫は、組織間隙に過剰な水分が貯留した状態です。水分とアルブミンの移動原理から、浮腫の要因を考えてみましょう。 227

おわりに 232

参考文献 234

索引 241

ブックデザイン：加藤愛子（オフィスキントン）
装丁イラスト：平澤朋子
本文イラスト：田添公基

第1章

一般生理学

自律機能
内分泌
免疫

1

体の働きを公園の遊具にたとえるとしたら？

キーワード 恒常性／自律神経／日内変動／闘争か逃走の神経／ホルモン／免疫機能

体は無意識のうちにバランスをとる

列車に乗り遅れないように駅の階段を急いで駆け昇って（駆け下りて）、飛び乗った時のことを思い浮かべてみてください。

しばらくは胸がドキドキ、息がはずんでいますが、健康な人なら1～2分で自然に元に戻って、何も感じなくなっているはずです。体の中のあるしくみが、あたかも公園にあるシーソーのように働いて、うまくバランスをとっているからです。

そう、体の働きを遊具にたとえるならシーソーです。シーソーは乗る人の体重でバランスをとりますが、体の働きは無意識のうちにバランスをとっているのが特徴です（**図1－1**）。

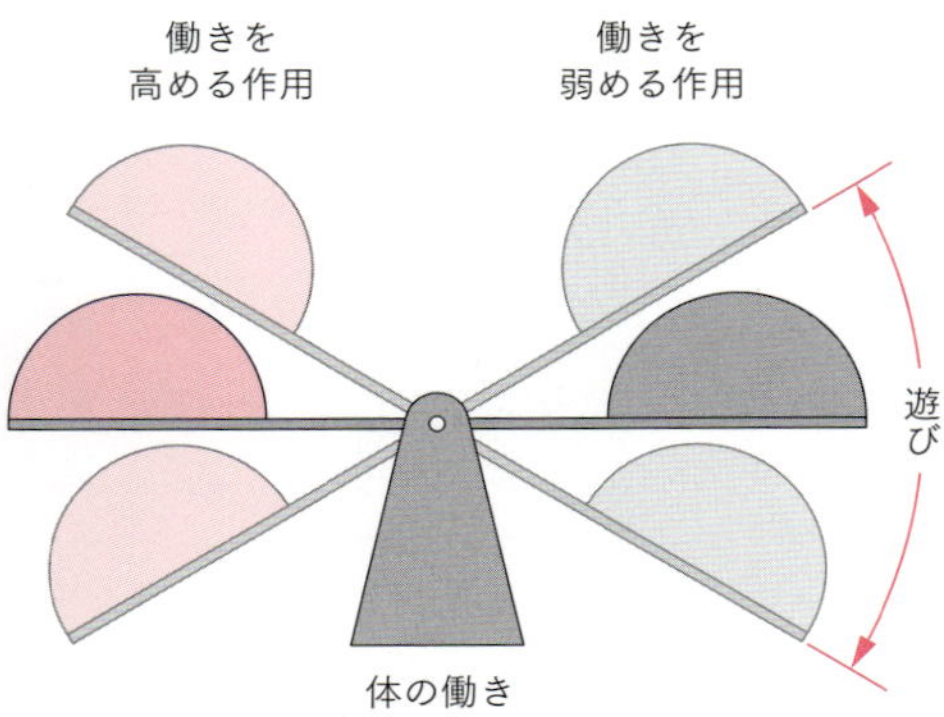

図 1-1　体の働きを調節するシーソーモデル

自律神経とホルモンがシーソーのバランスを保つ

シーソー（体の働き）のバランスをとることを、生理学では「**恒常性**（homeostasis）を保つ」といいます。この恒常性を保つために働いているのが、自律神経とホルモンです。

自律神経はその名前のとおり、生体内で起こった変化（シーソーの揺れ方）を感知して「自ら律する」、すなわち自動的に制御するシステムをもっています。自律神経には、交感神経と副交感神経の２種類があり、太陽の光によって制御されている生体時計に従い、一定時間ごとに交代して働きます。これを**日内変動**（サーカディアンリズム：**図１－２**）といいます。たとえば交感神経の働きは、夜明け前が一番弱く、陽が昇るとともに活発になり、昼の12時ごろにピークに達して数時間持続した後、午後４時ごろから低下しはじめます。このように主に昼間の活動中に働く交感神経は、「**闘争か逃走**（fight or flight）**の神経**」ともいわれます。その反対に副交感神経は、夜間の休息・睡眠時に働きます。

自律神経は、生体の働きの変化を調節するために、秒単位から分単位で瞬時に対応します。それに対して、ゆっくりとシーソーのバランスを保つために働くのが**ホルモン**です。ただしホルモンにも例外が１つあります。脳の下垂体後葉から分泌されている抗利尿ホルモン（antidiuretic hormone：ADH）、すなわちバソプレシン（vasopressin）です。バソプレシンは、脳の神経細胞が作って脳下垂体に貯蔵してあり、血液中の塩分の濃度（血漿浸透圧濃度）の変化に応じて迅速に分泌を調節できるホルモンなのです（第２章17・131頁参照）。

このように生体のいろいろな働きは、主に自律神経とホルモンによって、シーソーのバランス（恒常性）が維持されています。

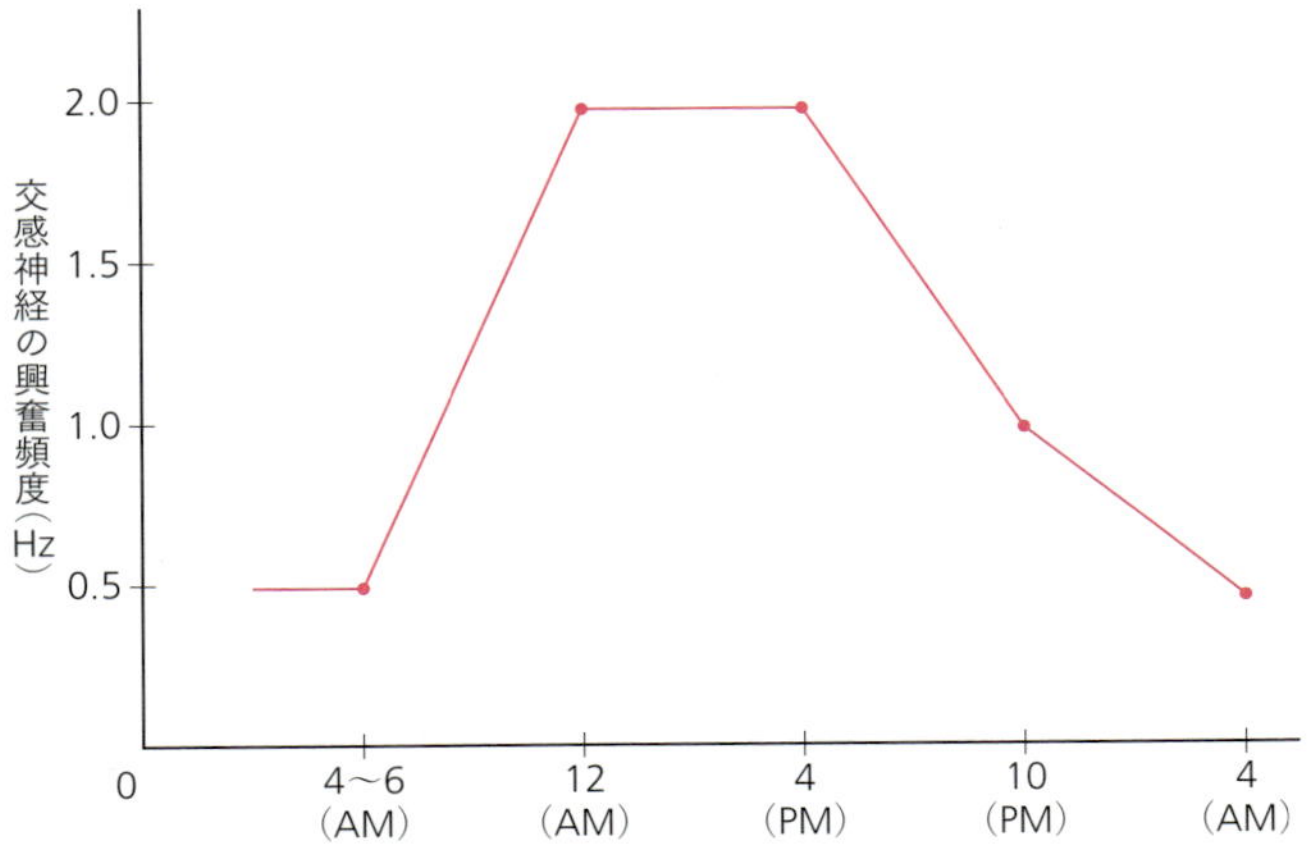

図 1-2　交感神経の働きの日内変動（サーカディアンリズム）

「闘争か逃走」の時、興奮頻度は最大 20 Hz まで増大する。

免疫機能もシーソーのバランスをとるしくみの1つ

恒常性を保つしくみにはもう1つ、**免疫機能**があります。外部からさまざまな危険なもの（細菌やウイルスや寄生虫など）や異物が侵入してきて生体が攻撃された時に、その攻撃から自らを守り、体の働きや構造を元に戻すしくみです。「免疫」とは、その名前のとおり、生体を攻撃する「疫病神から免れ」、生体を守るしくみであると覚えておいてください。

疫病神は通常、体を作っている細胞の周囲（組織間隙、あるいは内部環境ともいう）に侵入してきます。そこで、この内部環境を常にパトロールしている細胞が単球由来のマクロファージです。単球は細い静脈から飛び出し、内部環境の状態をチェックして、侵入物質や生体細胞が異常に変化したもの（たとえば癌細胞など）を発見するとそれを食べてしまう（貪食《どんしょく》）のです。そして、その異物の味（情報）を、毛細リンパ管を通ってリンパ節で待機しているリンパ球に伝え、侵入物質などに対する攻撃態勢を作りあげるしくみが免疫機能（**図1－3**）なのです。リンパ節の内部で攻撃態勢を作り上げる細胞が、Tリンパ球とBリンパ球です。

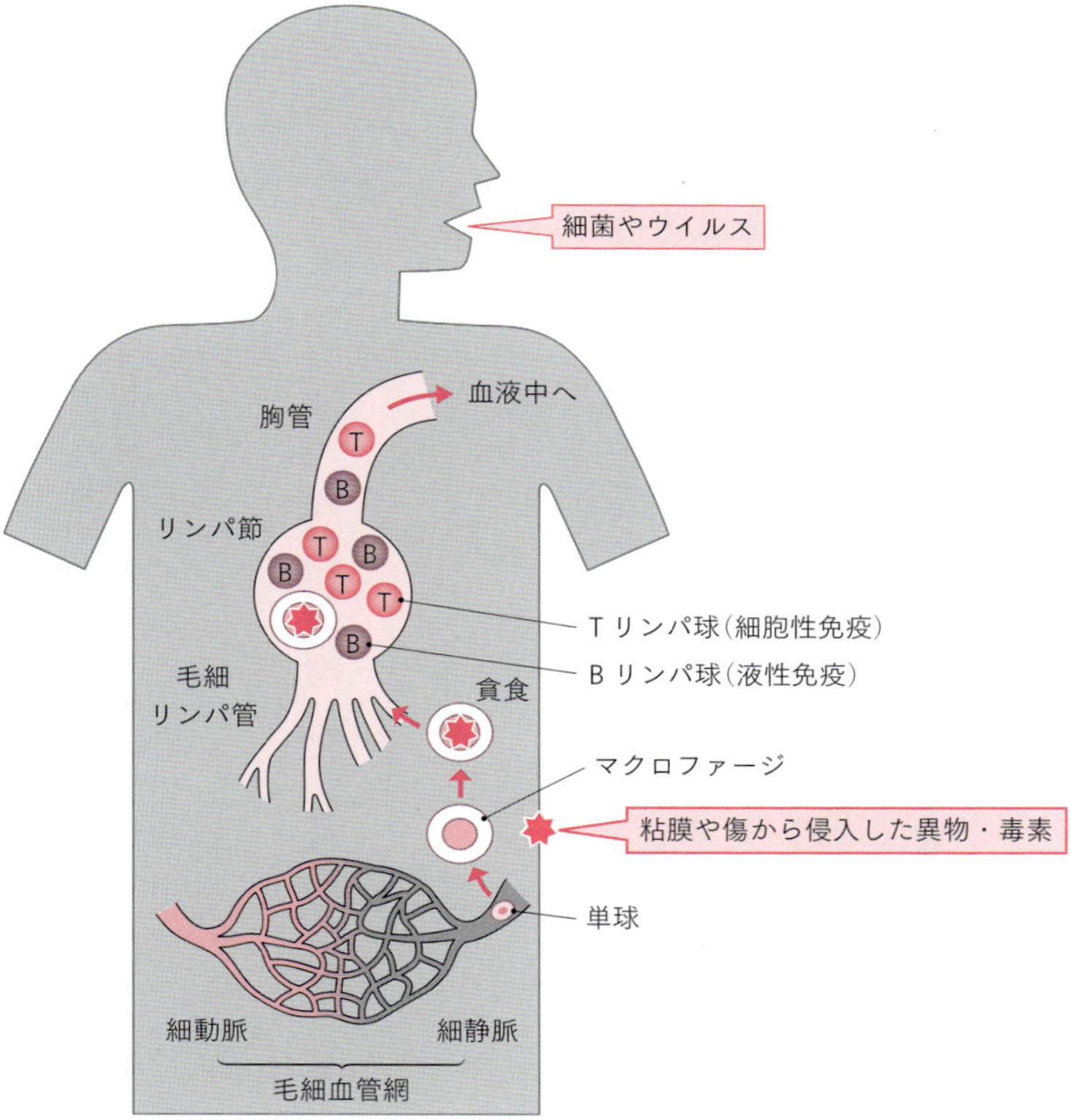

図 1-3　免疫機能のしくみ

細胞生理

2

歳をとると癌になりやすくなるって本当ですか？

キーワード 核／染色体／成長／ウイルス／単細胞生物

癌ってどんな病気？

まず、癌の定義をはっきりさせておきましょう。

19世紀のドイツで活躍した〝病理学の雄〟ウィルヒョウ（R. K. Virchow）は、人間が患う病気を次のように大別しました。

①体の部分が、炎が燃えるように熱をもつ「炎症」
②体を作っている細胞が異常に増える「腫瘍」
③血のめぐりが停滞して臓器の細胞が変調をきたす「循環不全（梗塞など）」
④細胞の働きや形が変化する「変性」
⑤それ以外の特殊なものとして「先天異常」

この分類に臓器名がついて病名になっている例もありますね。たとえば、①なら肺炎、胃炎、②な

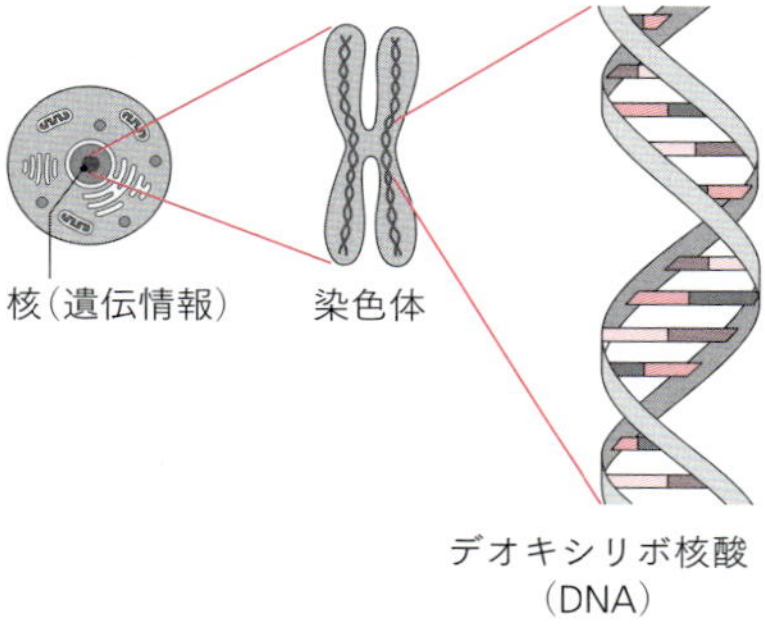

図1-4　細胞の核と染色体とDNA

ら脳腫瘍、心筋梗塞は③に当たります。ウィルヒョウは、「病気の原因は細胞にある」と考えました。全身の臓器に異常を引き起こすメタボリックシンドロームや、自己免疫疾患である膠原病などは、まだ解明されていなかったのです。

さて、癌がどれに分類されるか、もうおわかりですね。②です。体を構成する臓器の上皮細胞が**異常に**増える病気だといえるからです。一方、細胞が**正常に**増えることは「成長」といいます。私たちは、わずか0・1㎜の受精卵から分裂を繰り返し、成長して、身長は1m50～80㎝、体重が40～90kgの成人になりました。これが成長なのですが、細胞が増殖する能力をもっている以上、私たちが癌という病気になるのは宿命ともいえるわけです。

細胞が増殖するしくみとは？

細胞の中には**核**があり、核の中に父親と母親から遺伝情報を受け継いだ染色体があります（**図1-4**）。ヒトの場合、1つの核に22対の常染色体（男女共通部分）と1対の性染色体（男性XY、女性XX）を合わせた23対、合計46本の染色体があります。**染色体**には、核酸と五炭糖（デオキシリボース）とリン酸でできたデオキシリボ核酸（DNA）があり、アデニン（A）、グアニン（G）、シトシン（C）、チミン（T）という4種類の塩基を3つ並べた組み合わせ（コドン）で、遺伝情報を作り出しています（**図1－5**）。コドンは、4×4×4の64通りの情報を表すことができます。その情報とは、たとえば生体を形づくるタンパク質を構成するのに必要な20種類のアミノ酸（8つまたは9つの必須アミノ酸を含む）の情報だけでなく、細胞外からの生体情報（たとえばホルモンなど）による細胞を増殖（成長）させる信号や、それを止める信号など、さまざまな信号を読み取る情報も含んでいます。

発育期に、脳の下垂体前葉から分泌される成長ホルモンが骨細胞や筋細胞に到着すると、細胞はその情報に従って増殖を促す遺伝子信号を強力に働かせはじめます。この遺伝子信号によって細胞は、分裂を引き起こすためのアミノ酸配列（タンパク質）を作り、細胞分裂を引き起こします。これが**成長**です。

「風邪は万病の元」といわれるのは？

「風邪は万病の元」という言葉を聞いたことがあると思います。しかし「結核は万病の元」とはいいません。なぜなら、風邪は風邪ウイルスが体に入り込んで起こす病気であり、結核は結核菌という単細胞生物の侵入によって起こる病気だからです。

ウイルスは、遺伝子情報のDNAやRNA（リボ核酸）だけでできている生き物なので、生きていくためにはヒトの細胞の核の中に入り込まなければなりません。その際に誤ってヒトの遺伝子情報を書き換えてしまうことがあります。極端な場合、細胞の異常な増殖を引き起こして癌になってしまう可能性すらあるのです。事実、子宮頸癌には、ヒトパピローマウイルスの感染から起こるものが多いことがわかっています。

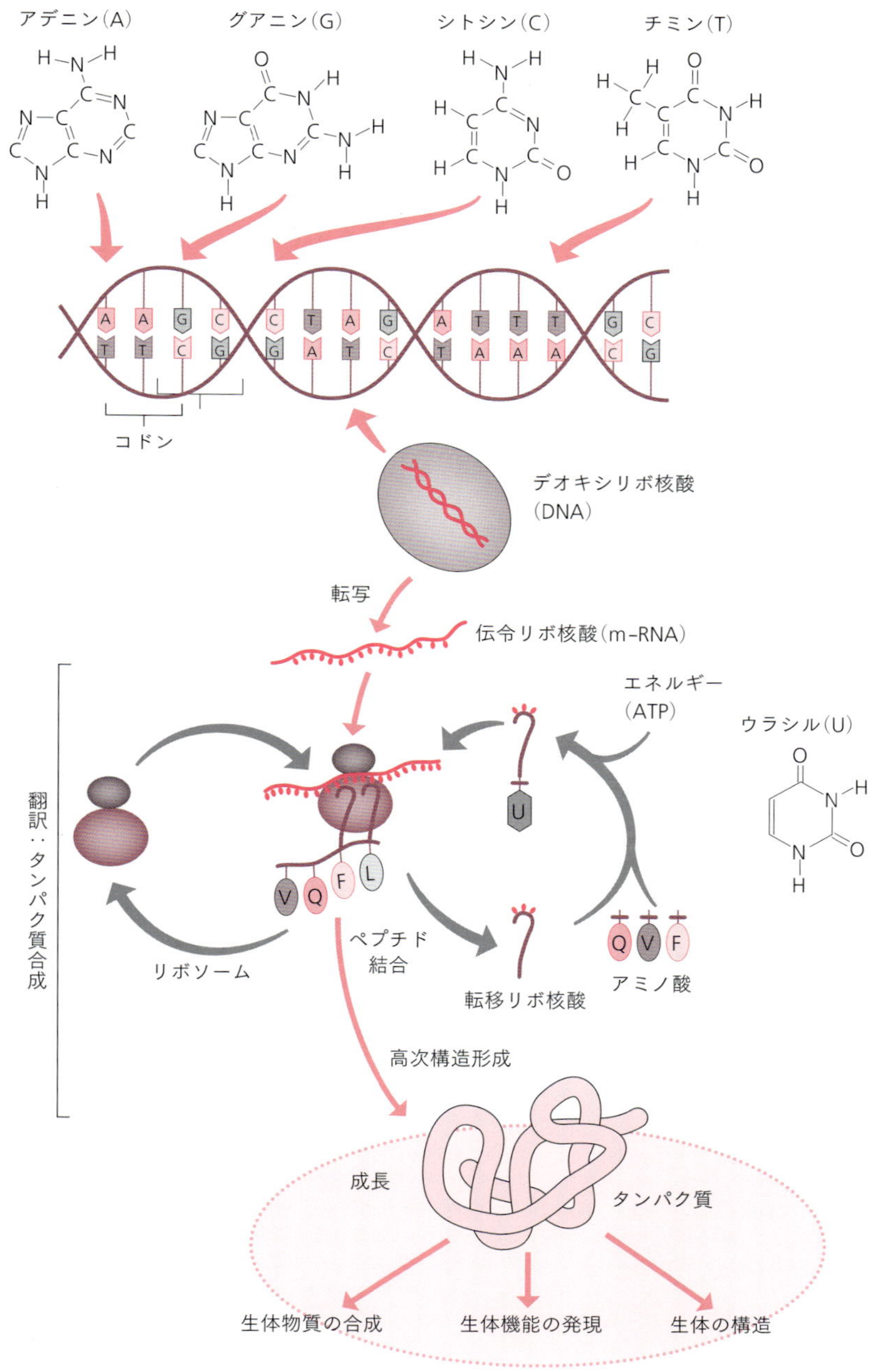

図 1-5 細胞内でのタンパク質合成のしくみ

これに対して、**単細胞生物**である結核菌は、細胞内に入り込めないため、細胞の隙間（組織間隙）で伝播して病気を引き起こします。結核の治療に抗菌薬を用いるのは、それが組織間隙に行き渡る薬だからです。

歳をとるほど癌になる可能性は高くなる

さまざまな外的要因、たとえばウイルスの感染、紫外線や放射線の過剰曝露、発癌物質による慢性的な刺激が細胞に加わると、細胞の増殖機能が異常に変化して、癌になる可能性が高まるのです。

ということは、長く人生を過ごしてきた人ほどこうした危険性にさらされる機会が増え、癌になる確率も高くなるのです。ほとんどの動物は、歳をとってくると皮膚にたくさんのできものができます。これは癌の一種なのです。犬や猫を飼ったことがあるなら、見たことがあるかもしれません。

心臓癌や脳癌がない理由

癌は細胞の増殖に起因して発生します。したがって、増殖しない細胞は癌になりません。その代表例が心臓です。心臓は、生後間もない新生児から成人になるまで、細胞数がほとんど変わりません。成長によって心筋細胞１つ１つが大きくなる（肥大）だけなのです。逆にいえば、万が一、心筋梗塞などで心筋細胞が死んでしまうと、自己増殖機能による再生ができません。心筋梗塞が広い範囲で起こると、心臓が十分に機能しなくなります。この心筋梗塞を含む心疾患が今、日本人の死因の第２位です。

脳腫瘍があって脳癌はないのも、同じ理由です。脳細胞の数は新生児で最も多く、20歳を越すと1年におよそ1億個ずつ減っていきます（第1章4・21頁参照）。その原因の1つに、活性酸素が関係しています（第1章3参照）。脳癌という病気がないのは、出生後の脳細胞が新たに著しく分裂増殖しないからです。脳腫瘍は、脳周囲の細胞群、たとえばグリア細胞などが増殖したり（原発性脳腫瘍）、他の臓器で発生した癌が脳細胞に転移したりしたもの（転移性脳腫瘍）を指しています。

細胞生理 血液

3

酸素が「体に毒」ってどういうこと?

キーワード ラジカル/好中球/スーパーオキサイドアニオン/過酸化脂質/プロスタグランジン

酸素は体に必要なものではないの?

地球の周りを覆っている大気は、約21%が酸素で、残りの大部分が窒素からできています。地球上に生きている生物の大部分が、この酸素を体の中に取り込んで、生きていくためのエネルギーを作っています。ですから酸素がなくなると、地球上のほとんどの生物は死んでしまいます。酸素は「なくなると困るもの」、必要なものなのです。

ところがその酸素が、人体にとって毒になるというのです。20～30年前までは誰も知りませんでした。ただし、私たちの体の中、特に小腸や大腸には、酸素を嫌がる「嫌気性菌」とよばれる腸内細菌が棲んでいることは昔から知られていましたので、よく考えれば酸素が毒になる可能性も考えられなくはなかったのかもしれません。

酸素が毒になるとわかったのはなぜ?

新生児医療が進歩して、体重が2,500g未満の赤ちゃん（いわゆる未熟児、医学的には低出生体重児）、さらに最近では数百gで生まれてきた早産の赤ちゃんでも生存できるようになってきました。

こうした低出生体重児の治療には、クベースという特殊な容器が使われています。このクベースが使われはじめたころ、容器内の温度は母体内と同じ36～37℃、湿度は羊水内の環境に合わせて高湿度に設定されました。ここまでは迷わず決まったのですが、容器内の酸素濃度は大気と同じ21%にすべきか、あるいは高濃度にすべきかを判断するための科学的根拠がまったくありませんでした。低出生体重児は呼吸機能も十分に発達していない場合が多いことから、より多くの酸素を効率的に摂取できるよう、高濃度の酸素を使用したところ、赤ちゃんの目が見えなくなってしまう大事故が起きたのです。

その原因を探るうち、正常分娩で生まれた赤ちゃんでも、物を見るための網膜の細胞は、生まれた時にはまだ完成しておらず、激しく分裂を繰り返していることがわかりました。しかもこの分裂中の細胞は、高濃度の酸素に出会うと特異的に死んでしまうことがわかったのです。その結果、低出生体重児に失明が多発したのでした（未熟児網膜症）。この事件を契機に、医学の世界は初めて高濃度の酸素が生体にとって毒になることを知りました。

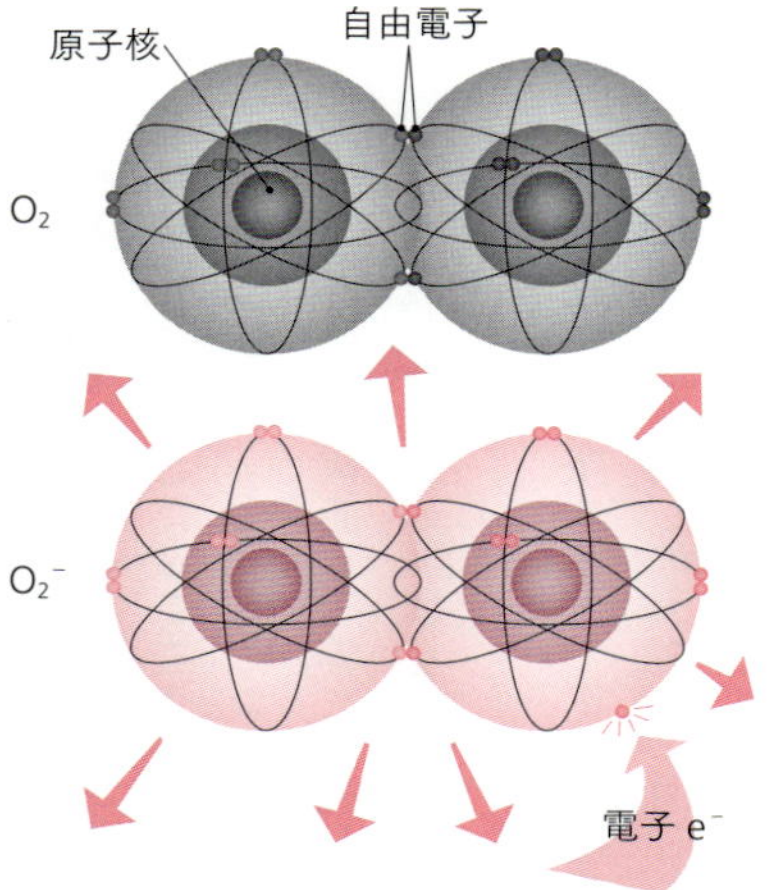

図 1-6　酸素分子（O_2）の分子構造モデル

酸素が強い化学反応を起こして毒になるワケ

酸素が毒になるメカニズムは、「濡れた釘が錆びる」現象と似ています。

酸素の原子番号が8であることからわかるように、酸素は周りに8個の電子をもった原子で、そのうち6個は2つずつがペアになっており、残り2個は1つずつの自由電子です（**図1－6**）。自由電子は化学的に不安定なので、自由電子同士で結合する傾向にあります。ですので、酸素は原子が2つ結合した分子（O_2）の形で空気中に存在しています。自由電子をもちうる物質は化学的に活性が強く、**ラジカル**物質とよばれています。ラジカル物質がラジカル物質に出会うと、強い化学反応を引き起こします。水に濡れた鉄原子（Fe）もイオン化（Fe^{2+}）してラジカル物質になるので（Fe^{3+}）、空気中の酸素と結合しやすくなり、できあがるのが錆なのです。

錆と同じように、酸素が生体内のラジカル物質と出会うと、強い化学反応が起こります。生体内のラジカル物質の代表は、分子の中に二重結合をもつ脂肪酸や核酸です。細胞の形質膜は多くの不飽和（二重結合をもつ）脂肪酸を有しているので、細胞内外で活性酸素が発生すると、これらの脂肪酸とただちに結合して、細胞を融解してしまうのです。

白血球は酸素の毒性を利用して菌を殺す

生体内で、酸素のラジカルとしての性質を利用しているのが、白血球の一種である好中球です。**好中球**は、体内に細菌（単細胞生物）が侵入してくると、細静脈から飛び出し、細菌が侵入している細胞の隙間（組織間隙あるいは内部環境）に入り込んで、多くの酸素分子を吸い込みます。そして酸素分子の自由電子（図１－６）を強力にラジカル化して放出します。これが**スーパーオキサイドアニオン**（superoxide anion：O_2^-）という活性酸素です。細胞の周囲は脂質二重層で覆われていますが、その中で二重結合をもつ脂肪酸はラジカル物質なので、スーパーオキサイドアニオンと強く結合して、**過酸化脂質**に変化します。過酸化脂質ができると、形質膜は将棋倒しのように崩れて溶けてしまいます。

こうして単細胞生物である細菌を殺すのですが、同時に自分の細胞も殺してしまいます。その死骸が膿《うみ》です。活性酸素と結合した物質は、主に細胞の形質膜を作っている脂質です。膿が黄色いのは、この脂質の色を反映しているからなのです。

このように生体内は、いつ酸素がラジカル化するかわからない危険にさらされています。ですから細胞を包む脂質層は、スーパーオキサイドアニオンを特異的に破壊するスーパーオキサイドアニオンディスムターゼ（superoxide anion dismutase：SOD）という酵素を保有すると同時に、脂溶性のビタミンＥと結合しています。このビタミンＥも、特異的抗酸化剤としての作用をもっているのです（図１－７）。

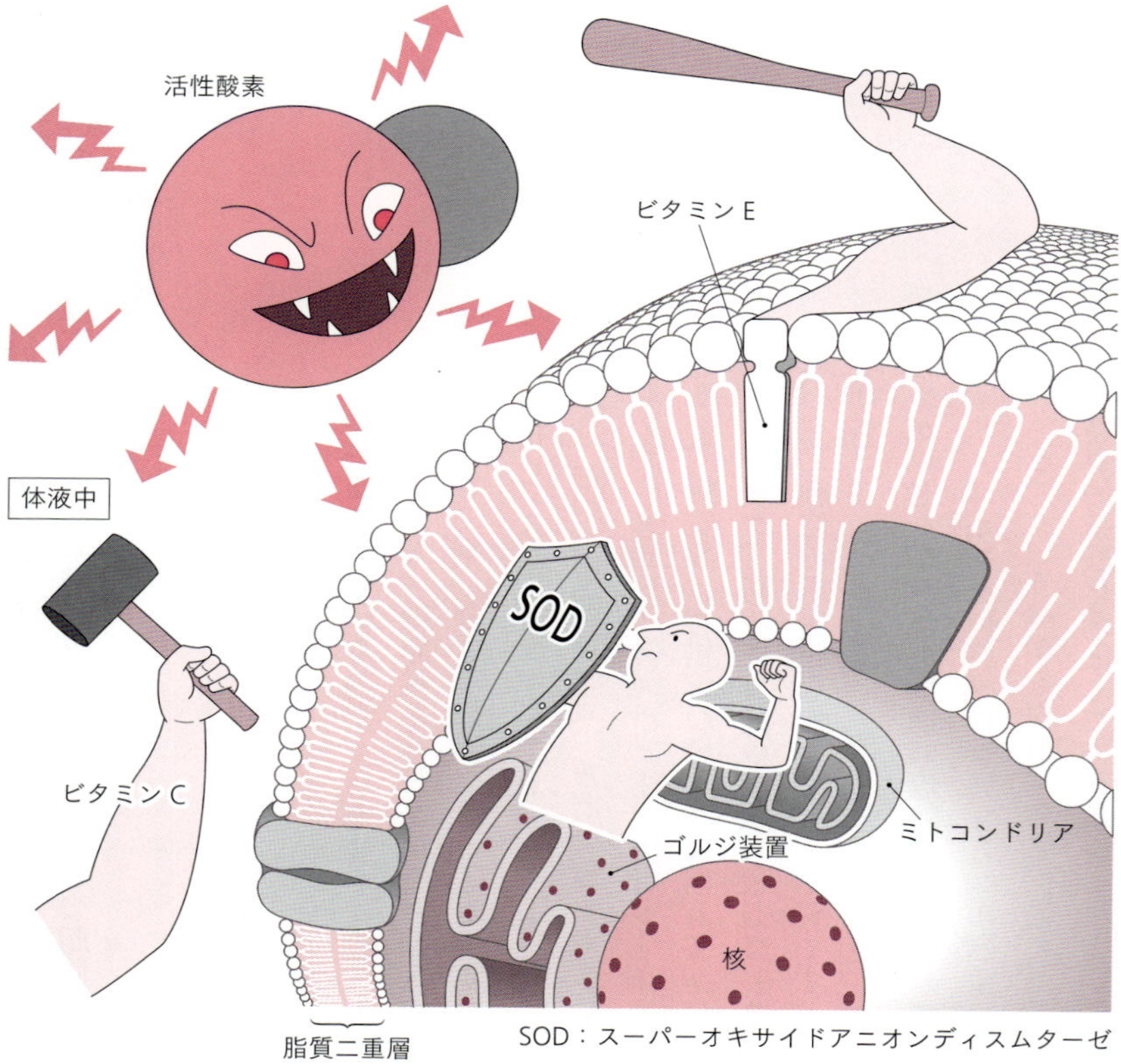

図 1-7　活性酸素に対する形質の防御

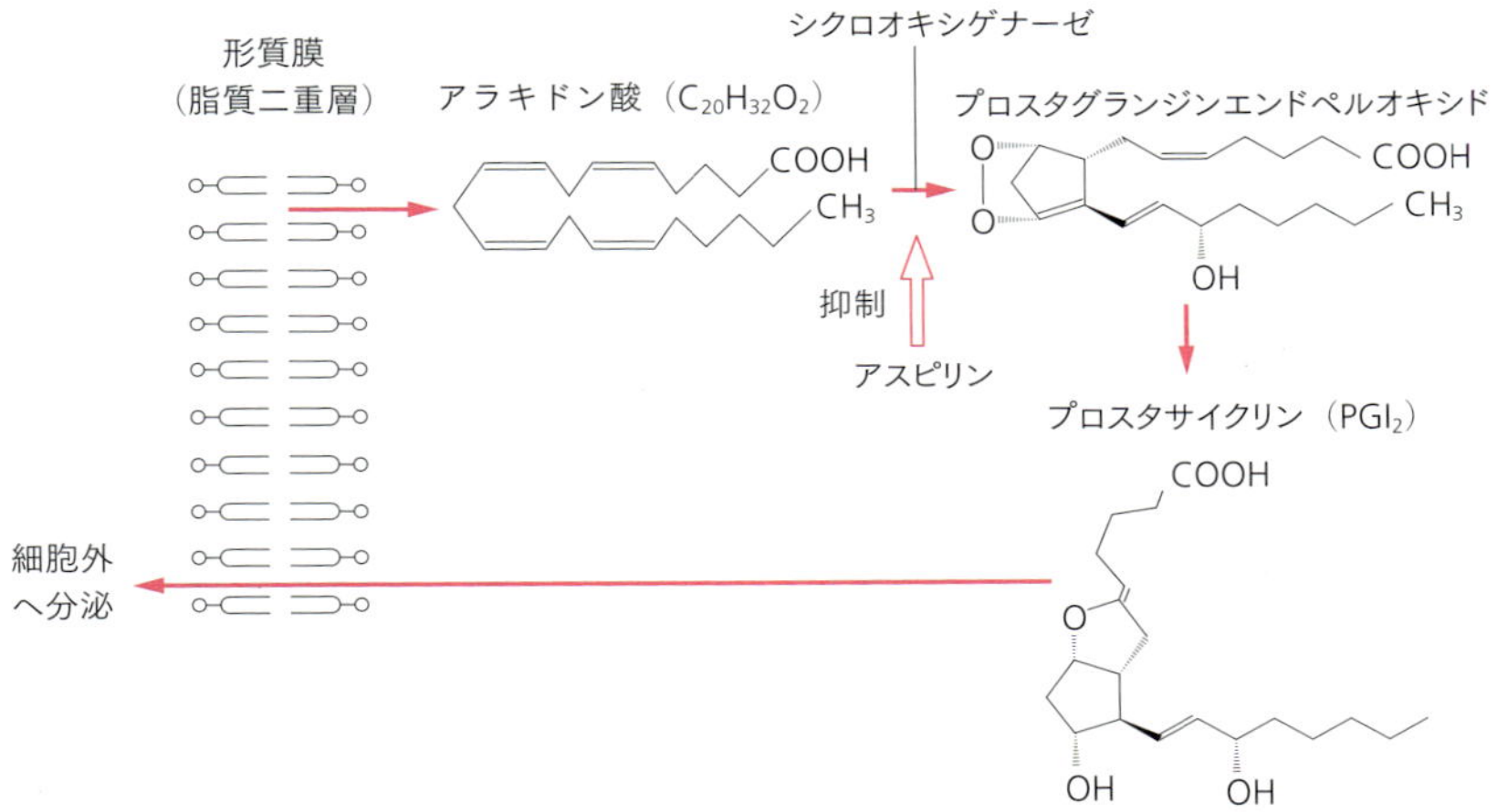

図 1-8　プロスタサイクリン産生のしくみ

最後に１つ、注意してほしいことがあります。過酸化脂質は、体の外から入ってきた細菌や体内の細胞が死んだことを示す一方で、そのうちの一部は生体に欠かせない大切な情報を伝達します。それが**プロスタグランジン**（prostaglandin）で、細胞の脂質二重層の膜にあるアラキドン酸という不飽和脂肪酸を材料とする過酸化脂質です。脂質二重層は生体のすべての細胞にあり、各臓器の細胞がさまざまな種類のプロスタグランジンを作り出して、生体機能を調節しています（第２章13・111頁参照）。**図１－８**のプロスタサイクリンもその１つで、血管で作られ、血栓を防止する働きがあります。

プロスタグランジンの発見と機能の解明にあたったサミュエルソン（B. I. Samuelsson）ら３人の学者は、臨床分野を大きく発展させたこの研究を評価され、１９８２年にノーベル生理学・医学賞を受賞しています。

4 歳をとると増えるシミやしわ、その予防に有効なのは？

キーワード　紫外線／シミ／しわ／ビタミンE／ビタミンC／過酸化脂質

皮膚のシミやしわの原因の1つが活性酸素

自分の手の甲と、お母さんやおばあさんの手の甲を見比べてみてください。あなたよりお母さんのほうが、さらにお母さんよりおばあさんのほうが、シミが目立つのではないでしょうか。また、漁業や農業に従事してきた人と、会社員として働いてきた人でも、肌の状態は異なります。一般的には、太陽の光のもとで長い間、仕事をしてきた漁師や農家の人のほうがシミが多く、しわが深く見えます。これには第1章3で述べた活性酸素が影響しています。

太陽の光にはたくさんの**紫外線**が含まれています。この紫外線が皮膚組織にある水分と反応して活性酸素を作りだし、その活性酸素と反応して死んだ細胞の死骸が**シミ**です。そして、その死骸によって周囲が引っ張られてできた溝が**しわ**です。歳をとると、皮膚の表面にある角質層が薄くなり、酸化に対する防御機構も低下するので、よりいっそうシミやしわができやすくなります（**図1-9**）。極端

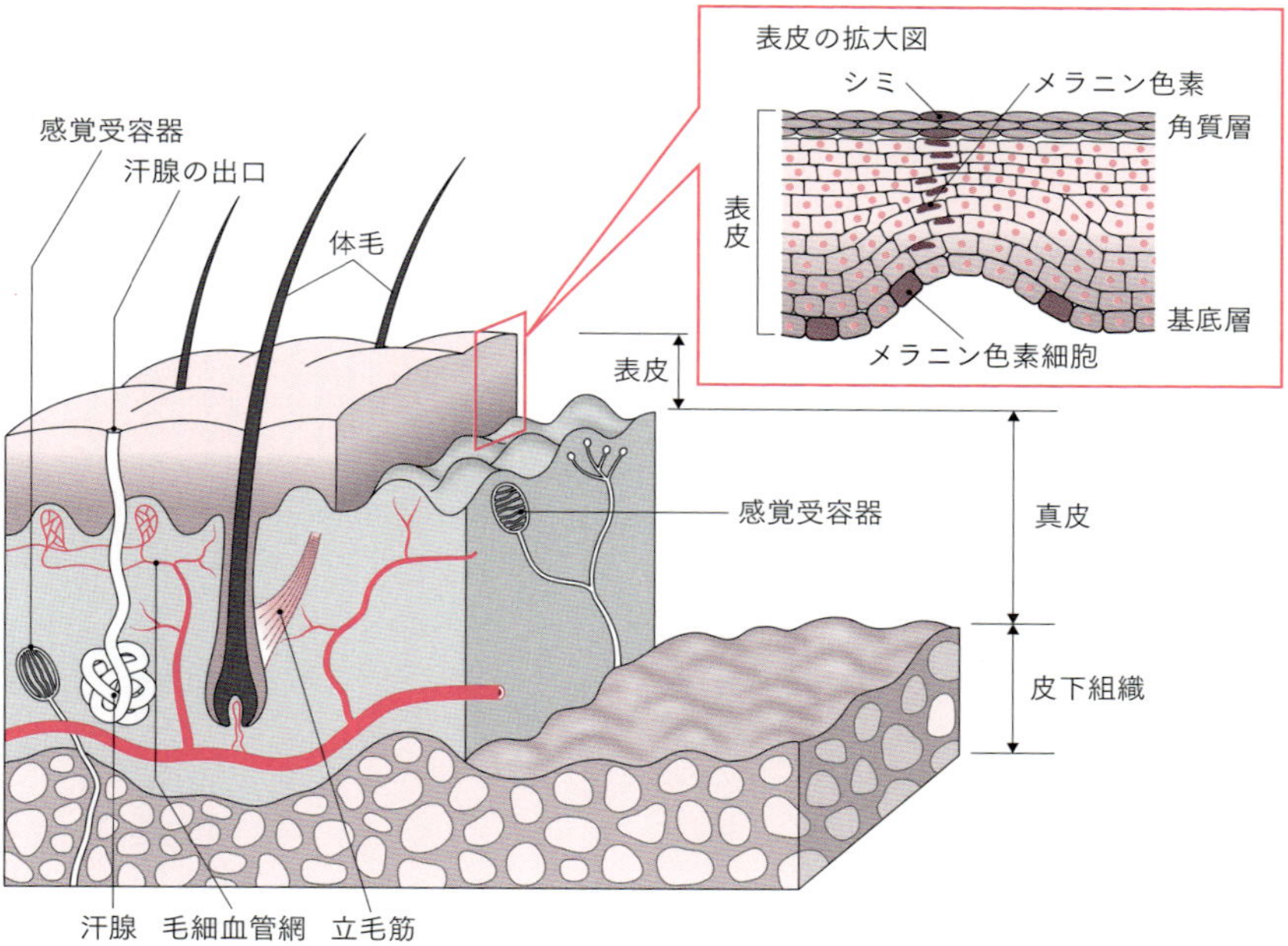
表皮の拡大図
シミ
メラニン色素
角質層
表皮
基底層
メラニン色素細胞
感覚受容器
汗腺の出口
体毛
表皮
感覚受容器
真皮
皮下組織
汗腺
毛細血管網
立毛筋

図 1-9　皮膚の構造

な場合は、紫外線のせいで皮膚の細胞が癌化してくることがあります。日照時間の長い地域、たとえば著者らの住んでいる長野県松本市は、他の地域に比べて皮膚癌が多いことが知られています。

日焼けすると皮膚が黒くなるのは、紫外線に対する防御機構で、表皮におけるメラニン色素の産生が高まることによります。そのため皮膚の防御機構の弱い人種、たとえば白人（コーカソイド）には皮膚癌が多くみられます。

シミやしわの予防には抗酸化物質であるビタミンEやCが有効

シミやしわを予防するには、まず、皮膚に到達する紫外線を減らすことです。たとえば、帽子をかぶる、サングラスをかける、日焼け止めクリームを塗るといった対策が考えられます。

次に、抗酸化物質であるビタミンEを摂取します。ビタミンEを多く含む食品としては、イワシや大根の葉、ブロッコリーなどがあります。**ビタミンE**は油に溶けるビタミンで、細胞を包む脂質二重層に取り込まれています（図1－8・17頁）。つまりどの細胞にもあるものなので、医学的にビタミンEの不足による疾患の心配はあまりありません。

一方、水に溶けやすいビタミンCにも、抗酸化作用があります。**ビタミンC**は細胞周囲に分布する組織液に溶けているため、紫外線によって生じた活性酸素を不活化するにはとても有効です。ミカンなどの果物にたくさん含まれていますので、十分摂取することをお勧めします。水溶性ビタミンは過剰分が尿の中に放出されるので、摂りすぎて害になることはまずありません。

活性酸素は老化の一因

活性酸素による細胞死の指標となる**過酸化脂質**の血中濃度は、40歳を過ぎると次第に増加します（**図１－10**）。第１章２で述べたように、脳細胞は20歳を過ぎると1年に約1億個ずつ死滅していきますが、これは長く生きている間に脳細胞が活性酸素によって破壊されたことが一因となっています。その結果が、形質膜の脂質と活性酸素が結合してできる過酸化脂質の血中濃度の上昇として現れるのです。高齢者の脳をＣＴやＭＲＩで検査すると、頭蓋骨と脳実質の間に、明らかな隙間が見られるようになります（**図１－11**）。

一方、人間の消化吸収能力は、40歳過ぎから低下しはじめます。その理由は十分に解明されていませんが、腸管内腔は著しい低酸素環境にあるので、わずかな活性酸素の発生が腸上皮細胞の破壊に関与している可能性は否定できません。

「人は脳と腸から歳をとる」と言われる所以です。健康保険組合が40歳以上の社員に、健診に加えて人間ドック、脳ドックなどの受診を勧めるのは、こうした理由があるからなのです。

職業別寿命がある?!

30年以上も前の調査ですが、「職業によって寿命が異なる」と発表されて世間が驚いたことがありました。ここまでの話から、寿命が一番短かった職業が何か、わかるでしょうか。ヒントは、酸素と脂肪です。

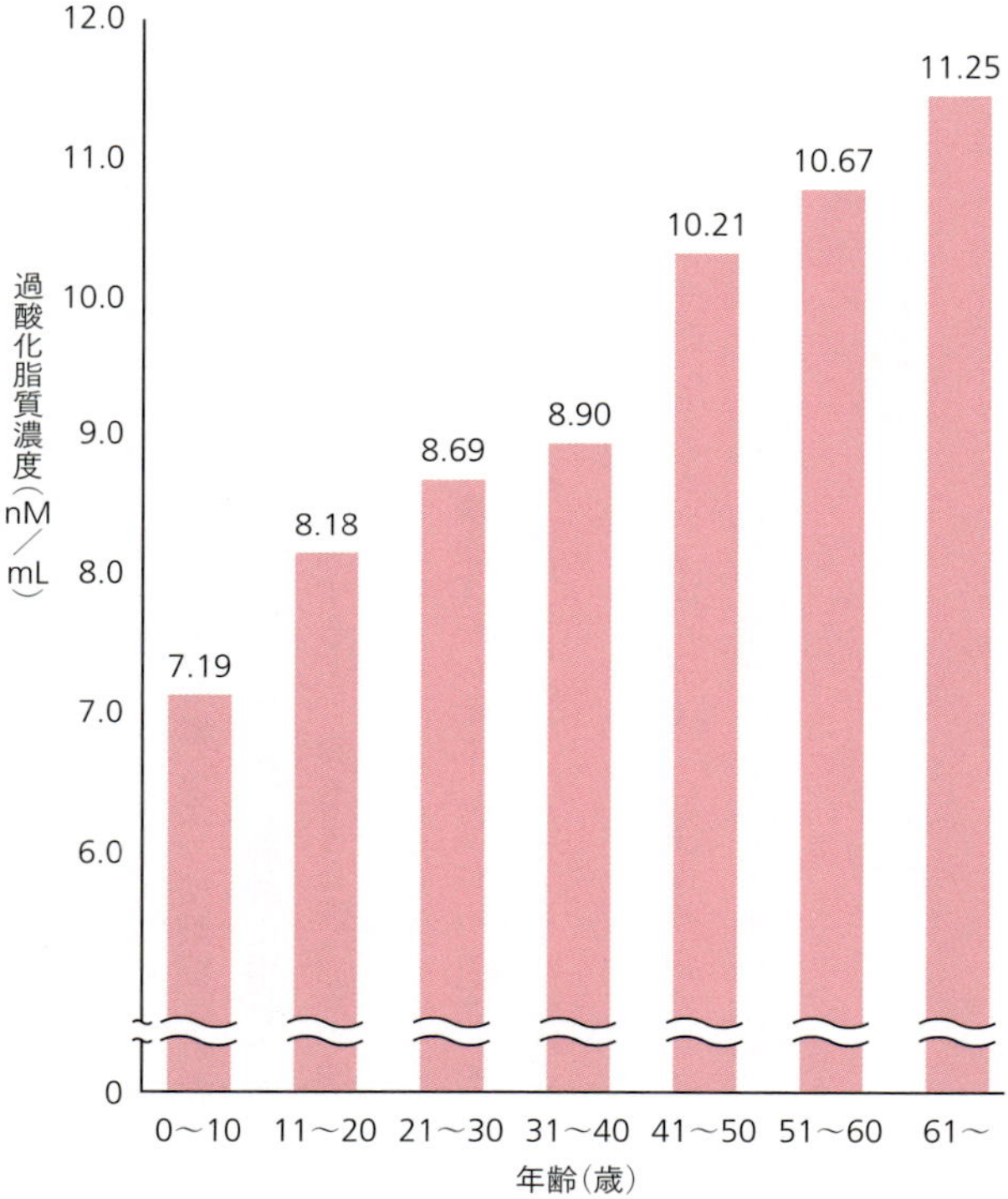

図 1-10　健康男子の血清中過酸化脂質濃度の経年変化

（Takeuchi、日経メディカル、1976 年 12 月の報告による）

過酸化脂質（ラジカル酸素と結合した脂質）の血中濃度は、年齢とともに増加する。これは、加齢とともに、ラジカル酸素が形質膜の脂質などを攻撃する可能性が高くなることを示している。

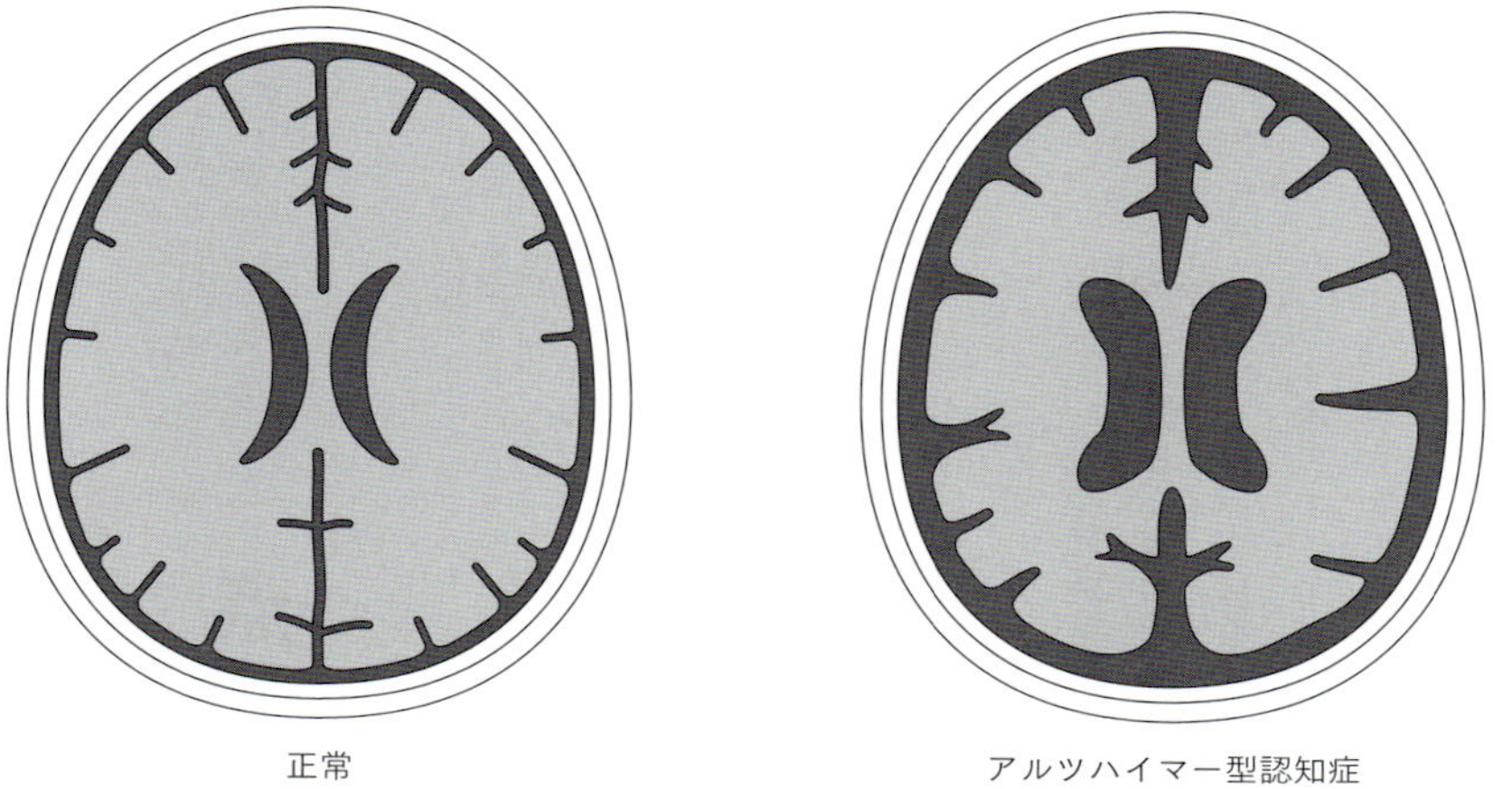

図 1-11　高齢者の脳 CT 画像

最も寿命が短かったのは、相撲の力士でした。力士は、体重を重くするため大量の食事を摂取し、肥満になるのが仕事です。それに加えて短時間に最大限の力を出すために、たくさんの酸素を吸い込みます。そのため、普通の人より、より多くの過酸化脂質を作り出していると考えられます。それはすなわち、体の細胞がかなりの確率で早く死んでいく可能性があるということです。それが寿命の短さにつながったのでしょう。現在では、力士の健康管理のために、さまざまな予防策が講じられているようです。

運動をすれば元気になるけど寿命は延びない?

同じように、力士以外のプロのスポーツ選手の寿命を調べたところ、普通の人より寿命が長いわけではないこともわかりました。プロのスポーツ選手は、運動時に最高の力を発揮するのに大量の酸素を必要とするため、酸素を摂取する能力が高まっています。同時に体が大量の酸素を利用する機会が、普通の人より多いので、活性酸素に曝露される確率も上がります。これが、運動は体によいからといって、必ずしも寿命を延ばすわけではない理由の1つと考えられています。

ただし、適度な運動を継続的に行うことで、交感神経のリズムが高まり、生き生きとすることは確かです。

体液　細胞生理

5

点滴液は甘い？　しょっぱい？

キーワード　細胞内液／細胞外液／浸透圧／生理食塩水

およそ60兆個の細胞が生体の機能の最小単位

私たち人間は、受精卵というたった1つの細胞から始まり（図1－12）、成人の細胞数は約60兆個（正確に測定したデータはなく、現在の研究では30数兆個という報告もあります）になるといわれます。この細胞こそが、生体機能を担う最小単位なのです。

細胞は通常、球形をしており（図1－7・16頁参照）、脂質二重層に囲まれていて、細胞内外の水分は混じり合わないようになっています。

体の中にある水分を体液といいます。そのうち、細胞内に含まれている水分を**細胞内液**とよびます。陽イオンではK^+が、陰イオンではタンパク質が一番多く含まれています。一方、細胞外にある血液やリンパ液、細胞周囲に存在する組織液のことを、**細胞外液**といいます。細胞外液中に溶けている電解質の主体がNaClなのです。

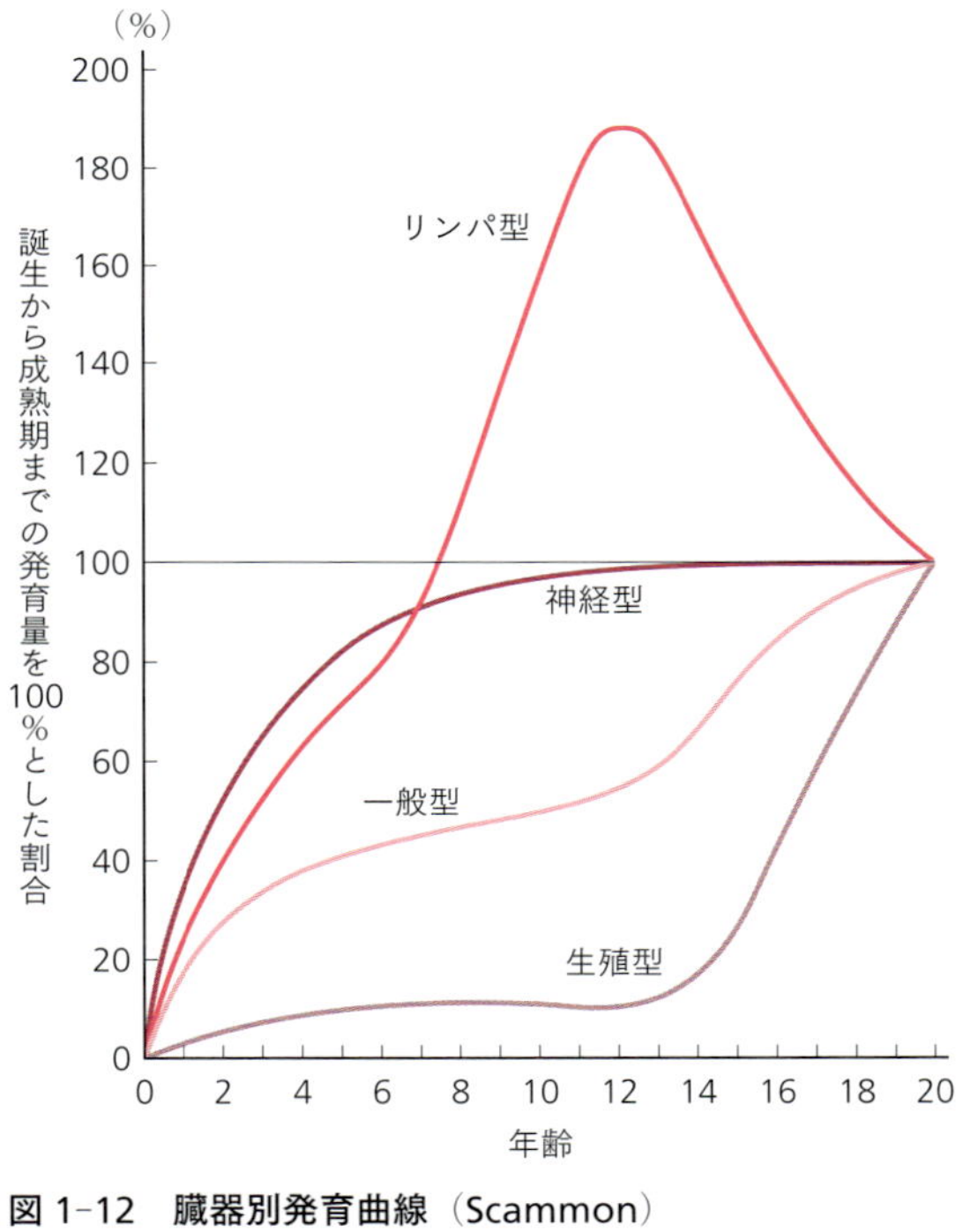

図 1-12　臓器別発育曲線（Scammon）

MEMO

ファントホッフの法則

濃度の薄い非電解質溶液の浸透圧は、

溶液に溶けている物質のモル濃度（C）×ガス定数（R）×絶対温度（T）

の積で表すことができます。

この式をファントホッフの式といいます。

さらに、電解質ごとに決まっている係数（ファントホッフ係数）i を用いれば、

i × C × R × T

の積で希釈電解質溶液の浸透圧を計算することもできます。

成人の場合、細胞内液が体重の約40%、細胞外液が約20%で、全体重の60%近くを水分が占めています。

細胞内液の働きは？

細胞内には、核のほかにもさまざまな小器官があります。遺伝情報にしたがってアミノ酸を結合し、タンパク質を作る工場となる粗面小胞体、細胞外から運ばれてきた酸素とブドウ糖（血糖）を利用して、エネルギー源を作り出すミトコンドリア、物質が細胞内を移動するための特殊な通路であるゴルジ装置などです（図1-7・16頁）。

細胞小器官の隙間を埋めているのが、細胞内液です。細胞内液の量が多くても少なくても、これらの小器官は壊れてしまいます。そのため常に水分量を一定に保つしくみになってるのです。

細胞内外の水分量を一定に保つ浸透圧

このしくみが**浸透圧**です。水溶液の浸透圧には、ファントホッフ（van't Hoff）の法則があてはまります。電解質の溶液は、ファントホッフの係数を使うと次の式で表すことができます。

π（浸透圧）＝ｉ（van't Hoff係数）×Ｃ（溶液のモル濃度）×Ｒ（ガス定数）×Ｔ（絶対温度）

ＲとＴは体の中ではほぼ一定とみなせますので、浸透圧はｉ×Ｃで決まります。この値を浸透圧濃度といいます。浸透圧濃度は、１kgの水分に１モルの溶質が溶けている状態を1 Osm/kgH_2Oという単位で表します。体液の浸透圧濃度は280～320 mOsm/kgH_2Oで、ほぼ一定であることが知られています。

細胞内液のイオン組成をみてみると、陽イオンではK^+（カリウムイオン）が最も多く、約１６０mM程度です。陰イオンはタンパク質が主体で、細胞の種類によって濃度が異なります。したがって実際のイオン組成から浸透圧濃度を算出するのは困難です。ただし、細胞内液と細胞外液の浸透圧濃度はほぼ同じに保たれているので、細胞外液の浸透圧濃度から細胞内液の浸透圧濃度を推定することは可能です。もし細胞内外の浸透圧濃度が異なっていたら、水分が細胞の外から中、あるいは中から外へと一方向だけに移動することになり、細胞が膨らんだり縮んだりして、生命に危険が及びます。

そこで細胞外液のイオン組成をみてみましょう。おもな陽イオンはNa^+（ナトリウムイオン）で約１４０～１５０mM、一方、陰イオンはCl^-（塩素イオン）が主体で１００～１１０mM、そのほとんどをNaCl（塩化ナトリウム）が占めています。そこで細胞外液の浸透圧濃度を300 mOsm/kgH_2O、NaClのファントホッフ係数を１・８７、NaClの分子量を５８・４として計算すると、約０・９３％のNaCl溶液が細胞外液の浸透圧濃度とほぼ等しいことがわかります。つまり、細胞内液の浸透圧濃度もこれに近い値であると考えられます。

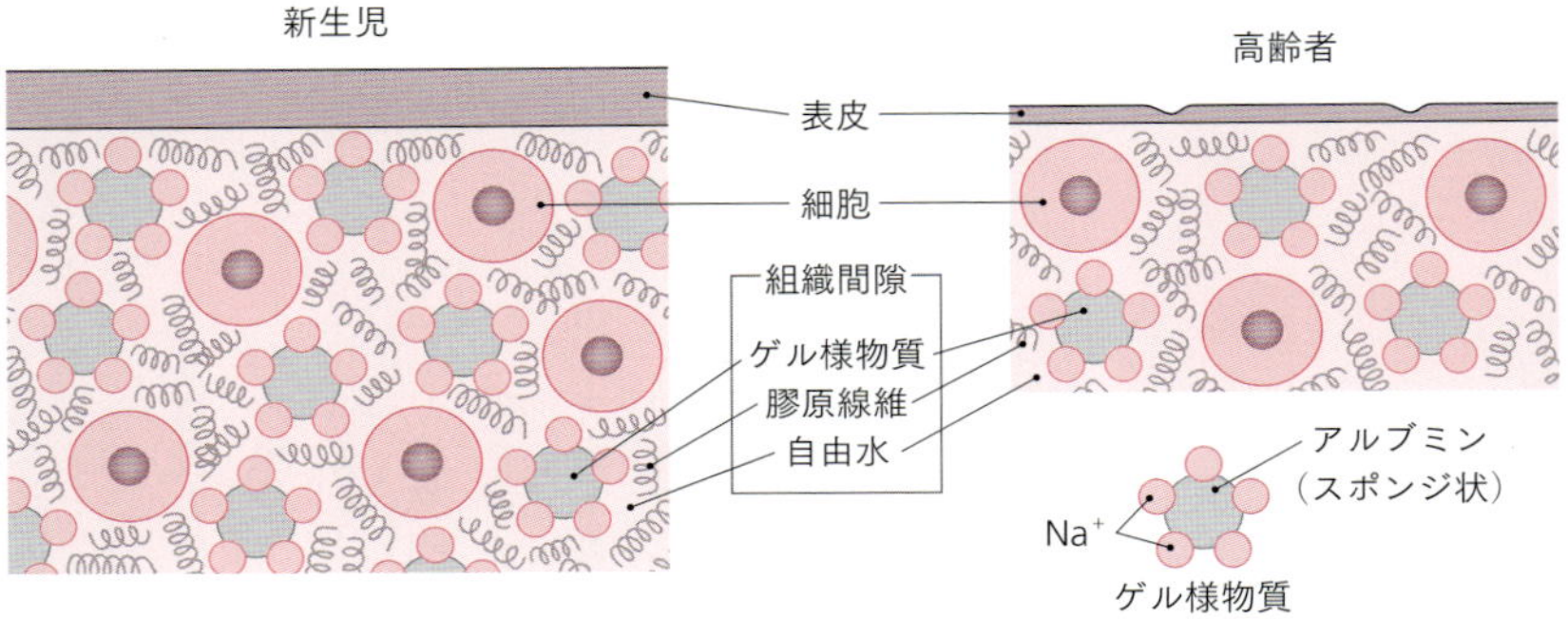

図 1-13　年齢による組織間隙の違い

点滴液はしょっぱいか甘いかどちらか

細胞外液は、主に血液と細胞周囲の水分（組織液）からできていて、血液が体重の約８％、組織液が体重の約12％存在しています。この組織液の量は、年齢によって著しく異なり、新生児や乳児で最も多く、加齢とともに減少することが知られています（図1−13）。

さまざまな原因で細胞外液が少なくなった時、医療では、細胞外液と同じ浸透圧濃度の溶液（等張液）を血管内に注入し、補充してから治療を始めます。この補充液が点滴液です。もし生体の細胞外液に近いイオン組成の食塩水を用いるなら、食塩０・９３％のものが適切です。これが**生理食塩水**とよばれているのは、細胞外液と同じ浸透圧濃度だからなのです。ですからこの点滴液は、なめてみるとしょっぱく感じるはずです。血液中の血漿は細胞外液です。試しに今度、出血した時に、血液をなめてみてください。同じ塩味がするはずです。

一方、同じ浸透圧濃度の液体を、ブドウ糖溶液で作って点滴液に用いることもあります。血液と等張の浸透圧濃度は、ブドウ糖５・４％の水溶液です。自分で計算して確かめてみましょう。実際の臨床の現場では、補液にはNaClのほかにCa^{2+}やMg^{2+}を含んだ電解質溶液と、ブドウ糖を含む浸透圧濃度を血漿とほぼ同じにした等張浸透圧の溶液を使用しています。

細胞生理　酸塩基平衡

6 ヒトの血液をリトマス紙につけると、何色になるでしょうか?

キーワード
両性化合物／酸塩基平衡／緩衝系／アシドーシス／アルカローシス／化学受容器／クスマウルの大呼吸

細胞の働きは、細胞の作りだすタンパク質によって決まる

生体の働きを考えるうえでの最小単位が細胞であることは、第1章5で述べたとおりです。ではその細胞の働きをみてみると、心臓や骨格筋を作っている筋細胞は、自ら縮んだり伸びたりする働きをします。脳や脊髄を作っている神経細胞は、電気的な興奮を細胞から細胞へ伝達することによって、体を動かしたり、暑さや寒さ、重いか軽いかといった感覚を脳に伝えたりしています(図1－14)。

このように、細胞の種類によってその働きは異なるのですが、細胞1つ1つは「タンパク質を作る」という同じことをしています。細胞の働きは、作られるタンパク質の種類(質)と量と活性(活性のあるタンパク質を「酵素」という)によって決まるのです。

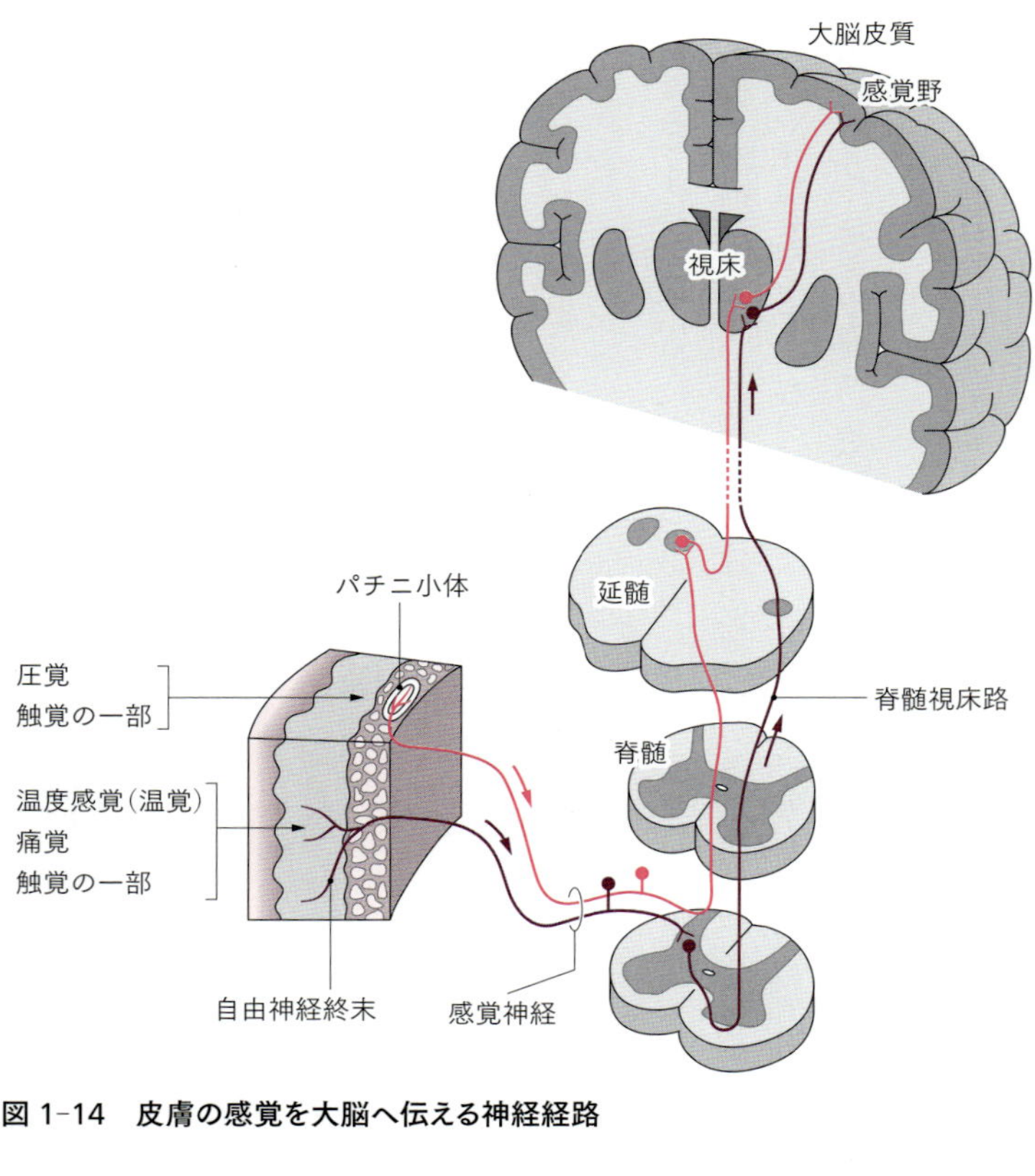

図 1-14　皮膚の感覚を大脳へ伝える神経経路

タンパク質は酸性にもアルカリ性にもなる

タンパク質は、アミノ酸のアミノ基とカルボキシル基がペプチド結合をしたものです。タンパク質は、溶けている液体（細胞では細胞内液）の酸性↕アルカリ性の度合（pH）によりペプチド結合が変化し、カルボキシル基の水素イオンが外れて酸性化したり、アミノ基に水素イオンがくっついてアルカリ化したりする化学的性質をもっているので、**両性化合物**とよばれています（**図１－15**）。

体液のpHは7・35～7・45の間に厳密に制御されている

したがって、体液のpHが少しでも変化すると、細胞内のタンパク質や酵素が変化してしまい、細胞が機能しなくなる危険性があります。そのため、体液のpHは７・35～７・45という、ややアルカリに傾いた状態で厳密に制御しておくしくみが、ヒトの体には備わっています。体液は弱アルカリ性、つまりリトマス紙に体液（たとえば血液など）をつけるとやや青くなるのです。

pHの定義は、$-\log_{10}$［H^+］です。これを体液に当てはめると、その［H^+］（水素イオン）濃度はほぼ40 nMになります。体液中のイオン濃度がほとんどmM単位であることと比べると、体液のpHはそれらの１００万分の1のレベルで制御されていることになるのです。

体液のpHの変動は、体の働きへの影響が大きいため、体はさまざまなしくみを使って体液の［H^+］濃度を40 nMという極めて低い値に保っています。言い換えると、病気などでpHの制御がうまく行えなくなり、**酸塩基平衡**はややこしく感じるかもしれま

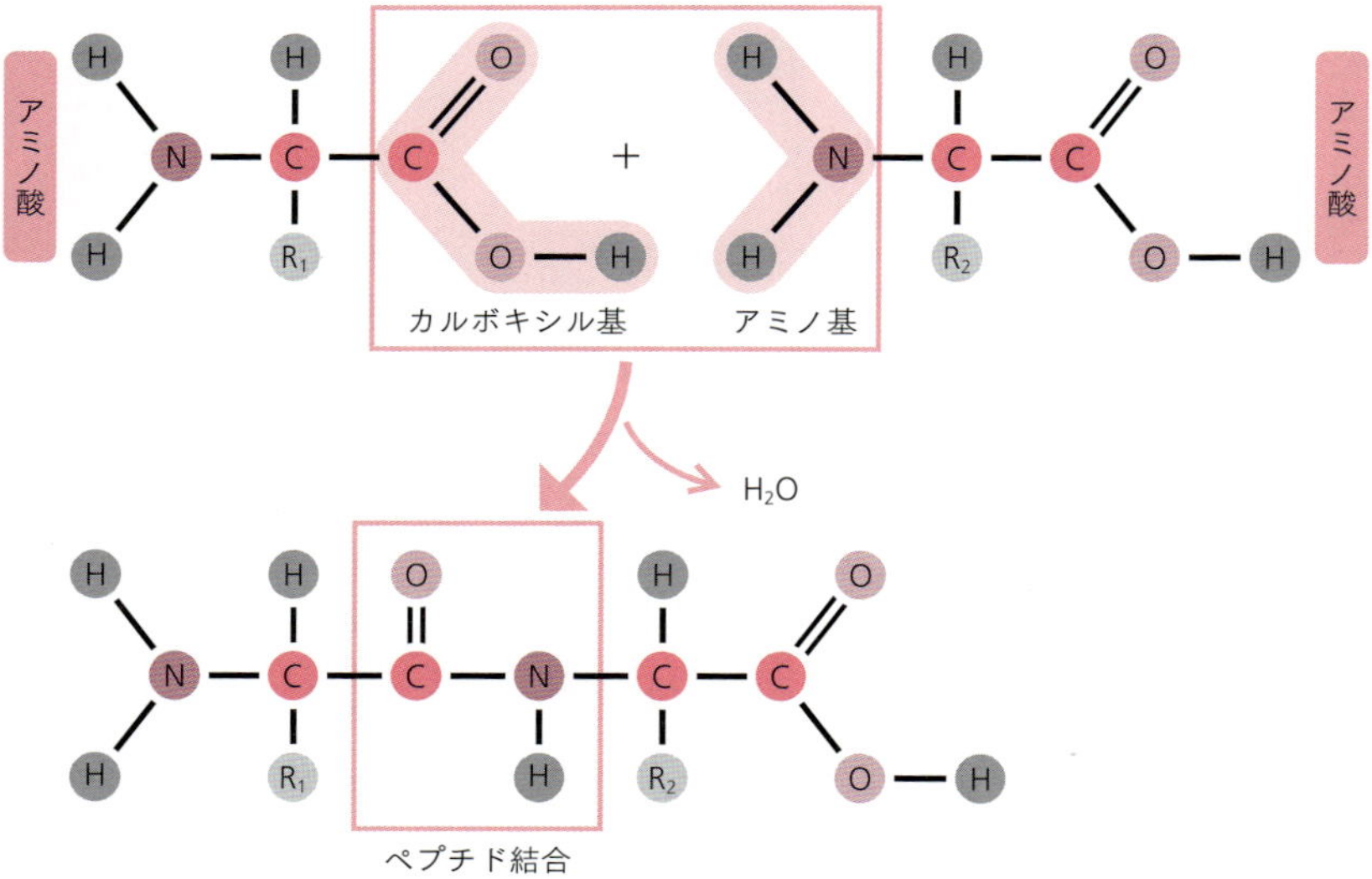

図 1-15　タンパク質の両性化合物を示す模式図

せんが、自分の知識として身につくまで理解を深めてほしいと願っています。

アシドーシスとアルカローシス

pHを制御するしくみを**緩衝系**といいます。緩衝系には、①重炭酸緩衝系、②リン酸緩衝系、③血漿タンパク緩衝系、④ヘモグロビン緩衝系があり、体液が酸性に傾いた状態を**アシドーシス**、アルカリ性に傾いた状態を**アルカローシス**といいます。

４つの緩衝系のうち、最も重要な①の重炭酸緩衝系は、呼吸による炭酸ガスと重炭酸の調整です。呼吸器系の疾患によって血液のpHが酸性に傾いたものを呼吸性アシドーシス、アルカリ性に傾いたものを呼吸性アルカローシスとよんでいます。②はリン酸塩を介する緩衝系、③は血液中のタンパク質（血漿タンパク）を利用した緩衝系、④は血液中の赤血球に含まれているヘモグロビンというタンパク質を利用した緩衝系です。

したがって酸塩基平衡障害は、腎臓の疾患でも消化器系の疾患でも現れますし、全身の代謝系疾患で、［H^+］が血液中に増加する糖尿病でもみられます。さまざまな原因で、酸塩基平衡障害が現れることを頭に入れておいてください。

生体の［H^+］濃度を感知して働く化学受容器

生体には、血液の水素イオン［H^+］濃度を常に監視しているモニターがあります。**化学受容器**です。化学受容器は、総頸動脈が外頸動脈と内頸動脈に分かれる部分の動脈壁や、心臓から出た大動脈が胸の上部で方向転換する大動脈弓の動脈壁に分布しています。これらの化学受容器は、血液中の水素イオン濃度だけでなく、血液中のCO_2ガスの分圧をモニタリングし、その情報を延髄にある呼吸中枢(第2章8・84頁参照)に届け、呼吸のリズムや深さを変えて、血液中の[H^+]濃度を元に戻し、シーソーのバランスをとるようにしています。これを末梢性の化学受容器といいます。

同時に、脳や脊髄の周囲に分布する脳脊髄液の[H^+]濃度は、脳幹部(大脳・間脳と脊髄の間に位置する中枢神経系)の延髄腹側にある血液脳関門(脳脊髄液と血液のバリア機構)のない部分でモニターしています。これを中枢性の化学受容器といいます。

たとえば重度の糖尿病の患者さんでブドウ糖が不足すると、細胞は、ブドウ糖以外の栄養物を利用してエネルギーを得るようになります。その結果、ケト酸という酸が多量に血液の中に分泌され、ケトアシドーシスという状態になります。すると体は、[H^+]を血中の[HCO_3^-](重炭酸イオン)と反応させ、CO_2ガスを大量に排出して血中の[H^+]濃度を下げようと試みます。深くゆっくりとした呼吸をすることによって、シーソーのバランスをとろうとするのです。この呼吸は、**クスマウル**(Kussmaul)**の大呼吸**とよばれています。

第 2 章

植物性機能

1

血液中にＵＦＯが飛んでいる？

キーワード 血球成分／血漿／ヘマトクリット値／赤血球／拡散／赤芽球／ヘモグロビン

運ぶ、ふさぐ、追い出す——何役もこなす血液

血管の中を流れているのが血液です。通常は、体重の約13分の1、比重はだいたい１・０なので、体重65 kgの人なら約５L、体重50 kgの人なら４L弱の血液が、体内にあります。

動脈の血液は、栄養物や酸素を細胞の近くまで届ける運搬係として、大切な働きをしています。静脈の血液は、細胞が排泄した炭酸ガスや不要な代謝物を、細胞周囲の毛細血管で受け取って運び出します。さらに、血管が破れた時には自ら血液を固めて破れた部分をふさぐ機能や、生体に侵入してきた細菌やウイルスなどの異物を排除する機能も備わっています。

血液は血球成分と血漿でできている

このような働きを担うために、血液の中には赤血球、血小板、白血球とよばれる3種類の細胞があり、これらをまとめて**血球成分**といいます。そして、血球成分の溶液となっている成分を、**血漿**といいます（図2－1）。

血液中に血球成分の占める容積比率が、**ヘマトクリット値**（Ht）です。医療現場でよくみる検査項目の1つで、この値によって赤血球の数を大まかに把握し、貧血かどうかを推測できます。血球成分は3種類あるのに、なぜ赤血球の濃度だけがわかるのでしょうか。血液中には赤血球が350～550万個／mm³含まれているのに対し、血小板は20～30万個／mm³、白血球は4,000～8,000個／mm³と、桁違いの差があるからです。そのため、ヘマトクリット値を、ほぼ赤血球の濃度と考えているのです。

赤血球はその働きに応じた形をしている

では、赤血球の働きについてみてみましょう。筆者は常々、「生体の機能と形は表裏一体の関係にある」と学生に教えていますが、赤血球はその典型です。

赤血球は、直径約10μm、厚さが約2～3μmの円盤のような形をしています（図2－2）。この直径と厚さで表面積を最大にする形を数学的に求めると、この回転楕円体、すなわちＵＦＯになるのです。

赤血球は、肺で外気中から取り込んだ酸素を受け取り、全身の細胞に送り届けます。毛細血管（内

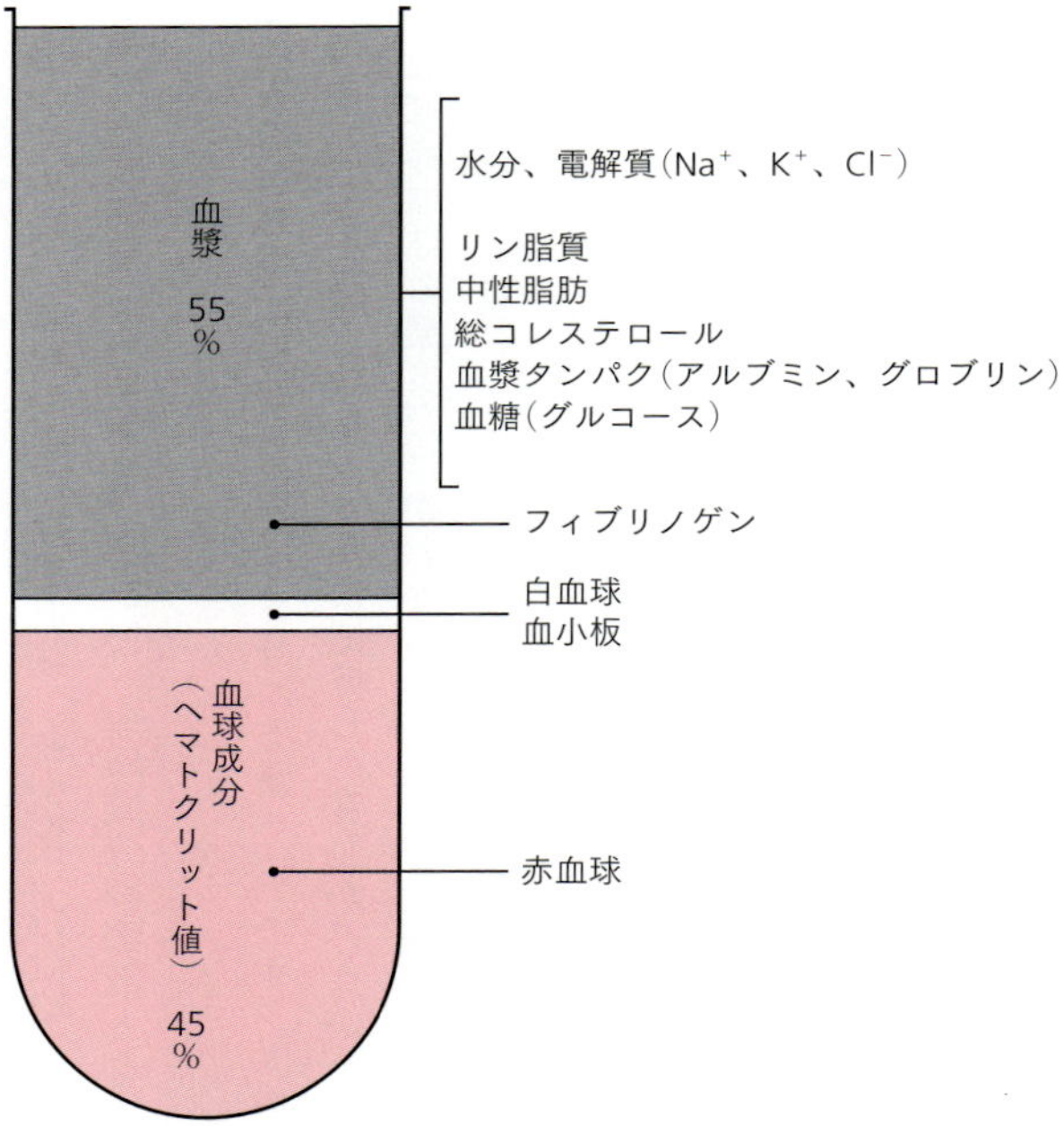
血漿
55%
水分、電解質（Na⁺、K⁺、Cl⁻）
リン脂質
中性脂肪
総コレステロール
血漿タンパク（アルブミン、グロブリン）
血糖（グルコース）
フィブリノゲン
白血球
血小板
血球成分（ヘマトクリット値）
45%
赤血球

図 2-1　血液の組成

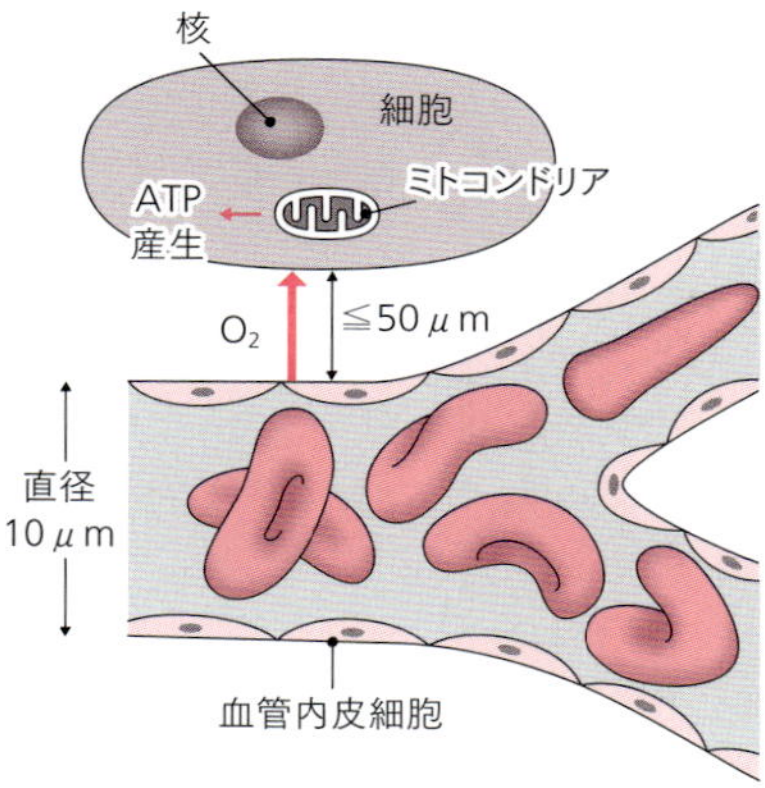

図2-2　毛細血管の中を通る赤血球

径約10㎛：髪の毛と同じぐらいの太さの血管というところからこの名がついた）から最大50㎛ほど離れた細胞に、**拡散**という物理現象を利用して酸素を届けているのです。拡散の速度は、酸素の濃度差、拡散の距離、表面積の３つの要素で決まります。つまり、酸素を拡散する速度を上げるには、赤血球の細胞の表面積をできるかぎり大きくすればよいということになります。それで赤血球は、回転楕円体をしているのです。赤血球は、この形を保つために多くのエネルギーを使っています。それが後で述べる赤血球の寿命に関係してきます。

　赤血球の直径は毛細血管の内径にほぼ等しいため、場合によっては血管をふさいでしまう恐れがあります。そうした場合に備えて赤血球には変形する能力があり、**図2－2**のように中央部の薄い部分で折れ曲がり、鉄砲の弾のような形に変身できるようになっています。こうすることによって、心臓は通常よりも小さい力で血液を送り出すことができます。

　まさに「機能と形は表裏一体」なのです。

ヘモグロビンをたくさん作る赤血球

　さて、赤血球は、どこで、どのようなしくみで作られているの

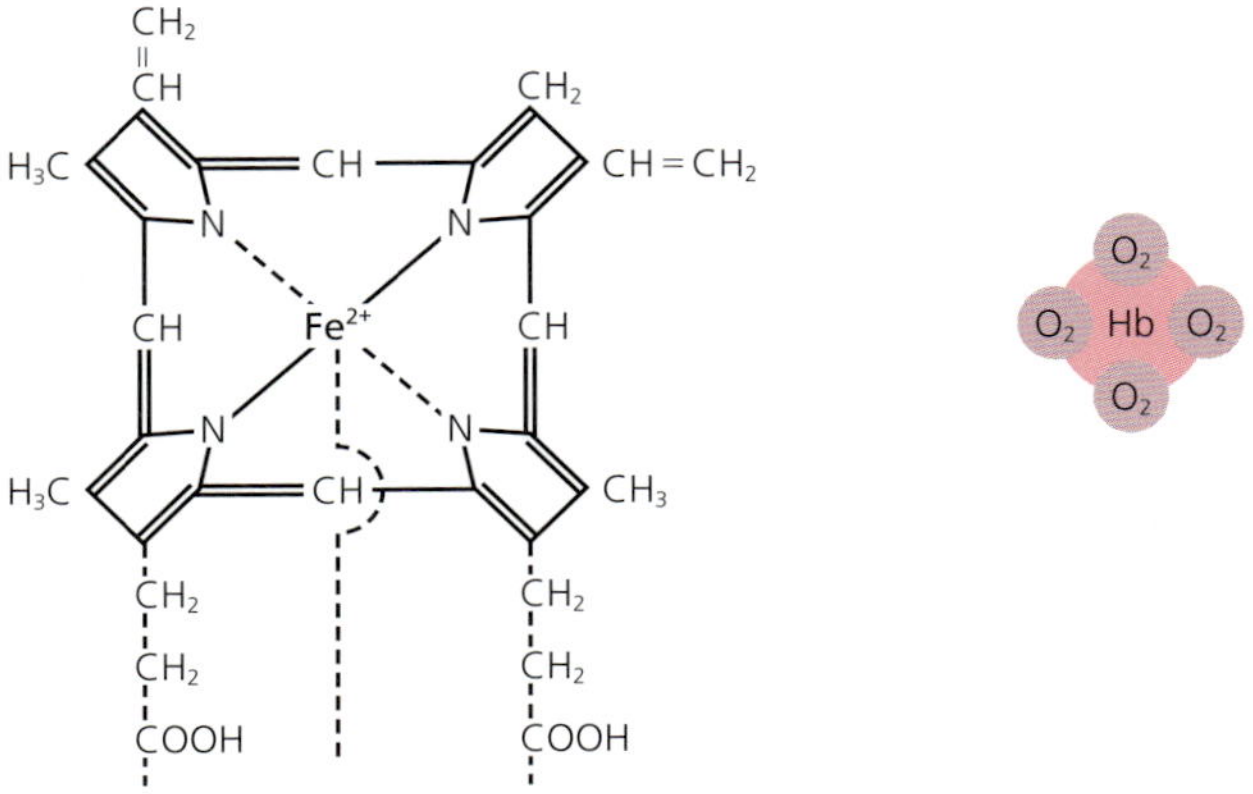

図 2-3　ヘムの化学構造式（左）と酸素が結合したヘモグロビン（右）

でしょうか。

成人の場合、赤血球は骨盤や胸骨など、扁平骨という骨の中心部にある赤色骨髄で作られています。そこで、通常の細胞と同じように核やミトコンドリアをもった**赤芽球**とよばれる球状の細胞が、分裂や分化（細胞数は変わらずに性質が変化する現象）を繰り返したすえに、円盤形で核もミトコンドリアもない赤血球になります。この赤血球の産生を調節しているのが、エリスロポエチンという血液中の酸素分圧を感知して腎臓で作られるホルモンです（図4-1・218頁参照）。

赤芽球における増殖と分化の過程で、赤血球は酸素を運搬するヘモグロビンを大量に作り、核やミトコンドリアを壊して細胞内部のほとんどすべてをヘモグロビンで埋めつくし、その血中濃度は12〜16g／dLにまで達します。

ヘモグロビンは、ヘムとよばれる2価の鉄を含んだ錯化合物（**図2-3**）とグロビンというタンパク質からできています。1分子のヘモグロビンはαとβとよばれる四量体のグロビンをもち、それぞれにヘム分子が1つ結合しているので、結果的に1分子のヘモグロビンは4分子のヘムをもっていることになります。この1分子のヘムに1分子のO_2が結合できます。したがって、1分子のヘモグロビンは最大限で4分子のO_2を結びつけることができるわけです。実際の生体では２・２～２・８分子の酸素と結合しており、約30％の余裕（遊び）をもっているのが特徴です。これは第４章１で述べる貧血の定義に関係してきます。

この酸素が結合したヘモグロビンをオキシヘモグロビン、酸素が離れたものをデオキシヘモグロビンといいます。それぞれ吸収する光の波長が異なり、前者は鮮紅色、後者は暗赤色に見えます。それで酸素を多く含んだ動脈血は赤く、酸素の少ない静脈血は暗赤色（肌の上からだと黒味がかった緑色に見えるのは皮膚にあるメラニン色素による影響）を呈するのです。

赤血球の寿命は約１２０日

赤血球には核がないのでタンパク質を合成する能力がなく、分裂・増殖はしません。そのため、エネルギーを作る酵素を持参して骨髄を出発します。この酵素は約４か月（１２０日）で枯渇してしまいます。そうなると赤血球は、円盤形を保てなくなり、球のように丸くなり、最も細い毛細血管網をもつ脾臓に取り込まれ、そこで壊されます。したがって、赤血球の寿命は約１２０日ということになります。

2

病院でよく検査される心電図って何ですか？

キーワード
右心系／左心系／刺激伝導系／興奮-収縮連関／心電図／洞房結節／P波／QRS群／T波／PQ間隔／房室結節／ST部分

心臓のポンプのしくみ

お風呂に入った時に、左胸の下に手を置いて、静かに感覚を研ぎ澄ましてみてください。手にトクトクという鼓動を感じると思います。次に、手首の親指の根元の部分を押しながら触ってみましょう。左胸の下で感じたのと同じような拍動を感じることでしょう。これは、心臓がポンプのように血液を全身に送り出している証拠です。1分間における拍動の数を心拍数といい、正常なら1分間に50～80回くらい数えることができます。

心臓は、心筋細胞でできた筋性の臓器で、ポンプとして働いています。

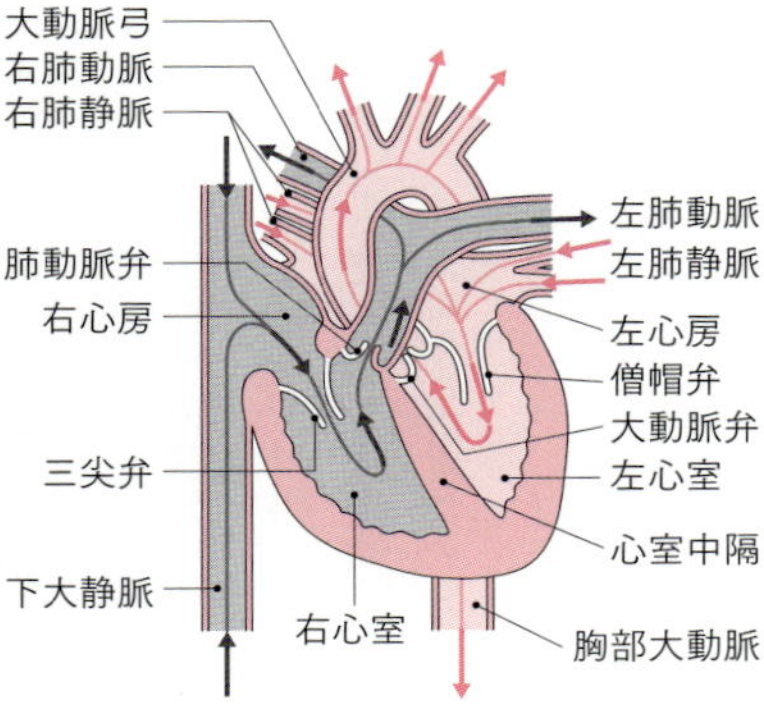

図 2-4　心臓の構造と血液の流れ

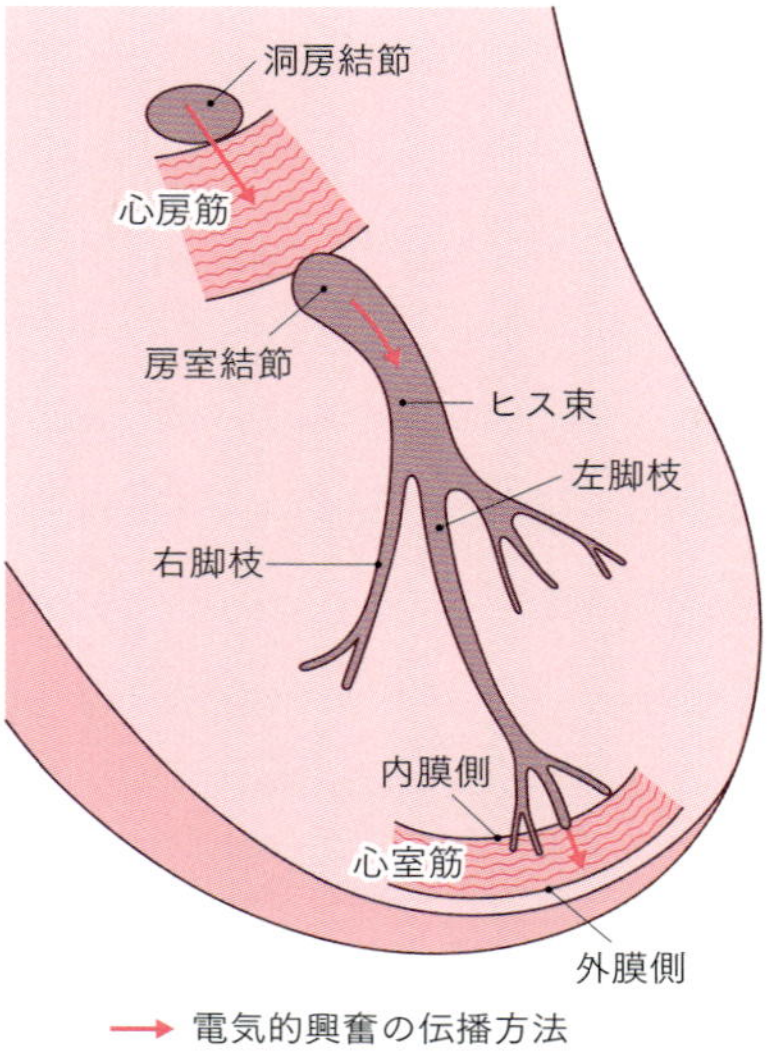

図 2-5　固有心筋（心房筋と心室筋）と刺激伝導系（特殊心筋）

全身から血液を回収し、肺へ送り出すほうを**右心系**といいます。一方、手首で触れた拍動は、全身へ血液を送り出しているほうで、これを**左心系**といいます。その経路は、

右心系：右心房→三尖弁→右心室→肺動脈弁

左心系：肺静脈→左心房→僧帽弁→左心室→大動脈弁

の順序で血液が流れています（**図 2－4**）。一般に、右心系は左心系より内圧が小さいので低圧系、左心系を高圧系とよんでおり、発生する内圧に比例して、右心室の壁は薄く、左心室の壁は厚くなっています。

また、心臓のポンプは、左右の心房がゆっくりと収縮して、ほとんどすべての血液を心室に送り込んでから、左右の心室が一気に強く収縮し、血液を肺と全身に送り出すようにできています。こうした特殊な活動をすることから、心臓は、固有心筋と**刺激伝導系**（伝導路）によって形成されています（**図 2－5**）。

心電図は、心筋細胞間の電位差を示す

ポンプを収縮させる引き金となるのは、心房筋と刺激伝導系の筋、および心室筋に生じる約100〜120mVの電位変化（活動電位：図2－6）です。この現象を生理学では**興奮－収縮連関**とよんでいます。

この電気現象により、心筋細胞間で生じる電位差が、電解質溶液でできている生体の中を3次元的に伝播していく過程を、体表面に電極を置いて記録したものが**心電図**です。図2－7のような波形が、1回の心臓の収縮に対応して現れます。

1900年代の初め、オランダのシーメンス電気会社のアイントーベン（W. Einthoven）という研究者が、生体の手足に電極を置き、微弱なモールス信号を記録するために開発した高感度の増幅計を用いて記録したのが、心電図の始まりです。臨床的にきわめて有用な検査方法であることから、アイントーベンは、1924年にノーベル生理学・医学賞を受賞しています。

心電図はP波からスタート

右心房の右端には、**洞房結節**というペースメーカーがあり、ここが刺激伝導系の起点です（図2－5）。そこから、左心房の左端まで興奮が伝播していく過程で生じた電位差を記録したものが**P波**です（図2－8）。右心房や左心房が肥大して、興奮が伝播していく時間が長くなるなど異常が生じると、この波形が変化します。

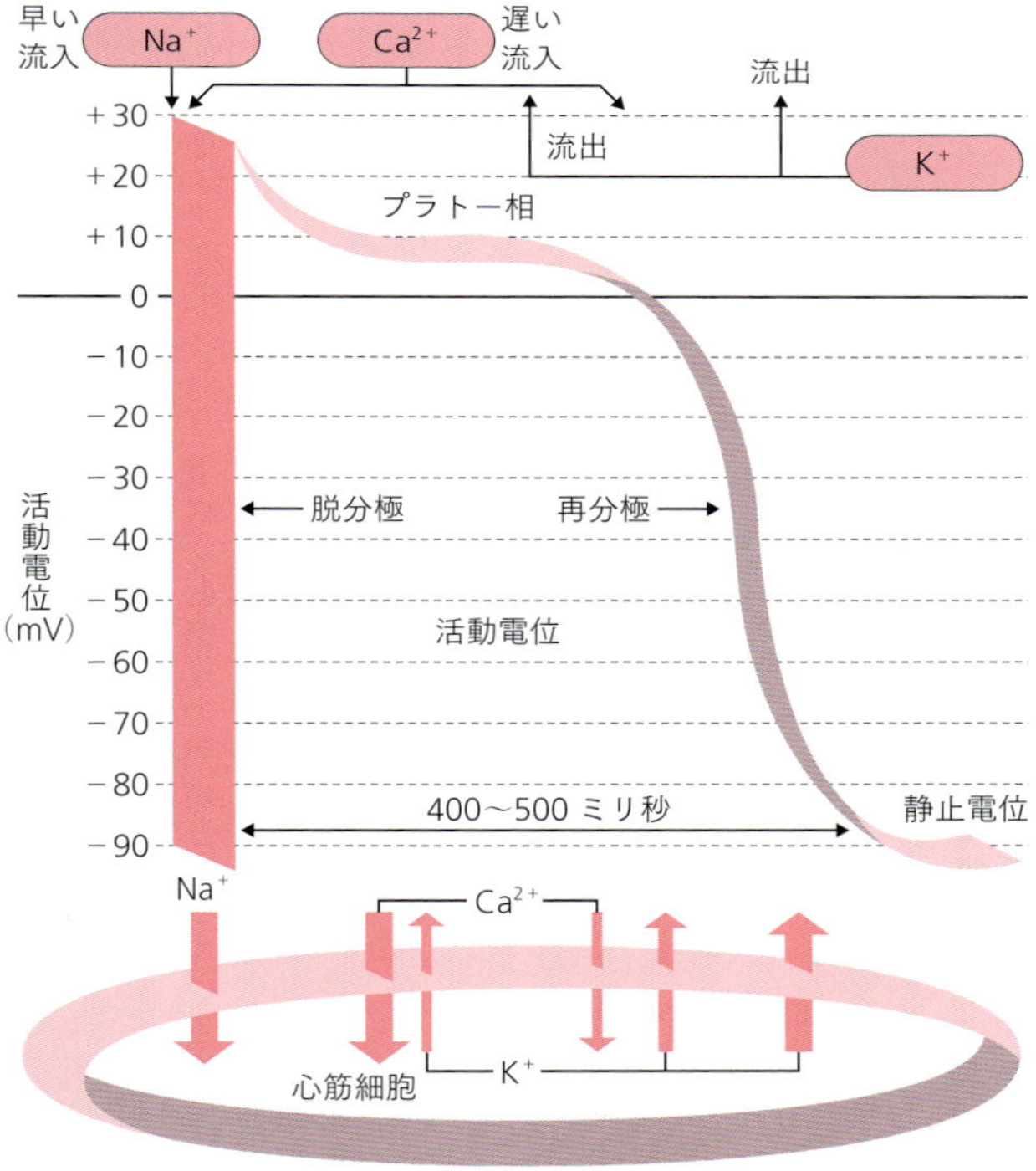

心筋の細胞膜にあるイオンチャネルや交換機構が ATP のエネルギーにより働くことで、Na^{+}、Ca^{2+}、K^{+}の流出入が起こり、電位変化が生じる。

図 2-6　心筋細胞の活動電位発生のメカニズム

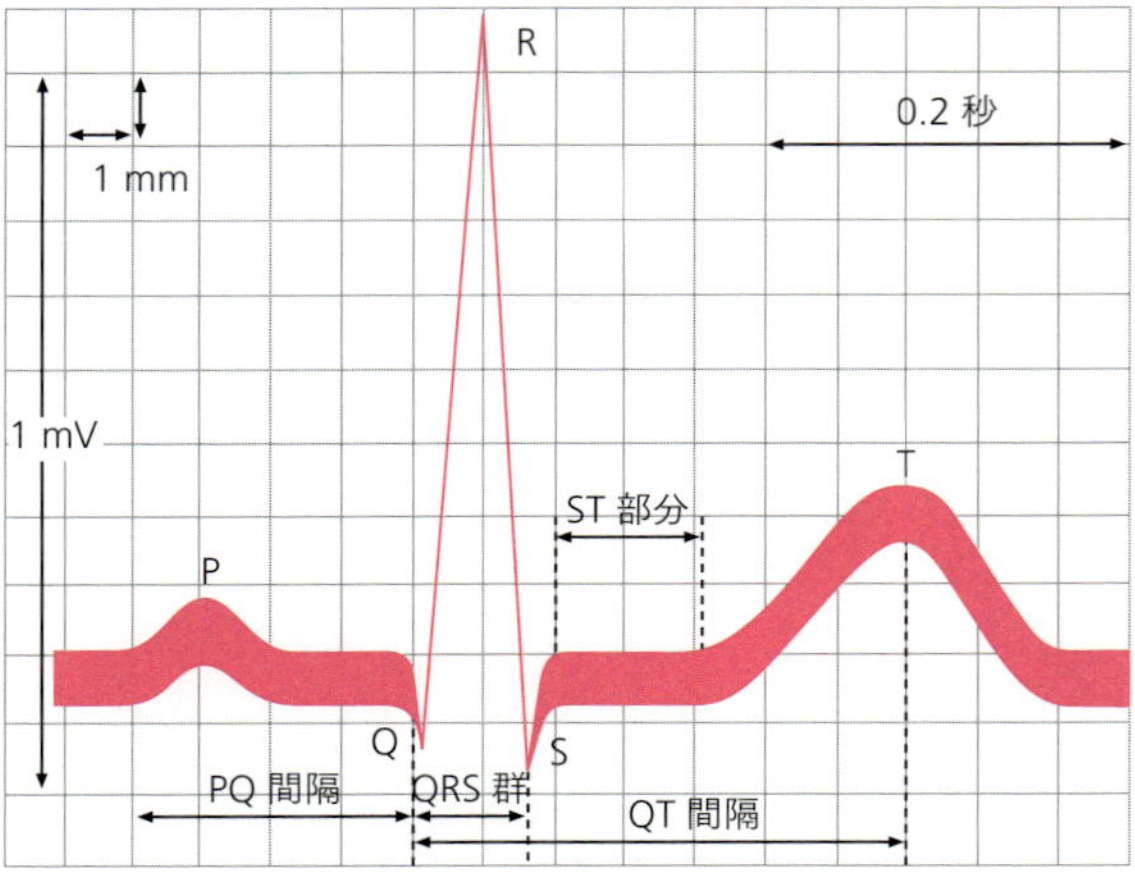

心電図は、心筋に生じる電位差を経時的に記録したものであり、収縮・弛緩という機械的な動きを示すものではないことに注意。

図 2-7　心電図の波形（第Ⅱ誘導の典型例）

QRS群とT波の向きは同じ

図2–7の波形にある**QRS群**（QRS complex）は、心室筋の興奮が伝播している時に生じた電位差を記録したものです。また、**T波**は、心室筋の興奮が消えていく過程で生じた電位差です。

心筋細胞の活動電位の持続時間は、最初に興奮する心室中隔上端で最も長く、最後に興奮する左室上端で最も短いために、QRS群とT波は同じ向きになります。QRS群とT波の向きが逆になっている場合（主にT波が陰性になることが多いのですが）、心室筋の活動電位の持続時間に異常が生じていることを意味しています。たとえば、心筋細胞に十分な酸素が供給されない状態（狭心症や心筋梗塞で生じます）に起こってきます。

PQ間隔が長くなると？

心房筋の興奮消退過程で生じる電位差を記録すべきTp波は、QRS群に隠れて通常は見えません。**図2–8**からもわかるように、**PQ間隔**のほとんどは、心房筋から心室筋へ興奮が伝播する時間のギャップを示しています。興奮を伝える役割を担ってい

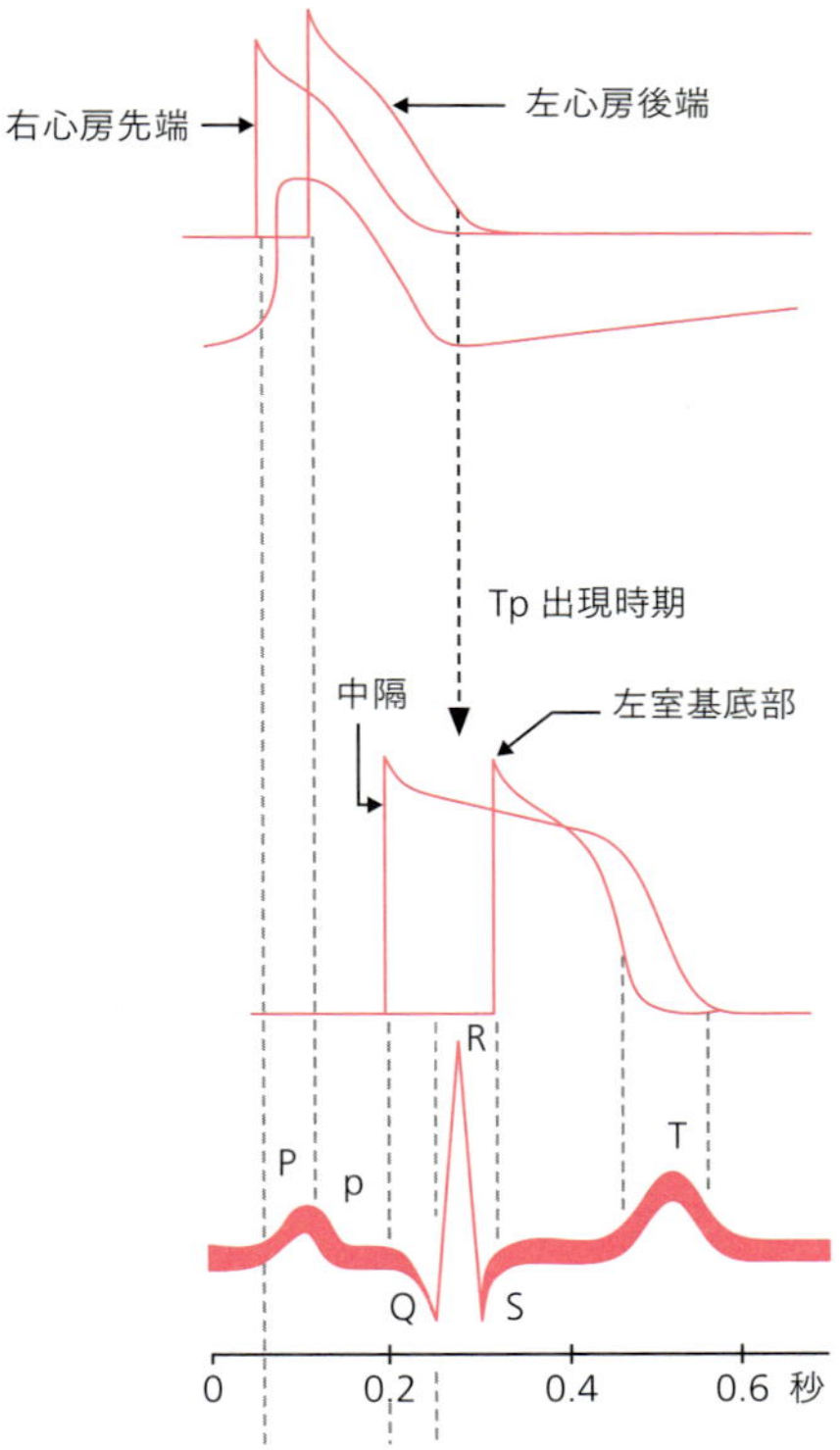

図 2-8　各部位の活動電位

るのが、房室結節・ヒス束・脚とよばれる刺激伝導系です。このうち、房室結節の伝導時間がきわめて遅い（約0・02㎜／秒）ために、ギャップが生じているのです。

房室結節は、心房と心室をつなぐ唯一の筋組織であり、さまざまな原因で異常をきたすことが多くあります（例：AVブロック：不整脈の典型例）。PQ間隔の延長は、医療現場で遭遇することが多いので、覚えておくとよいでしょう。

心電図の波形からわかる不整脈、狭心症、心筋梗塞

心電図は、心臓で生じている電気現象の不具合（不整脈）を調べる手段の1つです。また、心筋細胞に酸素が十分に供給されない場合（狭心症）や、心筋細胞が死滅してしまった場合（心筋梗塞）には、正常な電位（静止膜電位）が維持できなくなり、心室筋がすべて興奮して、本来電位差のない**ST部分**（ST segment）に異常な電流が流れて、低下したり上昇したりすることになります。さらに、心室筋が肥大して興奮時間が延びた状態も、波形で判別することができます。

このように心電図は、心臓のさまざまな病的状態を診断するうえで、欠かすことのできない検査なのです。

さらに血液中のK^+濃度のおおまかな目安になる検査法であることも絶対に忘れないでおいてください。それは心筋細胞の静止膜電位が血液中のK^+の濃度によって敏感に変化するからなのです。ですので尿が出なくなった患者さんを診察したら心電図を思い出してほしいのです。

血液循環

3 血管にいろいろな種類があるのはなぜですか？

キーワード　動脈／静脈／充血／鬱血／内皮細胞／内弾性板／内膜／外弾性板／弾性血管／抵抗血管／血圧／交換血管／容量血管／圧平管

動脈だけど、流れているのは静脈血？

ヒトの血管の名称は、大動脈、細動脈、毛細血管、細静脈、大静脈というように、血管の太さで分類されています（図２－９）。

動脈は心臓から送り出された血液が流れる管、**静脈**は心臓に戻る血液が流れる管と定義されています。ややこしいことに、動脈血と静脈血の定義はこれとは異なります。第２章１（41頁）で述べた通り、酸素をたくさん含むオキシヘモグロビンの鮮紅色を反映した血液が、動脈血です。反対に、酸素の少ないデオキシヘモグロビンの暗赤色を反映した血液が、静脈血です。全身から心臓に戻った静脈血は、右心室から肺動脈を通って肺に戻ります。肺**動**脈ですが、流れているのは**静**脈血なのです。逆に肺**静**脈から左心房に流れるのは、**動**脈血になります。

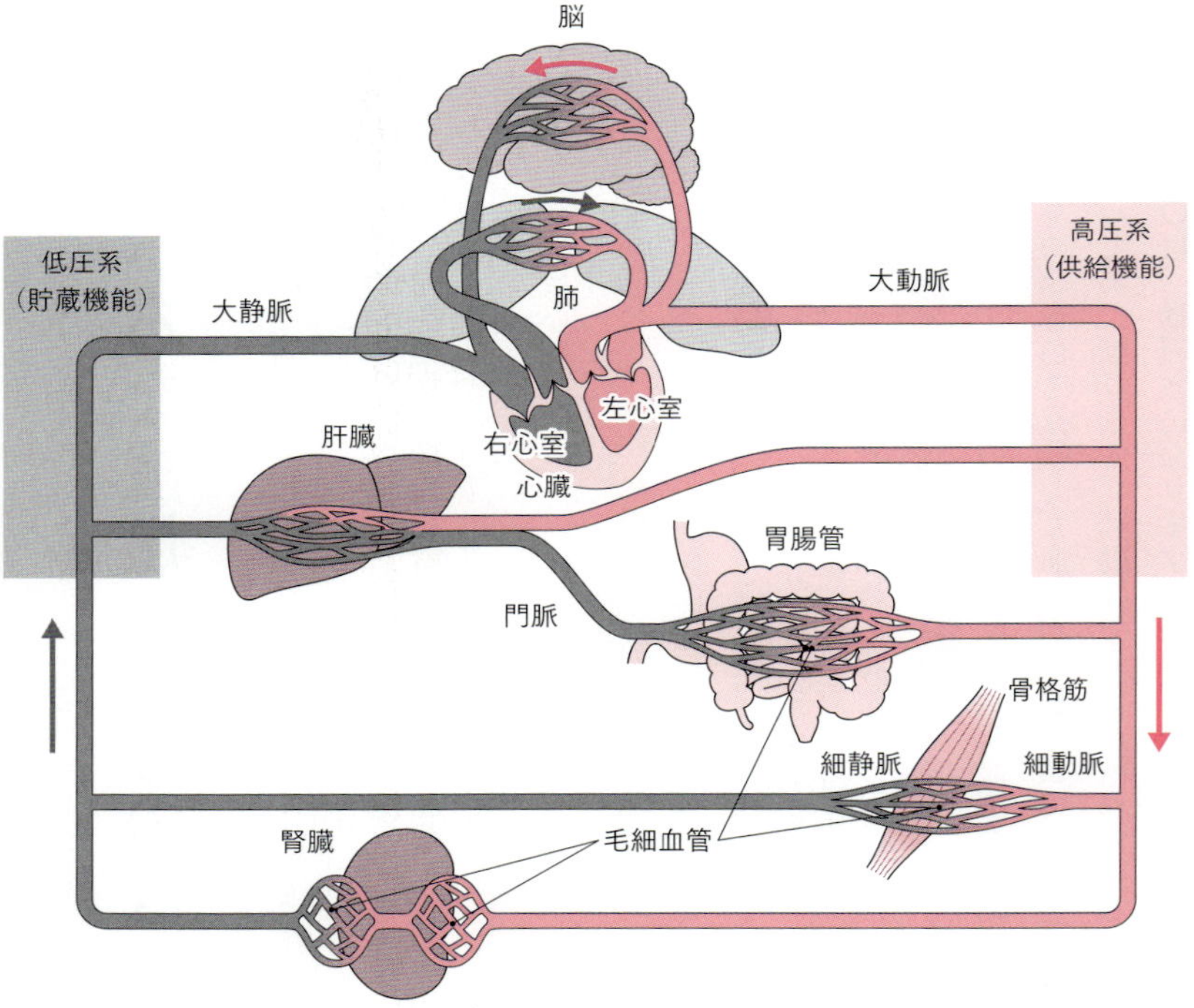

図 2-9　血管系の働きと機能分類

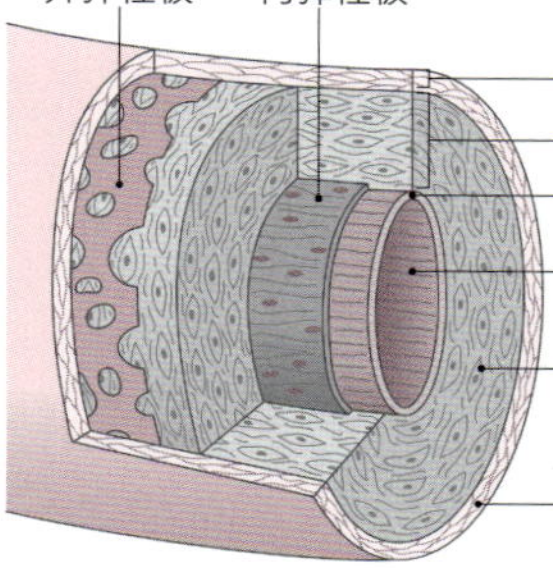

図 2-10　血管（動脈）の断面図

ちなみに、採血や献血で目にする血液は、静脈血です。

動脈血は温かく、静脈血は冷たい

体のすみずみに血液を送っている動脈は、心臓のリズムに合わせて拍動しています。同時に、動脈血が流れる部分は温かく感じます。それは、心臓が収縮した時に発生した熱をもらってきているからなのです。ある臓器において、流れ出す静脈血よりも、流れ込む動脈血のほうが多い時、その臓器はとても温かく感じ、普段より赤くなります。これが**充血**です。たとえばお酒を飲んで顔が赤くなるのは、顔の皮膚の血管に、通常よりたくさんの動脈血が流れ込んでいることの現れです。顔は赤くなると同時に、温かくなっていることでしょう。

逆に、静脈血の流れが悪くなり、静脈血が滞っている部分は冷たく感じられます。これを**鬱血**《うっけつ》といいます。

血管は、その働きにあった構造をしている

図 2-10は、血管の構造を断面から見たところです。血液と接する一番内側の**内皮細胞**は、血液が固まってしまうのを防ぐ働きをしています。その外側には内弾性板があります。**内弾性板**は、ゴムのように伸び縮みする弾性線

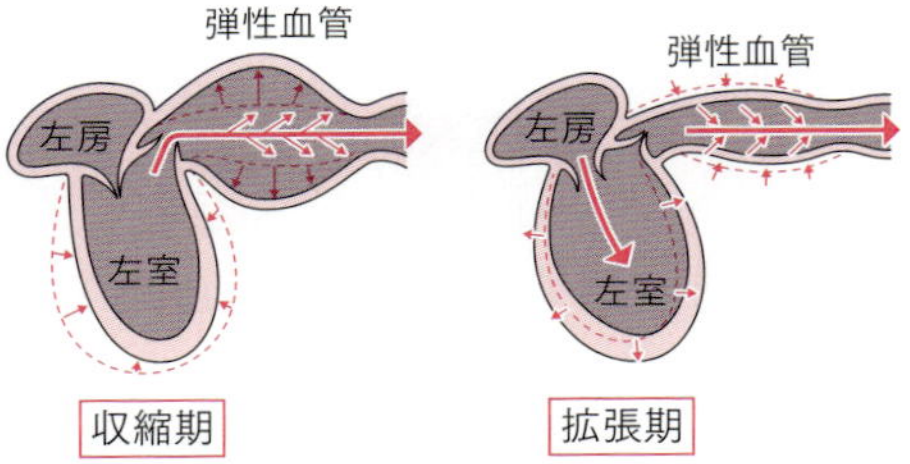

図 2-11　弾性血管の働き

維が集まったもので、内皮細胞と内弾性板をあわせて、内膜といいます。同じような弾性線維の塊が外側にもあり、これを**外弾性板**といいます。

内弾性板と外弾性板の間にあるのが中膜です。中膜の構造は、動脈と静脈とでは著しく異なります。静脈では、中膜が発達していないため、壁の厚さが動脈に比べてとても薄くなっています。これは、多くの血液を管腔に蓄えられるように、壁を伸びやすくしているためでもあるのです。ですので、静脈は、内腔の血液が少なくなるとつぶれやすい性質ともいえます。

外弾性板の外側には、太さ1㎜の針金のような硬さの膠原線維が網の目のように覆い、血管を保護しています。血管や太いリンパ管の壁に分布している細い血管（栄養血管）や神経も保護しており、この部分を外膜といいます。

動脈硬化症や高血圧を引き起こす血管は?

心臓から出る大動脈は、中膜に弾性線維と平滑筋細胞による網目構造（ラメラ構造）があることから、**弾性血管**とよばれています。短い収縮期に送り出された血液すべてを、一度に末梢まで流すことはできません。そこで、弾性血管を引き伸ばして、ここに貯留するのです。弾性血管は、心臓からの拍出が止まっている拡張期に収縮して、貯留した血液を末梢へと送ります。つまり弾性血管は、心臓からの間欠的な血流を、連続的な血流に変換し、細胞に酸素や栄養物を途切れなく提供するという、とても大切な役割をしているのです（図2－11）。

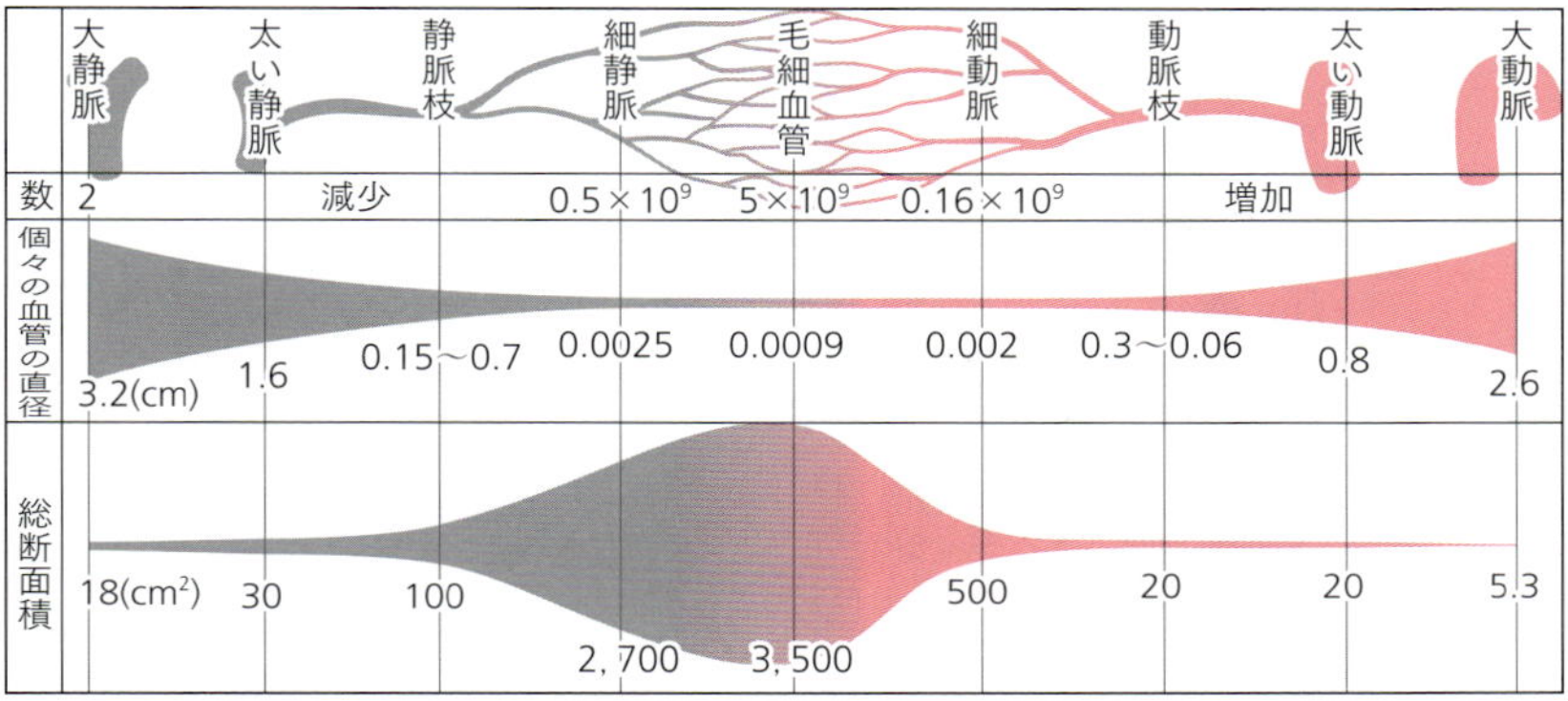

図 2-12　血管の数、直径、総断面積

弾性血管の内膜に脂肪を含んだ細胞が異常に沈着すると、その周囲を線維成分が取り囲んで硬くなり、弾性血管が伸び縮みできなくなります。こうして、弾性血管に血液を貯留できなくなった状態が、動脈硬化症です。

抵抗血管の血管抵抗と血流量で血圧がわかる

一方、大動脈より細い、内径が25～300μmほどの動脈を**抵抗血管**といいます。中学校で習ったオームの法則を覚えていますか？

血圧は、抵抗血管の血管抵抗と血流量の積で表現されます。通常、血圧は収縮期血圧（最高血圧）と拡張期血圧（最低血圧）に区分されています。**収縮期血圧**は、心臓から血液が送り出される時に、抵抗血管を流れる血流量と血管抵抗を掛けた値によって決まります。一方、**拡張期血圧**は、心臓の拡張期に抵抗血管を流れる血流量と血管抵抗を掛けた値によって決まります（図2－12）。この時に抵抗血管を流れているのは、収縮期に弾性血管に貯留していた血液です。

血管抵抗は、抵抗血管の内径の4乗に反比例し、血液の粘性率（Ht値とほぼ同じ）に比例します。抵抗血管の内径は、自律神経、ホルモン、血流速度、その部位の血圧などによって制御されています（2章5・

64頁参照）。こうした理由から、動脈硬化症の患者さんで血管抵抗に変わりがないと仮定すれば、弾性血管の貯留血液が減少するので、収縮期血圧が上昇し拡張期血圧は下降して、両者の差（脈圧）が拡大することが予想できるでしょう。

毛細血管は交換血管、静脈は容量血管・圧平管ともよばれている

血液循環の目的は、細胞に酸素と栄養物を供給し、生命活動の結果として生じた炭酸ガスと老廃物を回収することです。こうした物質交換をしているのが毛細血管と細静脈で、これらを総称して**交換血管**といいます。交換血管は、内皮細胞と基底膜によるシンプルな2層構造で、物質の移動がきわめて容易であることが特徴です。ここでの物質移動については、第2章6で説明します。

静脈は、総称して**容量血管**とよばれます。それは、心臓と血管を循環している血液量（循環血液量）の約70％が静脈にあるからです。また、静脈は血液が流れていないとつぶれて扁平になってしまうので、**圧平管**ともいわれています。血液が流れていても、他の組織に圧迫されるとつぶれてしまうため、それを防ぐために、箍《たが》のような静脈弁が中に付いています。この静脈弁には逆流を防ぐ役割もあり、重力の影響で静脈血が溜まりやすい下肢に多く存在しています。

静脈には、骨格筋の収縮によって血液を送り出す筋ポンプ作用があり、呼吸運動などによる胸圧・腹圧の変動力や心臓の吸引力と協調して、血液を心臓に戻しています。この制御因子の1つである交感神経は、静脈の壁の硬さを調節することで、心臓に戻る血流量を調節しています。この調節がうまくいかなくなったのが、起立性低血圧症です。

循環　消化と吸収　栄養と代謝

4 日本人は「ウサギ民族」と言われていると聞きました。なぜですか？

キーワード　動脈硬化症／泡沫細胞／脂肪線条／脂質異常症／ＬＤＬ／ＨＤＬ／乳糖不耐症

食生活の変化で死因が変わった

１９８０年代半ばから２０１０年まで，日本人の死因の第１位は悪性新生物（癌），第２位が心筋梗塞などの心疾患，第３位が脳梗塞などの脳血管疾患で，欧米諸国の死因順位とほぼ同じでした（図2-13）。２０１１年からは，脳血管疾患に代わって肺炎が第３位になっています。

戦後しばらく，日本人の死因で目立っていたのは脳出血による脳卒中で，そのころの平均寿命は60代でした。さらにさかのぼって戦前は，結核に代表される感染症が主な死因でした。

このように，時代とともに日本人の死因が変化してきた理由として，衛生環境，経済状況，食生活の変化，医療技術の進歩などが挙げられます。特にここ30年間の死因順位には，食生活の変化が大きく関わっていると考えられます。味噌汁や漬け物など塩分の多い和食に，パン，乳製品，肉などの

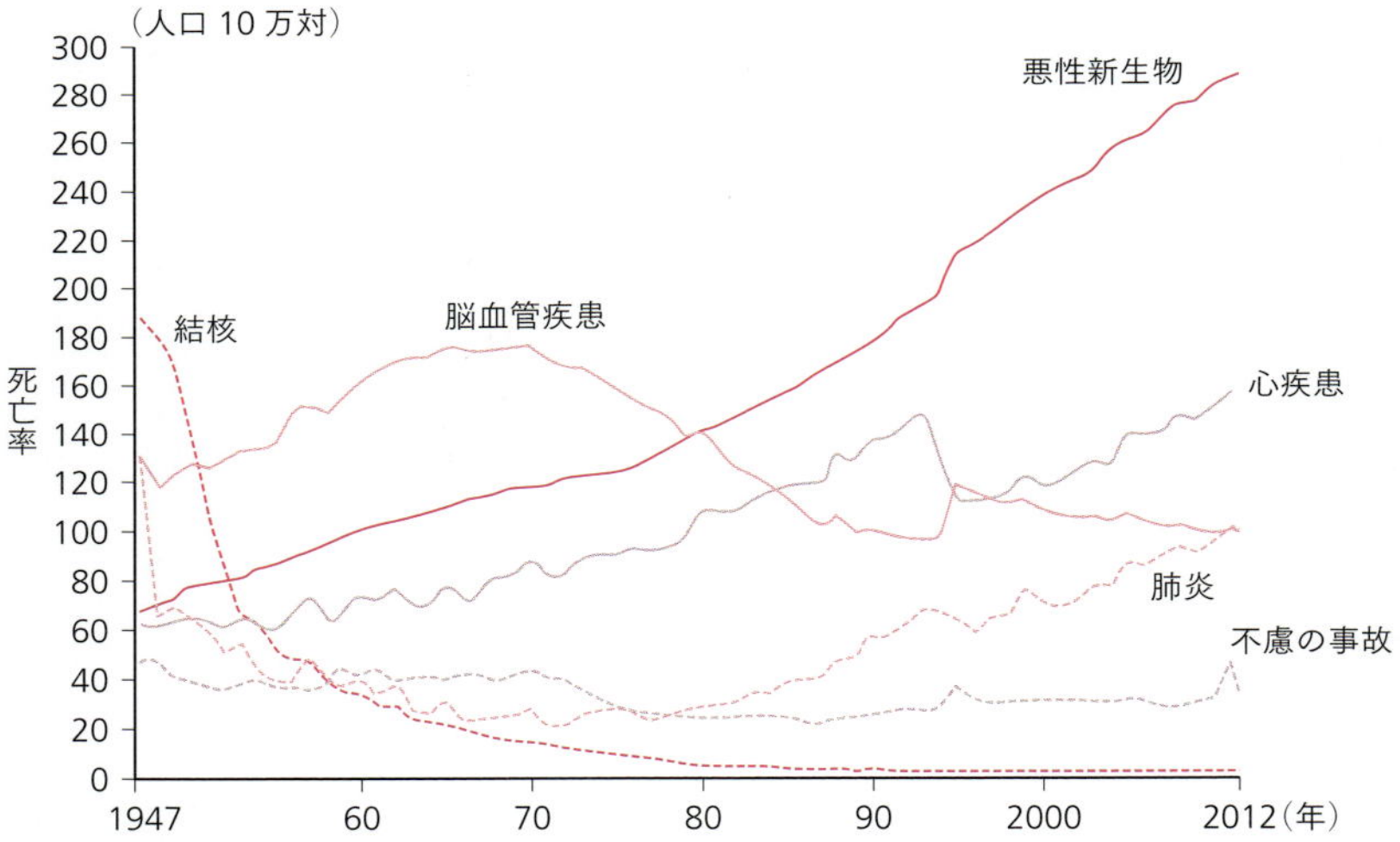

図 2-13　主な死因別にみた死亡率の年次推移

［厚生労働省：平成 23 年人口動態統計月報年計（概数）の概況．p 11，2012 より一部改変］

洋食（欧米食）が加わりました。

心臓や脳の病気が上位にあるのは、第1章2で述べたように、心筋細胞と脳細胞が一度死ぬと自ら再生できない細胞であるからだと考えられます。同時に、癌が1位なのは、世界に冠たる長寿社会となり、平均寿命が世界1位、2位にまでなったことが、成長の裏返しである癌の発生頻度を高くしているといえるのではないでしょうか。

心筋梗塞と脳梗塞の主な原因は動脈硬化症である

梗塞は、血液が流れている臓器すべてに起こりうるものです。何らかの原因で臓器に血液を送っている動脈の内腔が狭くなり、十分な酸素や栄養が細胞に届かない状態が一定時間続くと、その細胞は死んでしまいます。脳細胞は酸素を貯蓄していないので、ほんの1～2分間でも血流が停止すると死んでしまいます。心筋細胞はいくらかの酸素を貯蓄しており、8～9分間は耐えられるようですが、細胞死を防ぐためには緊急の対応が必要です。救急患者の多くを、心筋梗塞や脳梗塞の患者さんが占めているのは、こうした理由が関係しています。ちなみに、肺や腎臓にも梗塞は起こりますが、これらの細胞には再生力があるので、必ずしも救急医療の対象にはなりません。

いずれにしても、こうした梗塞を起こす動脈内腔の狭窄の多くは、弾性血管（第2章3・52頁参照）の動脈硬化症によるものです。

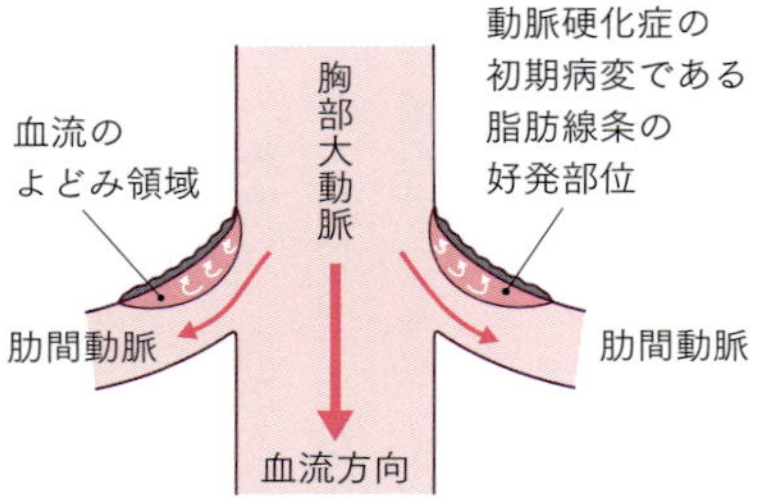

図 2-14　動脈硬化症の初発部位
（胸部大動脈～肋間動脈分岐部）

20歳過ぎには動脈硬化が始まっている

動脈硬化症とはその名のとおり、動脈の壁が硬くなる病気ですが、その初期変化は20歳過ぎにすでに現れています。成人ではほとんどの人に、胸腹部の大動脈の内膜に、脂肪滴をたくさん抱えた**泡沫細胞**（泡沫細胞の集まりを脂肪線条という）が観察されます。これが動脈硬化症の始まりです。

泡沫細胞は、胸部大動脈から肋間動脈が分岐する手前の壁などによく見られます（図2－14）。川の流れと同様、血液の流れがよどみやすいところです。ここが**脂肪線条**の好発部位でもあるのです。

また、大きな要因が、血液中を流れる悪玉コレステロール（low density lipoprotein：LDL：低比重リポタンパク質）が多く、善玉コレステロール（high density lipoprotein：HDL：高比重リポタンパク質）が少ない**脂質異常症**（内臓脂肪型肥満にしばしば合併する）にあることが解明されました。

食事で摂った脂肪分（コレステロール、中性脂肪、リン脂質など）は、血液中でアポタンパク質（血漿タンパクグロブリンの一種）と結合して、水溶性になって存在しています。タンパク質結合体は比重によって2つに分類されます。脂肪分（特にコレステロール）が多く比重の軽いものが**LDL**（悪玉）、脂肪と結合する余力を残したアポタンパク質の含量が多く比重

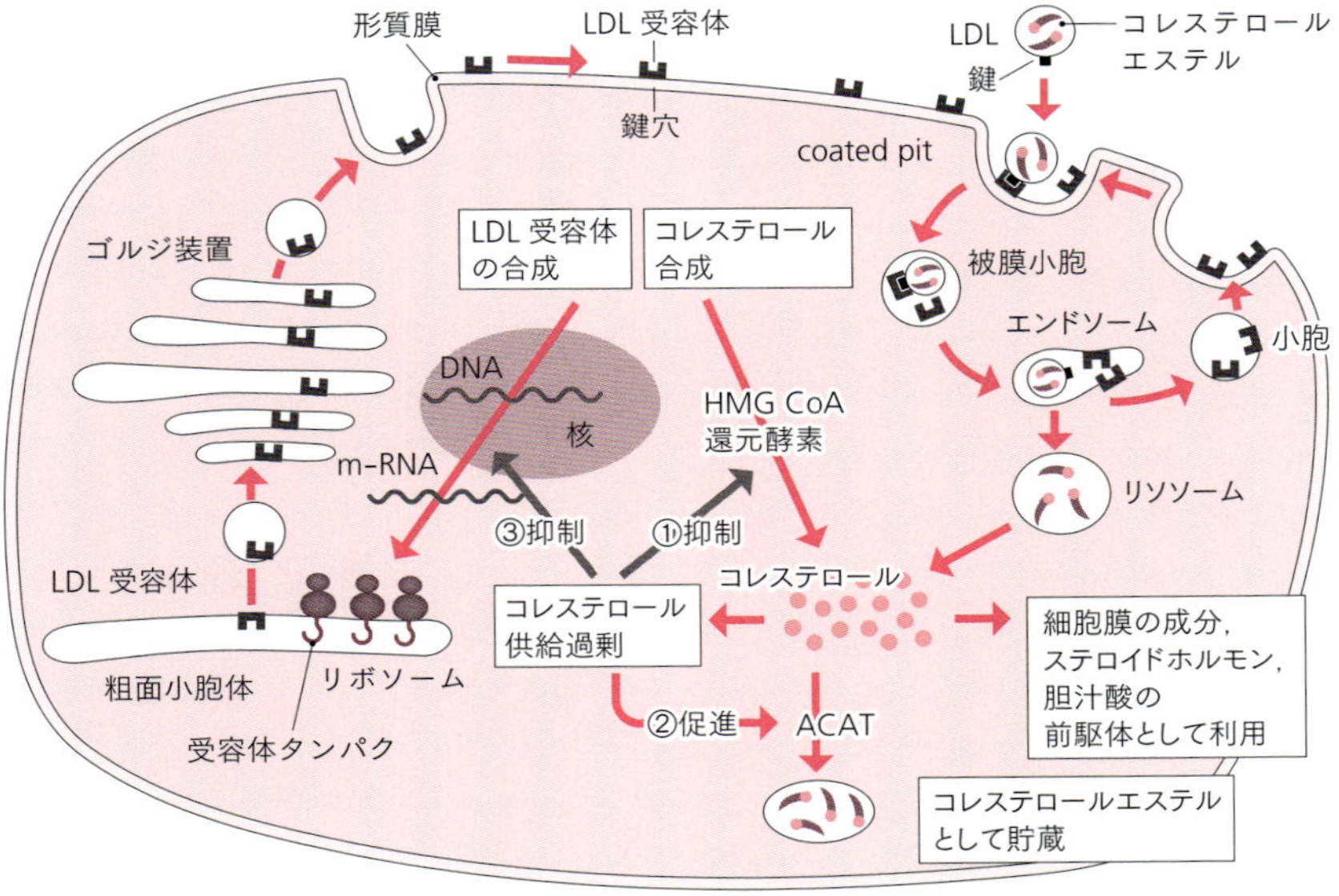

ACAT：acyl-coenzyme A cholesterol transferase

図 2-15　細胞内の LDL 代謝

の重いものが**ＨＤＬ**（善玉）です。

一方、ほとんどすべての細胞は脂質二重層の脂肪分からコレステロールを作り、エステル化して細胞内に貯留して利用しています（**図２－15**）。さらに、細胞内のコレステロール量を自ら検出して、それが少なくなると核内の遺伝子に働きかけ、外からＬＤＬを取り込むための受け皿（ＬＤＬ受容体）を作り、細胞外からＬＤＬを取り込むしくみをもっています。したがって、脂質二重層からコレステロールを作り出す律速酵素（ＨＭＧ ＣｏＡ還元酵素）が働けなくなれば、細胞はＬＤＬ受容体をたくさん作り、血液中からたくさんのＬＤＬを細胞内に取り込むようになり、その結果、血中のＬＤＬ濃度が低下することになるわけです。この律速酵素を阻害する薬が、脂質異常症の特効薬とされているスタチン製剤です。この薬の開発につながる研究をしたゴールドスタイン（J. L. Goldstein）とブラウン（M. S. Brown）は、１９８５年にノーベル生理学・医学賞を受賞しています。

日本人の体質はウサギに似ている？

ウサギ、ネズミ、イヌ、サルにコレステロールの多い飼料を食べさせて、動脈硬化症のはじまりを示す脂肪線条のでき方を観察した実験があります。この実験では、４週間目に、ウサギにだけ、大動脈壁にきわめて多数の泡沫細胞が見られました。ウサギは草食動物なので、ミルクなどを分解する酵素が少なく、無理に飲ませると下痢を起こします。同じように日本人でも、４人に１人くらいの割合で、冷たい牛乳を飲むと腹痛を起こし、下痢をする人がいます。これを**乳糖不耐症**といいます。

元来、農耕民族であった日本人には、野菜や穀物を中心とした和食（ウサギにとっての草食）に適応するあまり、いわゆる洋食に耐える遺伝子が退化した人がいると考えられます。たとえば、欧米人には、肥満体型の人が多い印象がありますが、必ずしも糖尿病の人が多いわけではありません。事実、欧米人は、アジア人に比べて、血糖調節ホルモンであるインスリンの分泌能力がきわめて高いことが知られています。

また、日本人には、遺伝的に脂質異常症になりやすい体質があることもわかっています。洋食を摂ると動脈硬化症になりやすい体質＝ウサギ体質ということです。日本人が「ウサギ民族」と言われるのは、そういうわけです。

5

歳をとると血圧が上がるのはなぜですか？そもそも高血圧はどうして体に悪いのですか？

キーワード
収縮期血圧／拡張期血圧／聴診法／ショック／オームの法則／白衣高血圧症／腎性高血圧／左室肥大／狭心症／代償作用

血圧の測り方

血圧を測定する時は、まず上腕にマンシェットという袋を巻き、その中に空気を入れて腕を圧迫し、そこを流れる上腕動脈を圧迫します。それから、マンシェットの空気をゆっくり抜きながら、動脈の下流に聴診器を当てます。音（コロトコフ音）が聞こえ始めた時の圧力が**収縮期血圧**（最高血圧）、聞こえなくなった時の圧力が**拡張期血圧**（最低血圧）です。この方法を**聴診法**といい、体の外から血圧を測るので、非観血的（「血を見ない」という意味）測定法ともよんでいます（**図2－16**）。腕に血液透析などのシャント（人工的短絡路）がある人などは、足の大腿動脈で測定することも可能です。

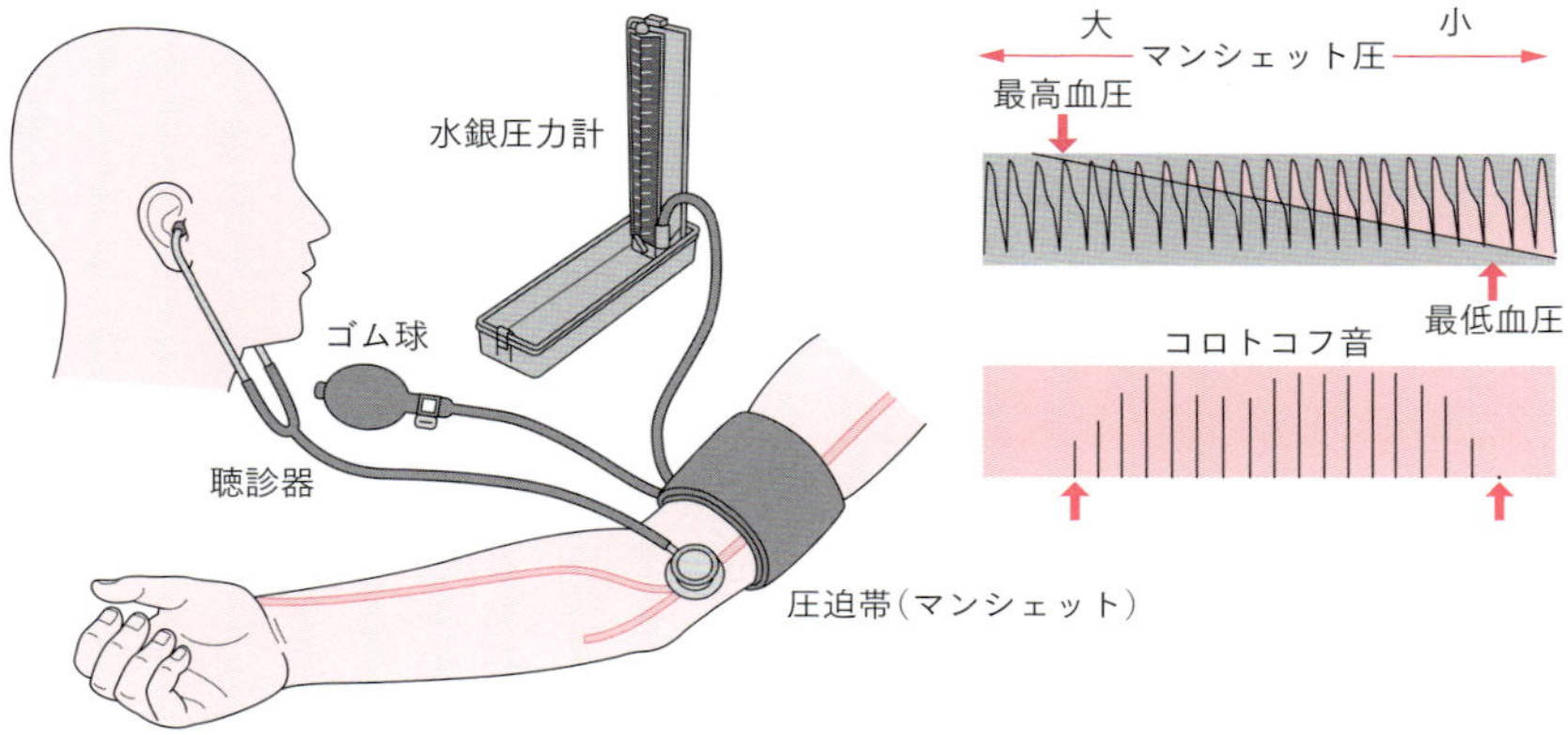

図 2-16　血圧の測定原理

一方、より精密な検査が必要な場合に、カテーテルという細い管を太い動脈に挿入して、血圧を測定することがあります。この方法を観血的（「出血を伴う」という意味）測定法といいます。

聴診法で測定した血圧は、観血的方法で測定した動脈圧波形の頂点の圧力が収縮期血圧に、最も低い点の圧力が拡張期血圧に対応しています。血圧は、血管壁を押す力を表し、循環の最終ゴールである毛細血管での物質交換を制御する因子の1つです。

加齢とともに血圧は上がる

血圧は、年齢と性別によって異なり、健康な成人では収縮期血圧が100〜120㎜Hg、拡張期血圧が60〜80㎜Hg。50歳以下の成人の場合、同年齢の男女で比べると女性のほうがやや低い傾向にあります。収縮期血圧が140㎜Hg以上、あるいは拡張期血圧が90㎜Hg以上を日常的に示すようなら、高血圧症です。なお、収縮期血圧が60㎜Hg以下の状態を**ショック**といい、意識障害、乏尿、顔面蒼白などの症状がみられ、放置すると死に至ります。

収縮期血圧、拡張期血圧ともに、40歳以降、年齢が高くなるほど上がる傾向にあり、60代、70代では140／90㎜Hgを超えるケースがしばしば観察されます。また、冬の寒い時や、仕事が忙しい時

MEMO

オームの法則

電磁気学の基本法則。直流の電流が流れている場合、電圧は、そこを流れる電流の大きさと抵抗の積として表される。

電圧（V）＝電流（A）×抵抗（Ω）
血圧（P）＝血流量（Q）×血管抵抗（R）

などには、血圧が上がりやすくなります（図2－17）。

収縮期血圧、拡張期血圧を決める因子から高血圧症の原因を探る

血圧は、**オームの法則**に従い、抵抗血管である内径25～300μm程度の細い動脈を流れる血流量（Q）と血管抵抗（R）の積で表現できます。血管抵抗は抵抗血管の内径rの4乗に反比例し、血液の粘性率（η：Ht値にほぼ比例）に比例するということは第2章3で述べたとおりです。したがって

収縮期血圧（SP：systolic blood pressure）
＝［**1回拍出量**（SV：stroke volume）－**弾性血管への血液貯留量**（Q_0）］
×**血管抵抗**（η / r^4）

拡張期血圧（DP：diastolic bood pressure）
＝**弾性血管への血液貯留量**（Q_0）×**血管抵抗**（η / r^4）

の式で近似的に表すことができます。

この式をもとに、血圧が上がったり下がったりする要因を考えてみましょう。

①交感神経が興奮すると？

抵抗血管の内径rは、交感神経の化学伝達物質ノルアドレナリンや、副腎髄質から分泌されるアドレナリンによって血管平滑筋が収縮すると、縮みます。それによって

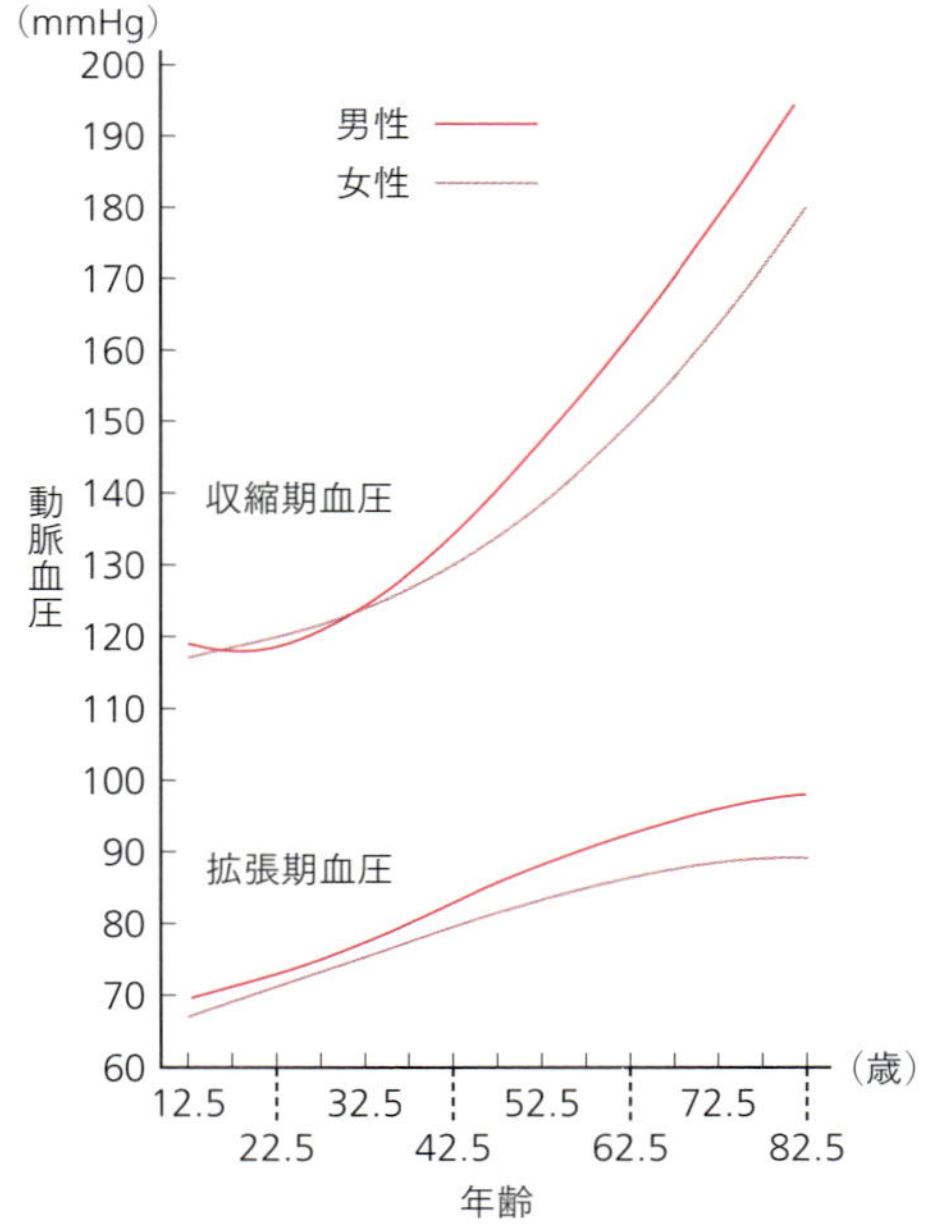

図 2-17　年齢による血圧の変化

[竹内　正，他(編)：循環－病態生理と診断・治療．文光堂，1980 より改変]

血管抵抗は上昇すると考えられますが、弾性血管における血液の貯留量はほとんど変化しません。ということは、交感神経に起因する高血圧は、拡張期血圧の方に目立った上昇がみられるだろうと推測できます。その理由は、心臓からの1回拍出量は血管抵抗に依存して変化する量であること、さらにノルアドレナリンとアドレナリンの総称であるカテコールアミンも1回拍出量に影響を及ぼす因子であるため、収縮期血圧が上昇するとは必ずしもいえないからです。なお、病院で血圧を測ると高い値を示す症状を、**白衣高血圧症**といいます。これは交感神経の興奮によって起こりますので、家庭で測定した拡張期血圧の値との差をみれば診断をしやすくなります。

②腎臓への血流が低下すると?

血中にレニンというホルモンが分泌され、血管平滑筋の収縮を強く引き起こすアンギオテンシンIIができます。**腎性高血圧**でも、白衣高血圧症と同様の理由で、拡張期血圧の上昇が特徴的にみられます。

③エストロゲンが分泌されると?

女性の卵巣から分泌されるエストロゲンというホルモンには、抵抗血管の収縮を抑える作用のほか、骨髄での赤血球の産生を抑えて血液中のHt値を下げ、血液の粘性抵抗を低下させる働きがあります。いずれも血管抵抗を低下させるように働くので、エストロゲンの分泌が活発な年代の女性は、一般に収縮期血圧も拡張期血圧も低い傾向にあります。

血圧が高くなるとどうして困るの?

高血圧が長く続くと、私たちの体はどうして困るのでしょうか?

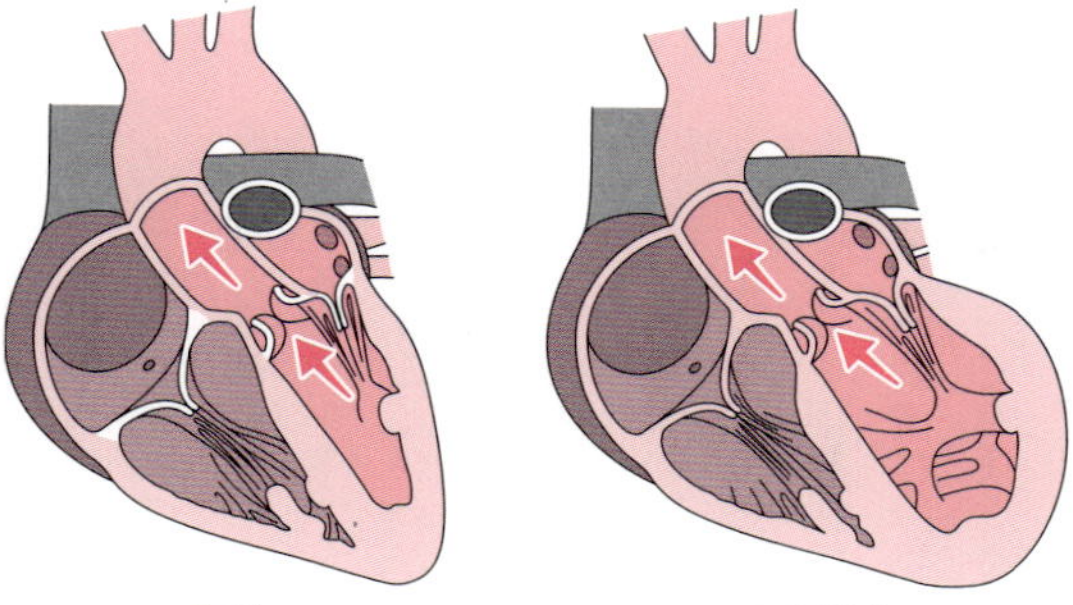

図 2-18　左室肥大の典型例

その理由は２つあります。

１つは、高血圧症によって血管抵抗が高くなっても、心臓は酸素や栄養を細胞に届けなければなりません。そのため、血管抵抗に負けない大きな力で血液を送り出そうとします。これが続くと、心臓の各細胞が大きくなり、心肥大となります。特に**左室肥大**（図２－18）という状態になりやすく、この状態が続くと、心筋細胞自体が必要とする酸素の量が増えます。しかし、心筋細胞へ酸素を供給している冠動脈の血流量は増えません。冠動脈への血流は、心臓の拡張期に流れるので、血圧が高くなっても血流量は増加しないのです。そのため、心筋細胞は酸素不足に陥ります。これが**狭心症**という病気です。心筋細胞は切られても痛みを感じないのですが、酸素不足になると「痛み」という警鐘を鳴らすようにできています。そのため、狭心症の人は、体を激しく動かした時などに心筋細胞が酸素不足に陥ると、胸部に鋭い痛みを感じるようになります。

もう１つの理由は、脳血管が出血しやすくなることです。脳血管の分岐部は、自動車教習所にあるクランクのようになっているため、長期にわたってその部分に拍動を伴う強い圧力が加わると、瘤のようになり（動脈瘤）、それが破れてくも膜下出血や脳出血を起こすのです。脳での出血は死につながることがあるので、そうなる前に高血圧症は治療しなければなりません。

高齢者の高血圧症は病気ではなく生体の代償作用かも？

先にも述べたように、70～80歳の高齢になると、ほとんどの人が収縮期血圧で130～150㎜Hg、拡張期血圧は80～100㎜Hgぐらいになってきます。高血圧症の診断基準にあてはめると、「病気」といえるレベルです。

なぜ高齢になると血圧が上昇するのでしょうか？　血圧上昇の原因を探るうちに、前記のノルアドレナリンやアンギオテンシンⅡは、血管平滑筋を収縮させると同時に、その細胞数を増加（増殖）させることがわかりました。その結果、抵抗血管の内径は非可逆的に細くなり、収縮期・拡張期いずれの血圧も上昇するのです。

この現象は「病気」でしょうか？

生理学の視点からみると、高齢者の血圧上昇は、脳細胞の死滅によって、細胞へ酸素を拡散させる距離や、栄養物の運搬距離が延長したことによる生体の代償作用のように思えます。すなわち、毛細血管や細静脈での物質交換を高めるために起こるのではないかと考えられるのです。実際に、こうした高齢者に降圧剤を投与したり、塩分摂取量を抑制したりすると、意欲が低下し、時には寝たきりになってしまうケースもあります。私は生理学者として、高齢者の軽度の血圧上昇は、病気ではなく、体に必要な**代償作用**と考えています。

この現象はまた、生体機能を調節しているシーソーに「遊びはあっても無駄はない」ということを端的に示しているように思うのです（図1-1・2頁参照）。

体液循環

6 会社帰りに買った靴を翌朝履いたらぶかぶかでした。なぜですか？

キーワード　浮腫／リンパ系／スターリングの仮説／濾過／再吸収／乳び槽／筋ポンプ作用／リンパ呼吸

むくみは細胞と細胞の間に水分が溜まった状態

長い時間立ったまま、あるいは座ったままで仕事をしていると、足がむくんで靴下のゴムが食い込んだり、靴がきつくなったりします。ところが、十分な睡眠をとれば、翌朝には自然に治っています。むくみのことを医学では「**浮腫**」といいます。浮腫を厳密に定義すると、細胞を取り囲む組織間隙（内部環境ともいう）に余分な水分が溜まっている状態です（**図2－19**）。もちろん生体には余分な水分を取り除く代償機能が備わっています。この代償機能を担っているのが**リンパ系**という、血管とは異なる脈管系です。細胞への栄養物は、血漿に溶け込んで、毛細血管の内腔を覆っている内皮細胞の隙間から提供されます（**図2－19**）。細胞がその栄養物を消費した結果、細胞から代謝水が分泌されます。その中には代謝産物や老廃物（生体にとって不要な物質）が溶けています。これらの水分もまた、毛細血

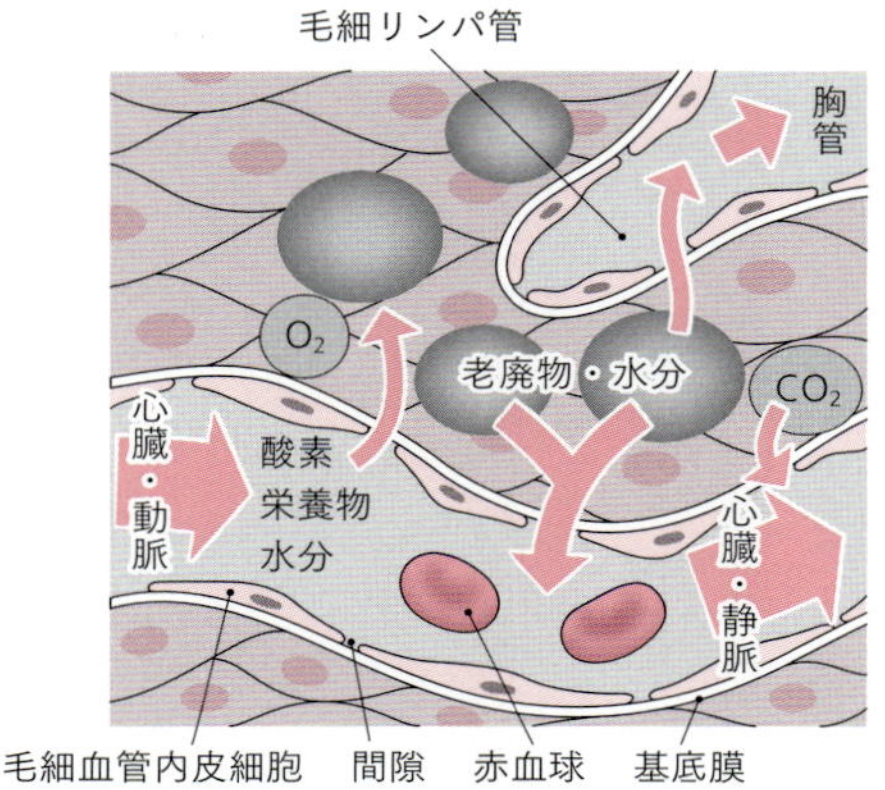

図 2-19　毛細血管・毛細リンパ管を移動する水分

管を通って血液に戻ります。血液が毛細血管を流れる速度はとても速く（血液は心臓を出て、それぞれの臓器の毛細血管を通って、心臓に血液が戻る循環時間は約40秒。運動や入浴により血行が促進されると、最速20秒くらいに短縮する）、ほとんどの代謝水や老廃物は短時間のうちに血液に戻り、大部分が尿などになって排泄されています。

リンパ系の物質移動はスターリングの仮説で説明できる

毛細血管の壁を通して水分や水に溶ける物質が移動するメカニズムを明らかにしたのが、スターリング（E. H. Starling）博士です。彼は19世紀末に、毛細血管内外の静水圧差と、主にアルブミン濃度で決まる膠質浸透圧差が、毛細血管内外の物質移動に関係していることを、カエルの水かきを用いて証明しました。これを「**スターリングの仮説**」といいます。この仮説に従えば、水分移動量（F）が正の場合は、毛細血管内から組織間隙へ水分が移動します（濾過）。逆に、Fが負になると、水分は組織間隙から毛細血管内に移動します（再吸収）。毛細血管内圧が高い細動脈側で**濾過**が起こり、血管内圧の低い細静脈側では**再吸収**が起こります（図2－20）。

濾過と再吸収の差し引き分が毛細リンパ管に入り、リンパ液となっ

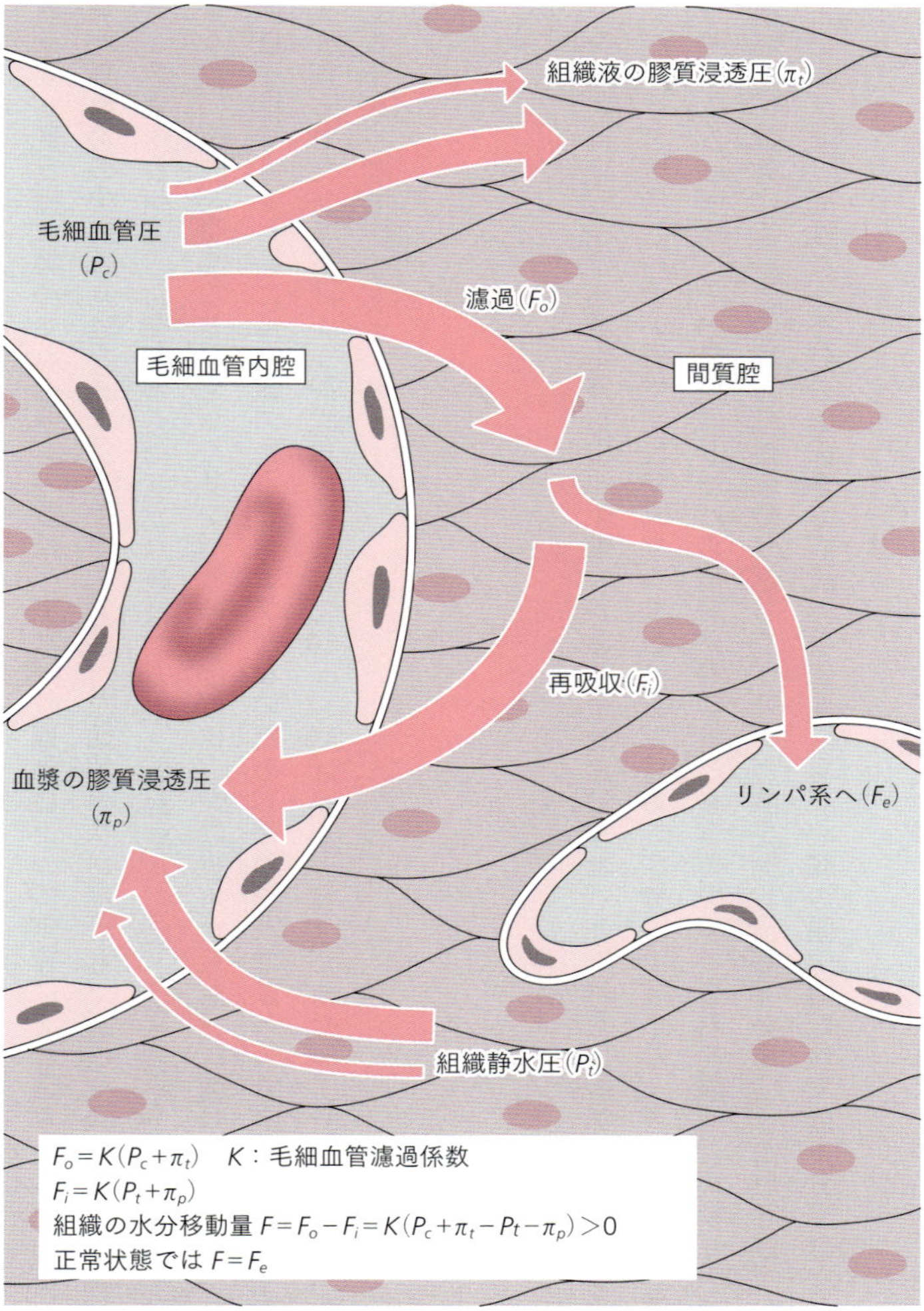

図 2-20　濾過 – 再吸収の駆動力（スターリングの仮説）

て回収されていきます。

リンパ系は、腹部で足と腸管からのリンパが合流し、横隔膜下部にある乳び槽というプールに集められます。**乳び槽**に集められたリンパ液は、主に呼吸運動によって胸管に流れ込み、最終的には左静脈角から血流の中に入り込みます。左手や左顔面、左頸部のリンパ管も、同じ左静脈角に合流します。一方、右手や右顔面、右頸部からのリンパ管は、右側の右静脈角に流れ込みます。図2－21からわかるように、下肢・腹部などで生じたリンパ液の大部分は、左静脈角から血流に流れ込みます。

四肢や顔のリンパ系には心臓のようなポンプがないため、その流れはきわめてゆっくりしており、足先で作られたリンパ液が左静脈角に戻るまで10～12時間かかります。また、1日に左静脈角に戻ってくるリンパ液は約２～４Ｌです。

むくみはもっぱら足に生じやすい

リンパ系には、リンパ液を押し出す駆動力がありません。また、リンパ管は静脈と同じように壁が薄くペタッと変形しやすい管で、長時間立っていると、重力の影響で下肢のリンパ管にリンパ液が溜まりやすくなります。その結果、リンパの流れが滞ってしまうのです。これを防ぐために、下肢では骨格筋が、運動によって収縮と弛緩を繰り返して、リンパ液を押し流しています。これを**筋ポンプ作用**といいます。同様に、下肢の静脈から心臓へ戻る血液も、心臓の吸引力だけでは十分ではないので、下肢の筋ポンプ作用に助けてもらっています。

長時間立ったまま、あるいは座ったままでいると、筋ポンプ作用があまり機能しません。そのため、下肢の静脈血の戻りが悪くなり、毛細血管の水分吸収量も減り、下肢リンパ管からのリンパ液を回収

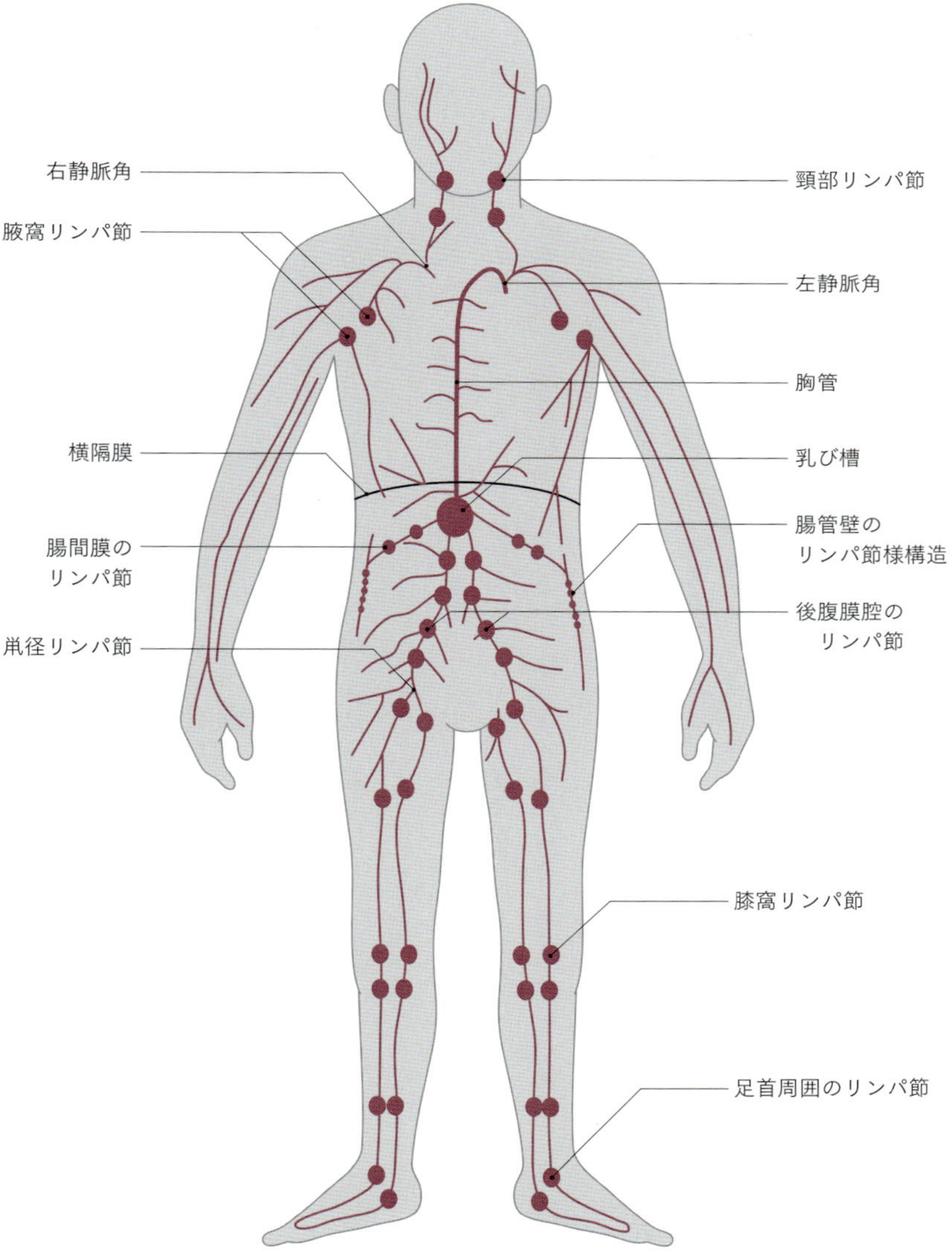

図 2-21　全身リンパ系の模式図

する代償機能も低下するため、水分が組織間隙に余分に溜まります。そのため浮腫が生じるのです。医学的には、脛《すね》(弁慶の泣きどころ)の皮膚を親指で強く押してみて、指の痕がなかなか消えない状態を、浮腫と判断します。靴下のゴム痕が残ったり、靴をきつく感じるのはそのためです。

お酒を飲みすぎると顔がむくむのはなぜ?

リンパ液のゴールとなるのは、鎖骨下静脈と胸管が合流する左の鎖骨の下にある静脈角です。静脈角が位置する左鎖骨部より上にある顔や頸のリンパ液は、重力によって流れるため、通常むくみは生じません。

では、お酒を飲んだ翌朝に顔がむくんでしまうのではなぜでしょうか。お酒=水分の摂り過ぎなのでしょうか。その逆です。アルコールは抗利尿ホルモンの働きを抑制するため、トイレが近くなります。そして、必要以上に水分を排出してしまい、体は水分不足に陥ります。そこで体は、各部位の組織間隙で水分を蓄えようとします。

また、アルコールには血管を拡張させる作用があります。血管が拡張する、すなわち細い動脈(細動脈)の壁が拡がると、多くの血液が毛細血管内に流れ込み、水分が毛細血管から組織間隙に流れ出しやすくなります。それで顔が赤くなって、むくんでしまうのです。

解決法は、第1に酒量を減らすこと。第2に、血液中のアルコール濃度を薄めるために水分を摂取すること。第3に、枕を高くし、腹式呼吸ができる仰向けの状態で睡眠を十分にとること。第4に、マッサージをすることです。朝起きて水分を補給し、目の周りや小鼻、頬など顔のやわらかい部分を、上から左の鎖骨部に向かってゆっくり押し流すようにマッサージします。

十分な睡眠とリンパ呼吸でリンパ液を流す

下肢のリンパをうまく流すには、
①下肢のリンパ液を腹部の乳び槽に流し込むこと
②乳び槽のリンパ液を左静脈角に流し込むこと
が必要です。このうち①を効果的に行うためには、完全にフルフラットの状態か、足先を少し上げた状態で横になること、それから最低でも6～8時間の睡眠をとることが重要です。リンパの流れはきわめて遅いので、このぐらいの睡眠時間が必要なのです。

②に有効なのが、**リンパ呼吸**（図2－22）です。仰向けで横になった状態で下腹部に手を置いて腹圧をかけ、ゆっくりと息を吐き出す深呼吸（腹式呼吸）を行います。食事で摂取した脂肪分や、脂肪と結合した物質はすべて腹部のリンパ液に流れ込み、乳び槽に溜められます。したがって、乳び槽をリンパ呼吸で圧迫して下肢や腹部のリンパ液を胸管に流すのは、食後2～3時間が最も有効です。

ヒトは深い眠りにある時、自然に腹式呼吸になり、リンパ呼吸を行っています。ヒトの生理機能は実によくできているのです。

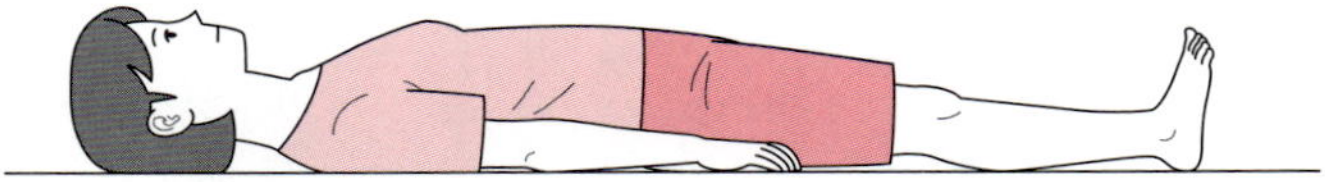

❶ 仰向けになる（枕は使わないか、低いものにする）

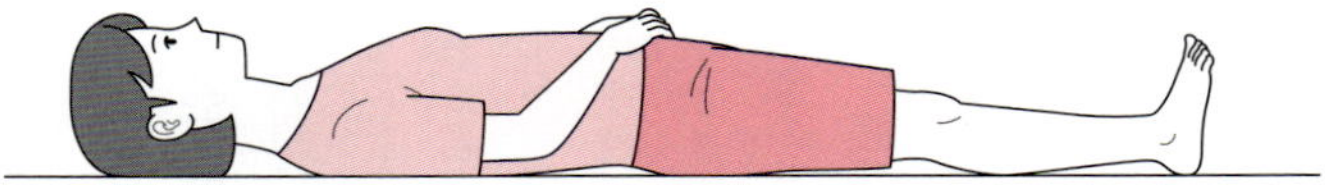

❷ へその下方に両手を重ねて置く

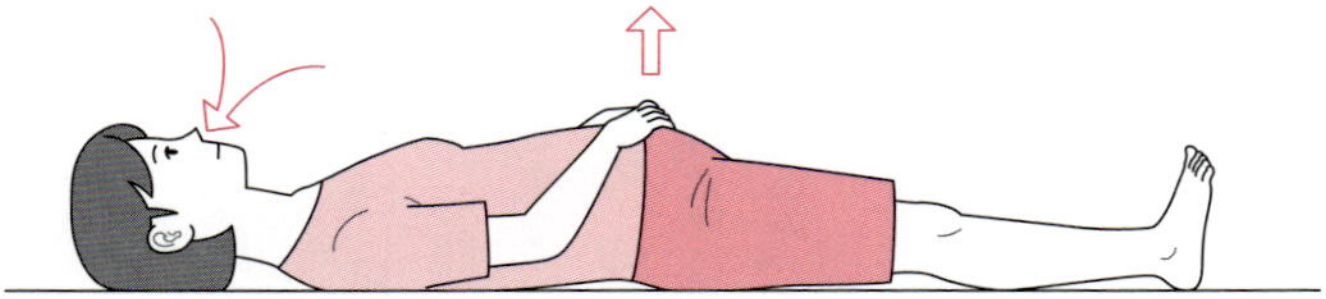

❸ ゆっくり深く鼻から息を吸いながら、おなかをふくらませる
（へその下方に当てた手でふくらむのを確認するとよい）

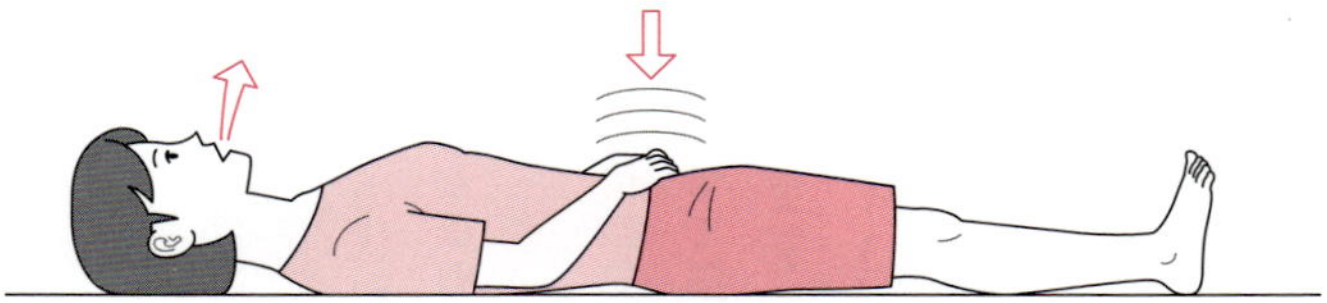

❹ いっぱいに吸ったあと、ゆっくり口から息を吐きながら、おなかをへこませる（へその下方に当てた手でへこむのを手助けするとよい）

❺ ③と④を交互に 1 分間に 2～3 回、これを 30 分ほど続ける
30 分行えない場合は 10～20 分でもよい

図 2-22　リンパ呼吸のやり方

循環　免疫

7

赤ちゃんは母乳しか飲まずに一日中横になっているのに元気なのはどうして？

キーワード　長鎖脂肪酸／腸管免疫／ゲル成分／アルブミン／リンパ球

生後６か月くらいまでの赤ちゃんを観察してみましょう

生後５～６か月までの赤ちゃんは、ほとんど病気らしい病気をしません。その理由は、細菌やウイルス（抗原）を攻撃する物質（抗体）を、胎盤を通してお母さんからもらって生まれてきており（図２－23）、その抗体がなくなるまでの期間が約半年であるからだと考えられてきました。そのため、梅毒や突発性発疹など、抗体が胎盤を通過できない病気は、新生児でも罹患する可能性があります。

ところが最近、もう１つ大切な生体防御機構を、赤ちゃん自身がもっていると考えられるようになってきました。その秘密は、

①赤ちゃんはぽっちゃりとしている
②母乳かミルクなどの水分しか摂取していない
③ほとんど１日中、仰向けの姿勢で寝て過ごす

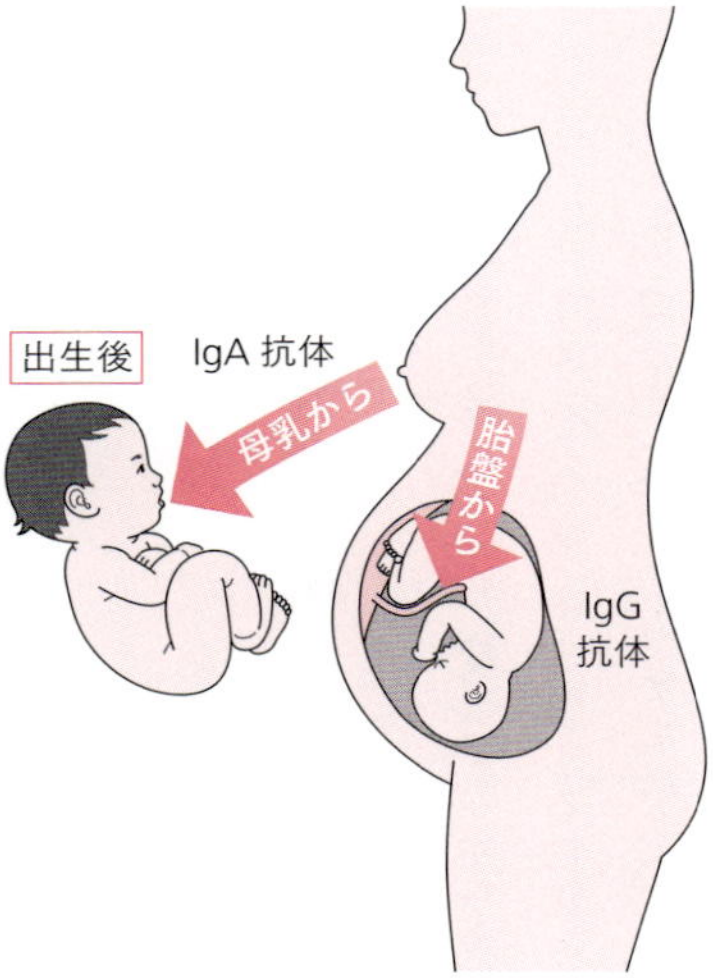

図 2-23　母子免疫

④いつもお腹をふくらませて腹式呼吸をしているということにあるようです。

母乳を吸収する小腸のしくみ

母乳やミルクに含まれる脂肪分は、炭素の数が12以上ある**長鎖脂肪酸**が多く、小腸上部の空腸で吸収され、リンパ管を通って、乳び槽に集められます。

また、お母さんの乳首から母乳を飲む際に、お母さんの皮膚に付いている細菌なども一緒に飲み込みます。最近の研究では、母乳で育った赤ちゃんは、お母さんと同じ種類の腸内細菌をもっていることがわかってきました。

小腸の壁には、食べた物を吸収する粘膜があります（第2章11参照）。その中はリンパ系がよく発達していて、起始部は中心乳び管という小さな管になっています（**図2-24**）。さらに粘膜の下にはリンパ球がたくさん集まった塊があり、長鎖脂肪酸と結合して、小腸のリンパ系に吸収されます。粘膜下のリンパ球の中には、体の抵抗力（自然免疫）を維持するのに役立つ自然リンパ球（innate lymphoid cell 3：ILC3）がたくさん分布しており、こうしたしくみを**腸管免疫**といいます。さ

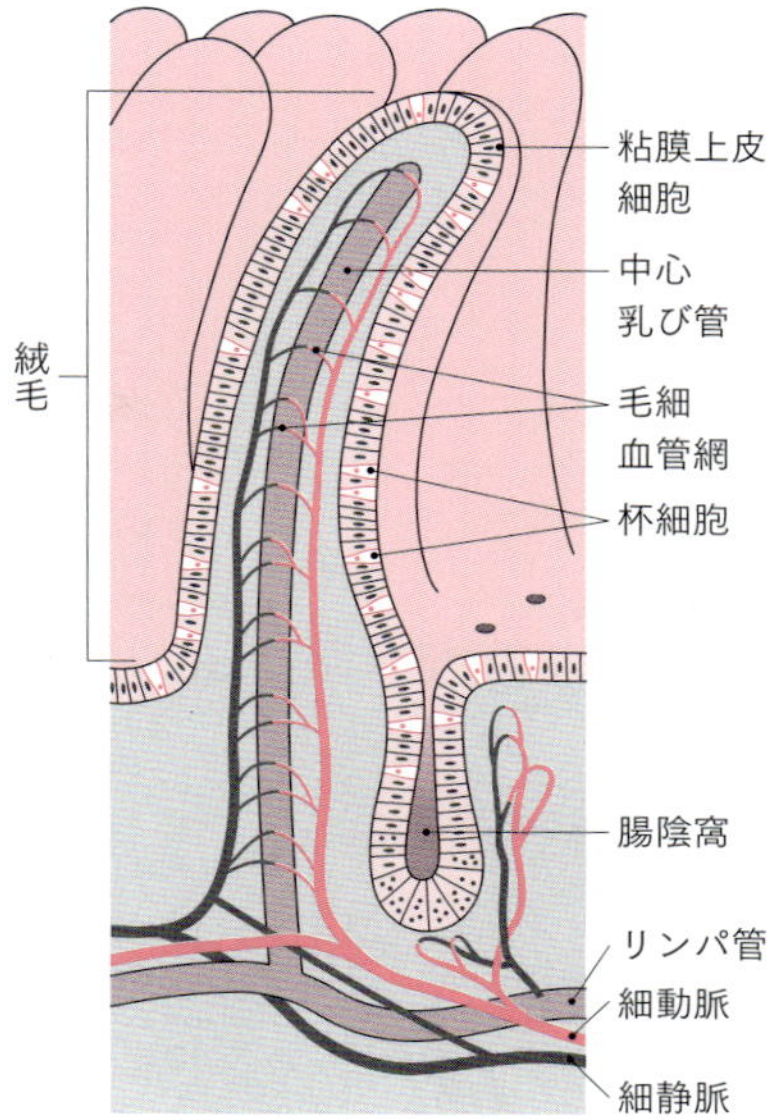

図 2-24　小腸の絨毛構造

らに、体全体のリンパ球の約８割が、腸管の粘膜下組織や腹部リンパ節に存在しているのです。

つまり、長鎖脂肪酸を摂取すると、腸管の壁にいる特異的リンパ球を含むリンパ液が、乳び槽にたくさん集まることになります。

赤ちゃんはリンパ系の機能を最大限に引き出している

このように母乳やミルクを飲んでいる赤ちゃんは、常に乳び槽が満タンです。そして、いつも上を向いて横になっているので、下肢のリンパ液もたくさん乳び槽に流れ込んできます。さらに睡眠時間が長く、その間ずっと腹式呼吸（リンパ呼吸）をしているわけですから、自然免疫機能を担う特異的リンパ球も豊富に供給されていることでしょう。

つまり、リンパ系の機能をフル活用しているのが、生後５～６か月までの赤ちゃんなのです。これこそ私たちが赤ちゃんから学ぶべき生活習慣かもしれません。

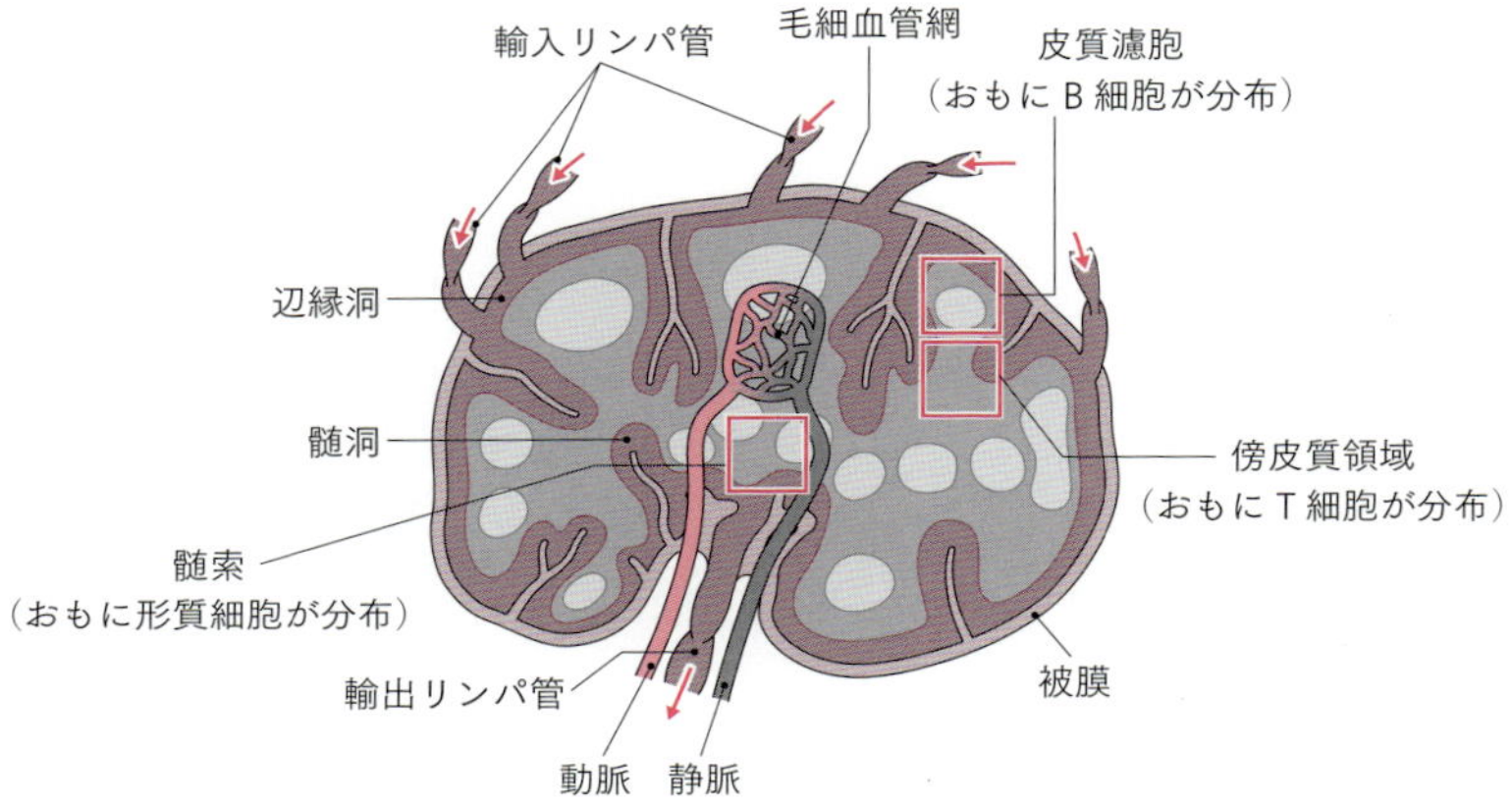

図 2-25　正常なリンパ節の構造

赤ちゃんの「ぽっちゃり」は「むくみ」ではない

健康な赤ちゃんがぽっちゃりしているのは、組織間隙に水分をたっぷり蓄えているからです。組織間隙には、硬い針金のような膠原線維が網の目のように張り巡らされていて、皮膚が伸び過ぎないようにしています。この網目の間には、**ゲル成分**が含まれています。ゲル成分は、たくさんの水分を取り込んで、指で押す程度の圧力で水分を排出するスポンジのような性質をしています。ゲル成分の内部には、周囲の水分を吸引する**アルブミン**が含まれています。赤ちゃんは、このゲル成分に水分をできるかぎり取り込んで、皮膚に弾力性があるので、ぽっちゃりとしているのです。

では、ぽっちゃりとしているのは何のためでしょうか。

1つには、「自分の意思で水分を摂ることができないから」です。母乳やミルクが数時間飲めなくても、体の中に蓄えた水分があるから大丈夫というわけです。

赤ちゃんは、体の水分が減るとすぐに、水分をリンパ系から血管系に移動させ、体の水分量のバランスを保っています。赤ちゃんが蓄えている水分は、代謝水ばかりではないので、ぽっちゃりしていてもむくんではいません。

リンパ球がリンパ節に留まっているのはなぜか？

リンパ系にはリンパ節があり、体を外敵から守る防御機構（おもにリンパ球とマクロファージ）を貯蔵しています（図2-25）。

リンパ系は、血管系より酸素濃度が低い環境にあります。リンパ球には低酸素の方が住みやすいようなのです。リンパ節で休憩しているリンパ球は、リンパ液のアルブミン濃度が高いほど、リンパ節からリンパ管へと流れ出し、血液中にパトロールに出ていきます。つまり、流れているリンパ液が多いほど、血管―リンパ管系をパトロールするリンパ球の数が増え、免疫機能が高くなります。リンパ節に留まっているリンパ球は、ただ無為に休んでいるわけではないのです。

運動機能　呼吸

8

ヨガが武道の1つと言われているのはなぜ？

キーワード 最大吸気量／最大呼気量／延髄／呼吸中枢／錐体路

ヨガは生理学に基づいた防御法

ヨガは、もともとインドの武道の1つです。ヨガのポーズというと、座禅とよく似た姿勢で背筋をぴしっと伸ばしてゆっくり呼吸し、瞑想しているように見えます。それにもかかわらず武道の1つであるというのは、できるだけゆっくり長く息を吐き出し、瞬時に息を吸い込む呼吸法に理由があるようです。

では、深くゆっくりと呼吸をしてみましょう。両手を外に開き、顔を上の方に向けてできるだけ胸を広げ、鼻から息を吸い込み、同時にお腹をゆっくりふくらませてみてください。こうすると、「肺」という風船が最大にふくらみます（図2－26）。この時に吸い込まれた空気の量を、**最大吸気量**といいます（図2－27）。吸気時には、肋骨をつなぐ外肋間筋が胸骨を引き上げ、横隔膜を収縮させて引き下げています（図2－26）。反対に呼気時には、肺の中にある空気をできるかぎり外に出すために、頭を

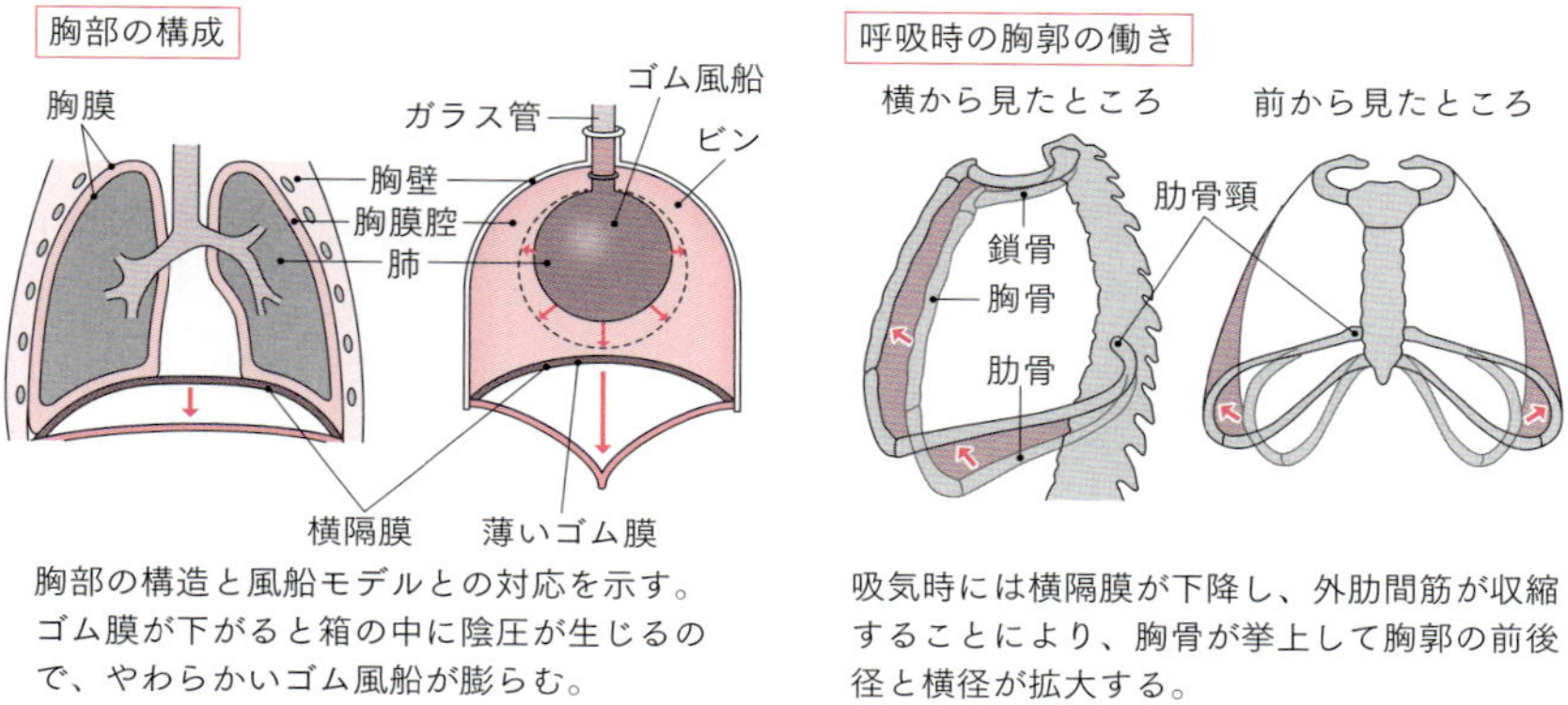

胸部の構造と風船モデルとの対応を示す。ゴム膜が下がると箱の中に陰圧が生じるので、やわらかいゴム風船が膨らむ。

吸気時には横隔膜が下降し、外肋間筋が収縮することにより、胸骨が挙上して胸郭の前後径と横径が拡大する。

図 2-26　胸部の構成と呼吸時の胸郭の働き

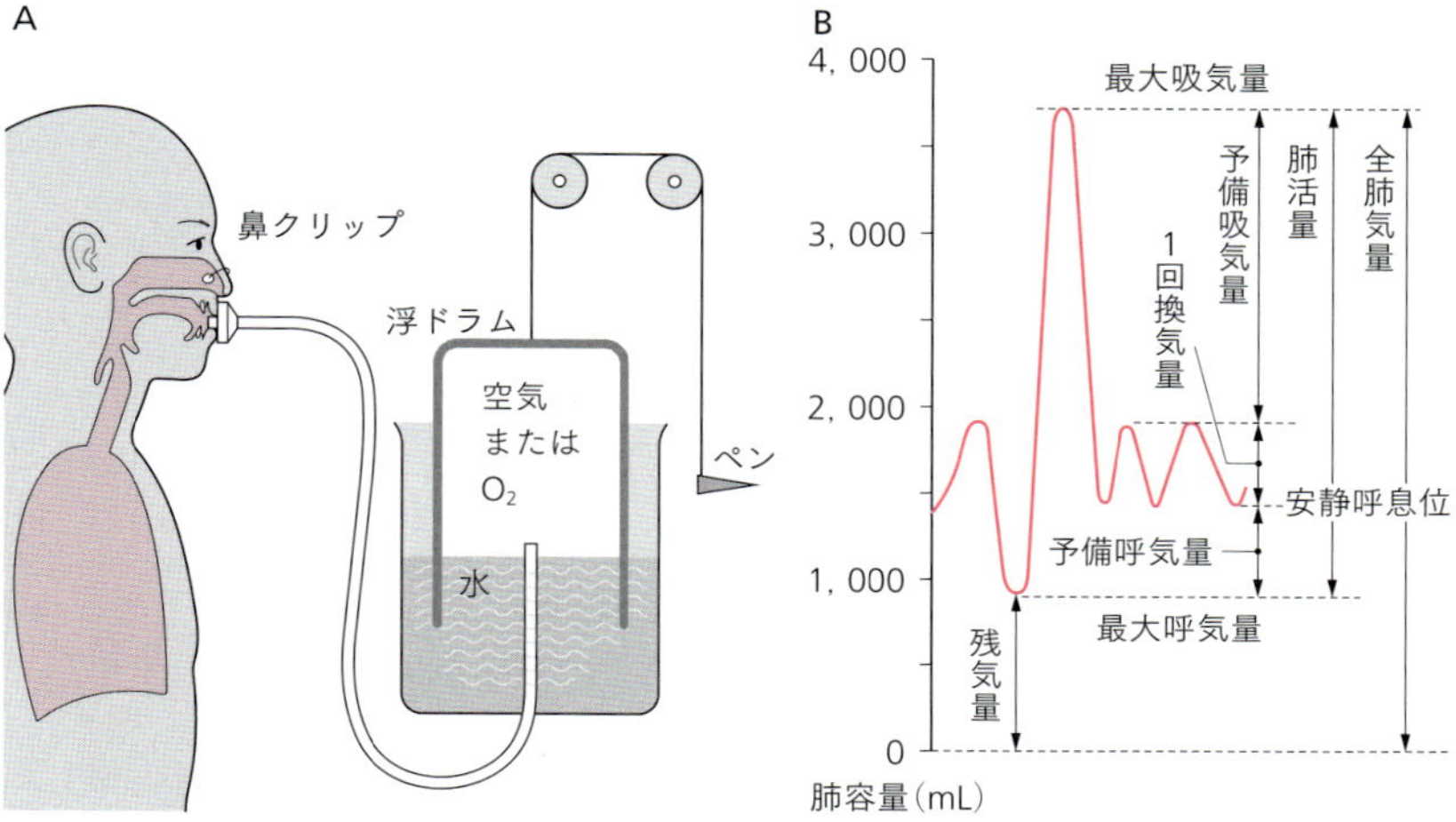

図 2-27　肺容量計（スパイロメータ）（A）と肺容量曲線（B）

下げ、両手を胸につけて内側に押し込み、お腹をできるだけ縮めます。この時に吐き出した空気の量を、**最大呼気量**といいます（図2－27）。この一連の運動を制御しているのが、脳幹最下部の**延髄**にある**呼吸中枢**です。

その昔、「必殺仕事人」という時代劇で、仕事人が悪者を一撃で殺すために首の後ろにかんざしなどの尖ったものを突き刺していた部位、それがこの延髄です。しかし実際に、人の延髄にかんざしを突き刺すのは簡単ではありません。延髄の外側には、人体で最も丈夫な項靱帯があり、延髄を守っているからです。江戸時代に、切腹を命じられた人の苦しみを少なくするため、介錯人が行っていた介錯が、まさにこの延髄の切断です。非常に難しい技であるため、介錯人を命じられるのは必ず刀の名人と決まっていました。

随意運動は息を吐く時に力が出る

延髄は、呼吸をコントロールすると同時に、大脳からの命令を全身の骨格筋に伝えて、自分の意思で体を動かす（随意運動）神経群の通路（錐体路）でもあります（図2－28）。したがって、呼吸中枢の働きは**錐体路**に影響を及ぼし、すなわち随意運動にも影響を及ぼします。息を吸うという活動は、生命維持に最も大切なものなので、この活動をしている間は、脳から錐体路を通って骨格筋に情報を伝える神経活動が抑制されます。そのため、吸気時に最大限の力で運動しようとしてもうまくいきません。反対に、息を吐き出している時には、この抑制はありません。随意運動は、呼気時に最大限の力が出せるのです。ためしに、息を吸う時と吐く時に、手を強く握って比べてみてください。息を吐く時のほうが強い力が出るのを実感できるでしょう。

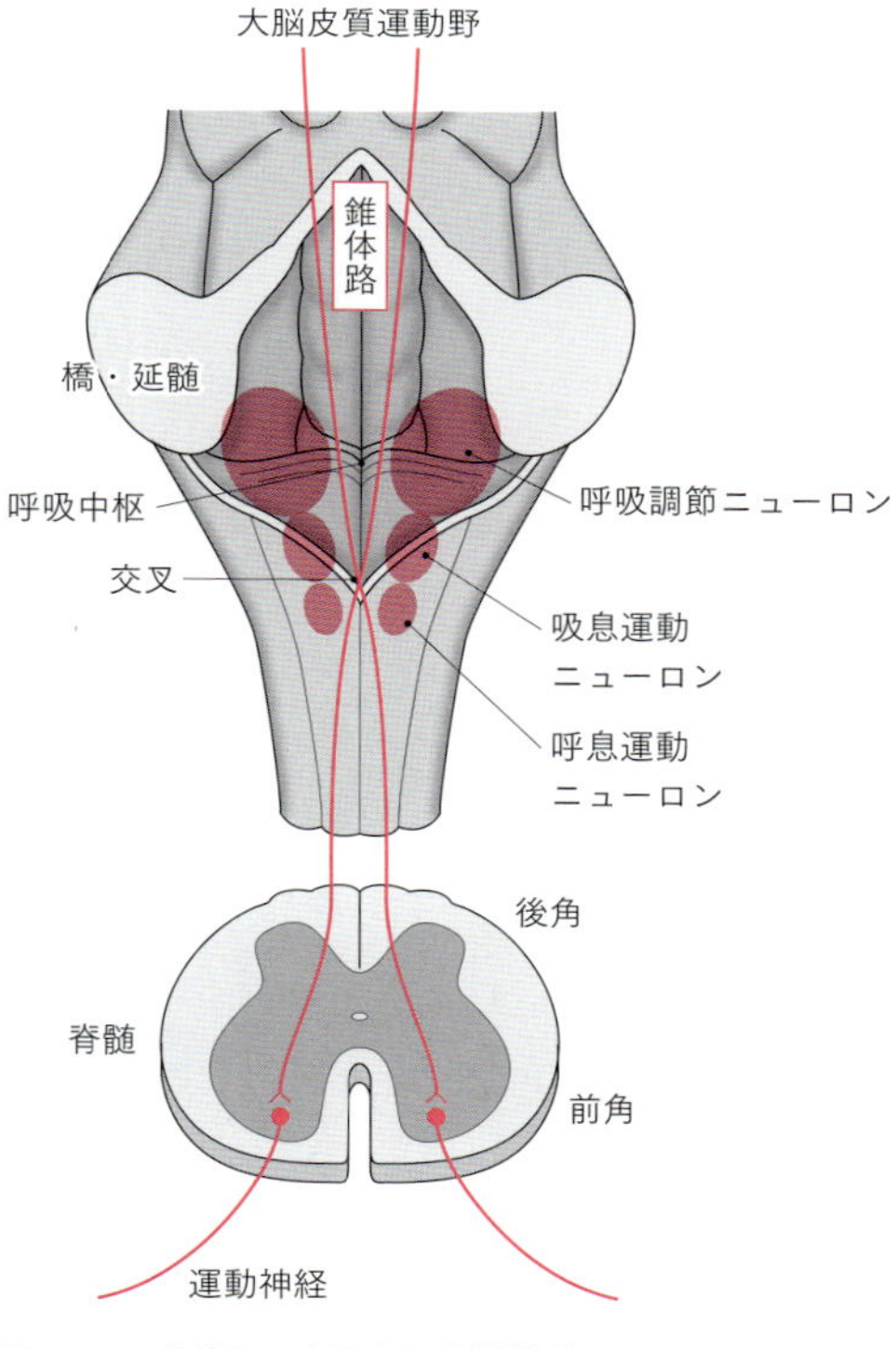

図 2-28　延髄の呼吸中枢と錐体路

ヨガで、呼気をできるだけ長く、吸気を短く行うのは、最大の力で攻撃を防御する訓練なのです。

ボールを打つ時は「1、2、3」と声を出そう

この生理現象は、スポーツにも応用できます。たとえばテニス。「1、2、3」と声を出してボールを打ってみてください。ボールと体の距離とタイミングさえ合えば、強いボールを相手のコートに返すことができるようになるはずです。スポーツ医学でプロのテニス選手の呼吸リズムとボールを打つタイミングを調べたところ、ほとんどの選手が息を吐く時（呼気時）にボールを打っていることがわかりました。声を出す時＝息を吐く時です。テニスの初心者に「1、2、3」のタイミングでボールを打つようにと教えるのは、まさに生理学的根拠に基づいた指導方法なのです。

同じように野球でも、「1、2、3」のタイミングでボールを打つと、けっこういい当たりが出ます。プロ野球をみていると、ピッチャーはさまざまな変化球を使って、バッターのこのタイミングをずらそうとしていることがわかります。

呼吸中枢である延髄の働きと錐体路の関係を知っていると、日常生活のさまざまな場面で役に立てることができそうですね。

呼吸法を応用すれば電車の急な揺れにも動じない

電車で通学・通勤している人なら経験があると思いますが、電車が駅に到着する前後は、線路の切り換え部分で車体が大きく揺れます。また、急ブレーキの際には、体が大きく揺れて倒れそうになる

こともあります。この時、先に述べた呼吸法を応用すれば、体の揺れを抑えることができます。線路の切り換え箇所が近づいてきたら、ゆっくり息を吐き出して、両足を少し開き、力を入れてください。そうすると、列車が多少揺れても、体を十分に支えることができるはずです。同じところで、今度は息を吸いながら体の揺れを確かめてみると、揺れ方の違いを実感できるでしょう。ただし、実験する時は、本当に倒れないように気をつけてくださいね。

ストレッチ運動でも、体を伸ばしたところでゆっくり息を吐き出すと、さらにもう少し伸びます。ストレッチ運動の効果を高めるにも、呼吸法がポイントなのです。自分の体で試してみましょう。

呼吸　酸塩基平衡　自律機能

9
コンサート会場で大勢のファンが意識を失って倒れたのはなぜ？

キーワード　交感神経／脳内麻薬／過換気状態／呼吸性アルカローシス／炭酸ガス分圧

興奮はストレスである

１９６６年、イギリスのザ・ビートルズが初来日し、日本武道館でコンサートが開催されました。その時、詰めかけたファンが興奮して、何十人もの人が意識を失って倒れたことがニュースになりました。

精神的興奮状態が1時間ぐらい続くと、健康な人でも失神発作を起こします。精神的興奮とは、言い換えれば精神的ストレスなのです。それが私たちの体に加わると、〝闘争か逃走か〟(fight or flight）の交感神経が全開の状態になります。

交感神経は、絶えず興奮を繰り返して体の働きを整え続け、「緊張性の神経支配」を行っており、通常の興奮頻度は1秒間に0・5〜2回くらいです。しかし精神的興奮が極限状態に近づくと、1秒間に20回もの頻度で作動します（図1－2・4頁参照）。すると、心臓が激しく高鳴り、呼吸は深くなり、回数が増えます。こうした状態が長く続くと、体は激しい疲労感を覚えます。

体の働きはシーソーのバランスをとるように動きますので、脳内にβ－エンドルフィンという麻薬様物質を放出し、この興奮を抑えようとするのです。この**脳内麻薬**が出ると、気分爽快になり、恍惚感を味わうことができます。たとえば、長距離ランナーが経験する「ランナーズハイ」という状態は、脳内麻薬の放出によって起こる現象です。

息が深く早くなると血液がアルカリ性に傾く

私たちが1回の呼吸時に吸い込む空気量（1回換気量）は、だいたい500mLで、そのうち150mLほどが鼻や気道に存在し（死腔：ガス交換を行わない部分）、実際に肺胞と肺の毛細血管でガス交換に関わっているのは350mLほどです（図2－29）。息が深くなるということは、ガス交換が増加するということです。また、呼吸回数は通常1分間に12～16回ほどですが、交感神経が緊張してくると増加します。

換気量と呼吸回数がどちらも増加した状態を**過換気状態**といいます。交感神経が長く興奮すると、この過換気状態が起こるわけです。コンサートで意識を失って倒れた人々は、過換気状態にあったと考えられます。過換気状態になると、酸素の吸入量は増えますが、細胞に酸素を運ぶ赤血球の数は限られているので、細胞により多くの酸素が運ばれたために意識が消失したとは考えられません。

では、どうして意識を失ったのでしょう？　過換気状態になると、肺からの炭酸ガスの排泄量も増えます。排泄される炭酸ガスの1つが血液中に溶けている水素イオン［H^+］です。したがって、炭酸ガス排泄量が長時間にわたって増加すれば、血液中のH^+濃度が低下し、血液がアルカリ性に傾き

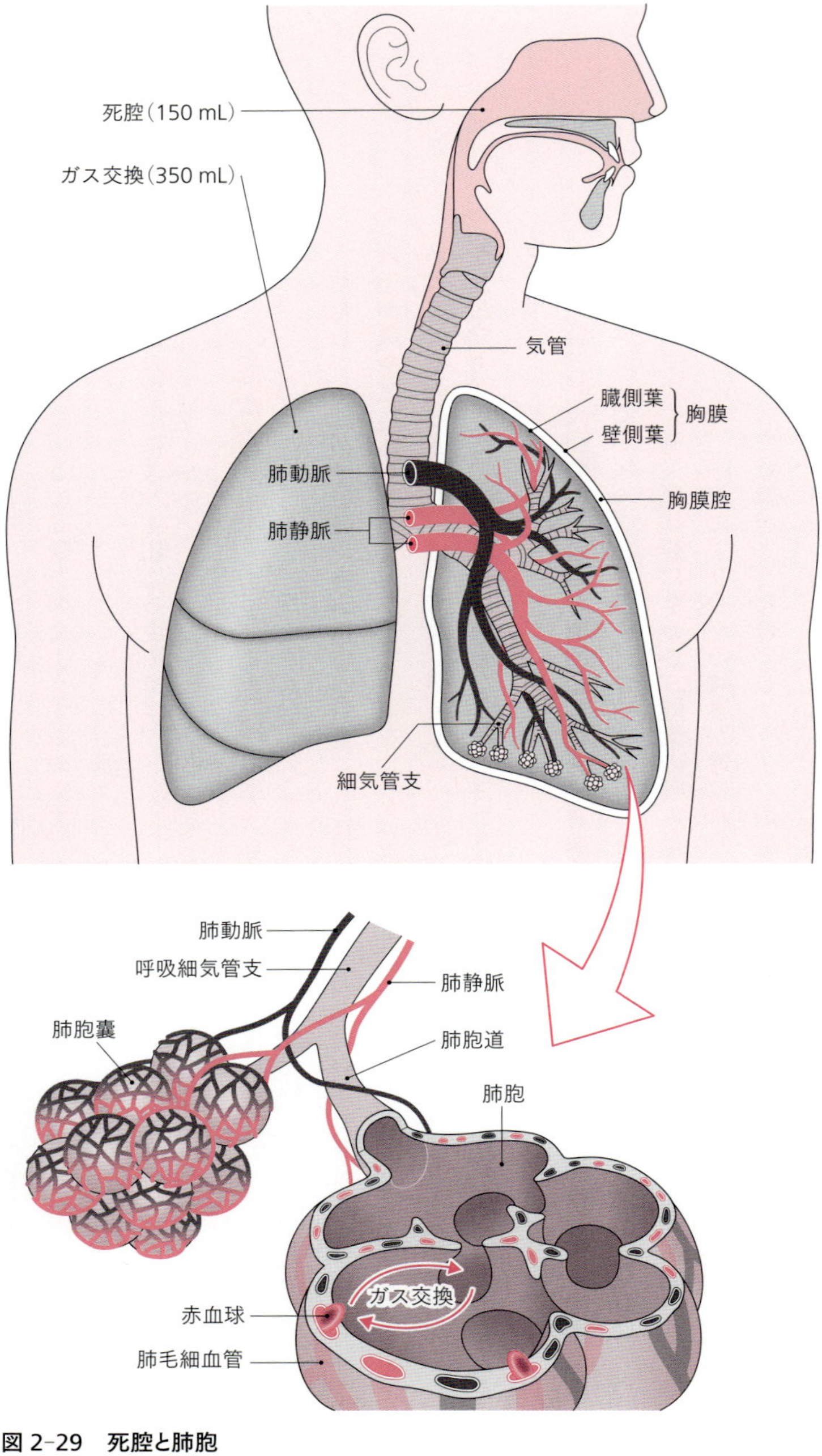

死腔（150 mL）
ガス交換（350 mL）
気管
臓側葉
壁側葉
胸膜
肺動脈
肺静脈
胸膜腔
細気管支
肺動脈
呼吸細気管支
肺静脈
肺胞囊
肺胞道
肺胞
ガス交換
赤血球
肺毛細血管

図 2-29　死腔と肺胞

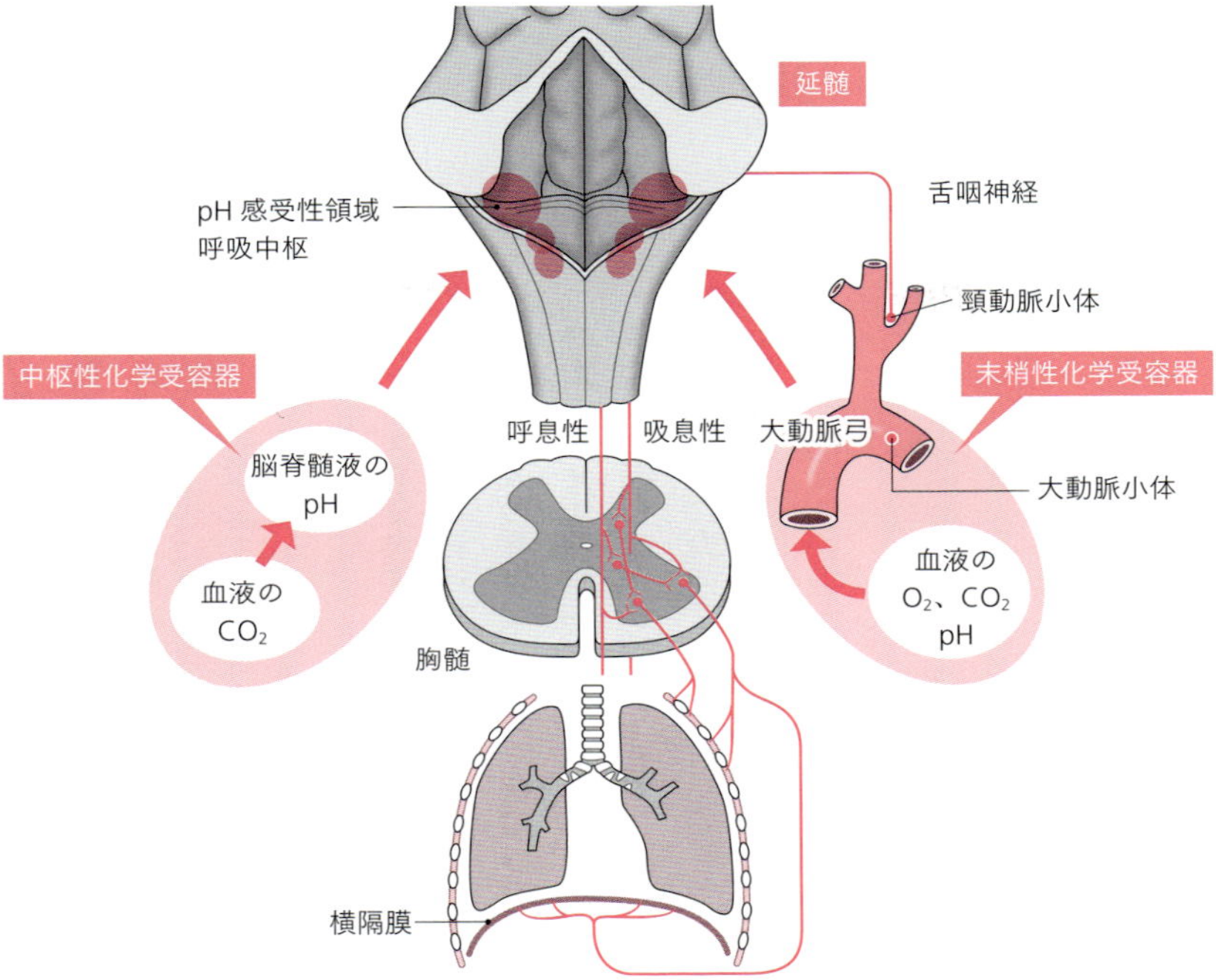

図 2-30　呼吸中枢の化学性調節

ます。これを**呼吸性アルカローシス**といいます。

つまり、意識をなくして倒れた人々の血液は、アルカリ性に傾いていたと考えられるわけです。

血液と脳脊髄液の炭酸ガス分圧がバランスを揃えようとすると？

血液中の炭酸ガス分圧やpH変化をモニターしているのが、脳にある中枢性化学受容器です。

血液中の**炭酸ガス分圧**は、脳周囲を流れる脳脊髄液の炭酸ガス分圧に反映されます。炭酸ガスは脳脊髄液に溶けて、H^+と重炭酸イオン（HCO_3^-）に電離しますが、このH^+が延髄の呼吸中枢の活動を制御しているのです（**図2-30**）。ということは、過換気状態になると、延髄の呼吸中枢が抑制され、元に戻すために呼吸を浅くゆっくりした状態に修正しようとするはずです。呼吸運動のバランスをとるわけです。

それにもかかわらず意識を失ってしまったのは、

脳脊髄液の炭酸ガス分圧が血液中の炭酸ガス分圧と平衡を保っているために、脳細胞周囲の炭酸ガス移動が高まり、脳細胞周囲の pH がアルカリ性に傾くためではないかと推測されます。これが一過性に脳神経活動の働きを抑え、意識を消失させてしまったのです。

過換気症候群の応急処置とは

炭酸ガスが体の外に出過ぎている状態を元に戻すには、どうすればよいでしょう。炭酸ガスボンベが近くにあるわけではありません。しかし、ガスボンベに代わるものが身近にあるのです。それは、失神した人の呼気です。たくさんの炭酸ガスを含んでいるはずです。大きくて透明なビニール袋を頭からかぶせ、窒息しないように鼻と顔まわりのスペースを確保し、外気を取り込む袋の入口を持って、顔色を観察しながら見守ります。数分もすれば意識が戻ってくるはずです。血液中の炭酸ガス分圧が上昇してきたためです。

ただし、この方法は、やり方を誤るとさらに状態の悪化を引き起こす場合や、患者の心理的不安を強める危険性があることから、現在は推奨されていません。

消化と吸収

10

食べ過ぎると胸やけするようになるのは何歳ぐらいから？

キーワード
消化管／ペプシン／塩酸／ピロリ菌／脳相／ガストリン／胃相／腸相／胃粘膜／逆流性食道炎／炎症の３徴候／十二指腸潰瘍

胃は強い酸性環境で異物から体を守る

口から肛門までは１つの管でつながっており、これを**消化管**といいます。この管は、口と肛門で外界に直接触れているので、消化器系に液体を分泌している腺組織全体を**外分泌腺**といいます。口中に分泌される液体を唾液、分泌する組織を唾液腺といいますが、これも外分泌腺です。ちなみに、**内分泌腺**とは、血液やリンパ液にホルモンを分泌している腺組織の総称です。

食べたものをまず溜めておくのが胃で、横隔膜の下、おへその上に位置しています。固定されていない柔軟な臓器なので、たくさん食べると横隔膜の下のお腹がふくらみます。ここも外界につながっているため、食べ物と一緒にさまざまなウイルスや細菌が侵入する可能性があります。それらを殺すために、胃壁から強力なタンパク質分解酵素が分泌されます（**図２－31**）。強力なタンパク質分解酵素は、生体に侵入した異物を破壊します。これが外敵から身を守るための第1手段です。

胃で分泌されるタンパク質分解酵素は**ペプシン**といいます。ペプシンが最も有効に働く環境（至適pH）は、pH 2～3の強い酸性です。胃の中を酸性に保つため、胃壁細胞からは強力な酸（塩酸）も分泌されています。**塩酸**も、外敵や食べ物に付着した生物体を変性させ、死滅させるので、生体を守る手段の1つになっています。ペプシンや塩酸は、胃底腺という外分泌腺から分泌されています。

胃壁細胞自体がペプシンや塩酸に分解されないように、胃底腺からは、自分を守るための粘液も分泌されています。

近年、こうした強力な酸性環境でも生存できる細菌の存在が明らかになりました。それが**ピロリ菌**です。ピロリ菌は、胃潰瘍（図2－32）や胃癌の誘因の1つになると考えられています。

食べ物が口に入ると胃底腺が作動する

図2－33は、ペプシン、塩酸、粘液などを胃底腺が分泌するしくみです。

まず、食べ物を食べ、味や香りや口の動きを感じた大脳が、脳幹部にある副交感神経の中枢を刺激します。すると、胃底腺に分布している迷走神経が興奮し、食べ物が胃に入る前に胃液を分泌して、食べ物が入ってくるのを待ち受けます。この情報伝達系を**脳相**といいます。

次に、食べ物が胃に入り、十二指腸との連結部である幽門を押し広げます。これによって胃壁が引き伸ばされ、それを感知して幽門から**ガストリン**というホルモンが分泌されます。ガストリンは、胃液の分泌をさらに促進します。この伝達系を**胃相**といいます。

胃の消化物が十二指腸に到達すると、それを感知して胃液の分泌を抑制するホルモンが分泌されま

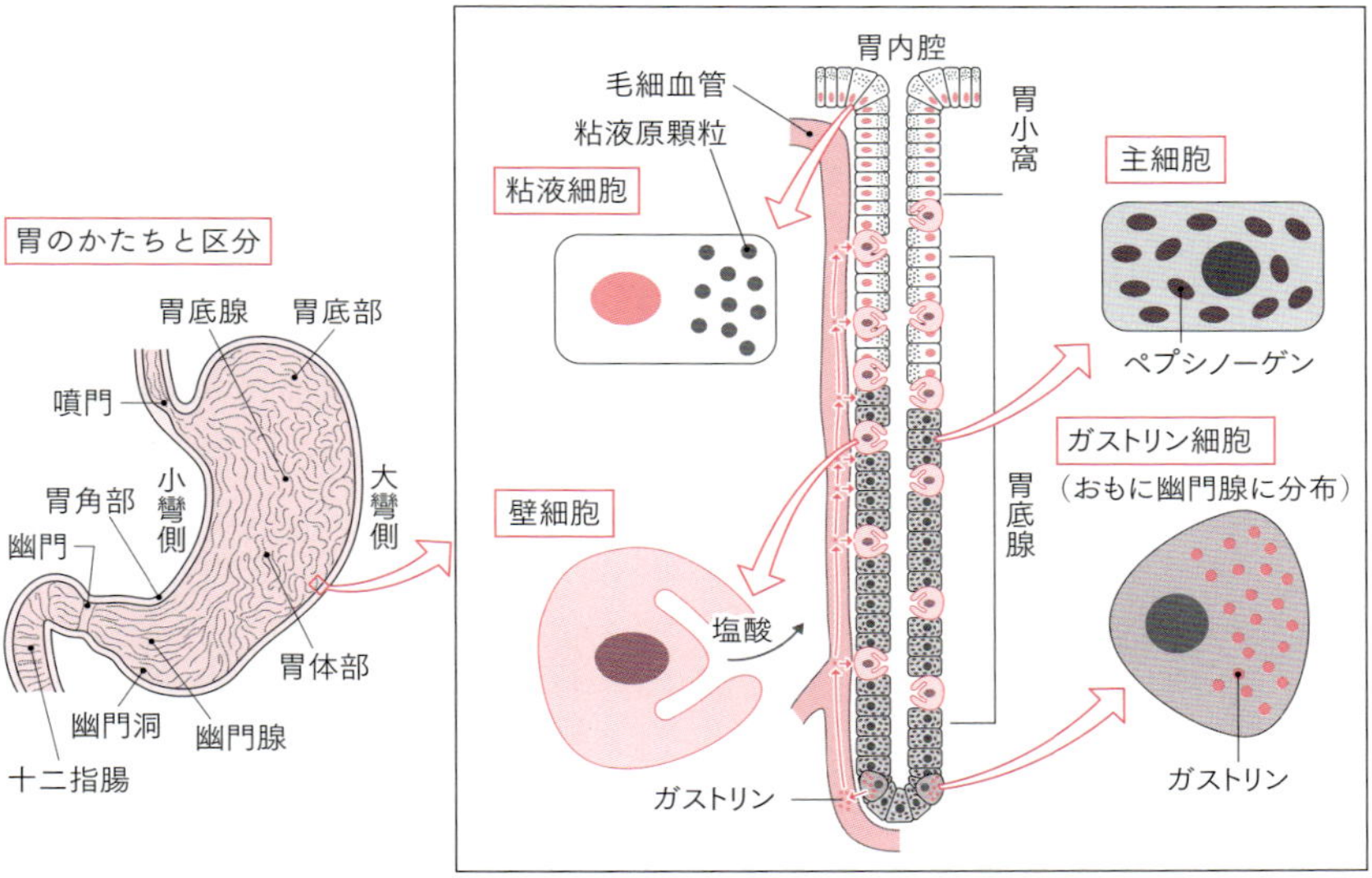

図 2-31　胃の形と胃底腺を構成する細胞群

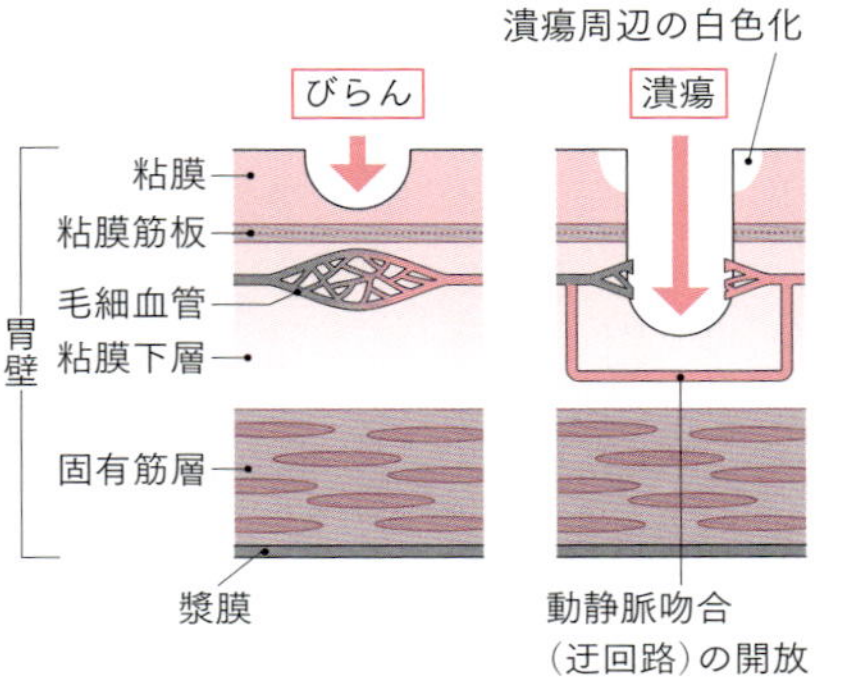

粘膜筋板の下まで欠損したものが「潰瘍」，破壊が粘膜筋板の上部に限られているものは「びらん」という。

図 2-32　胃のびらんと潰瘍

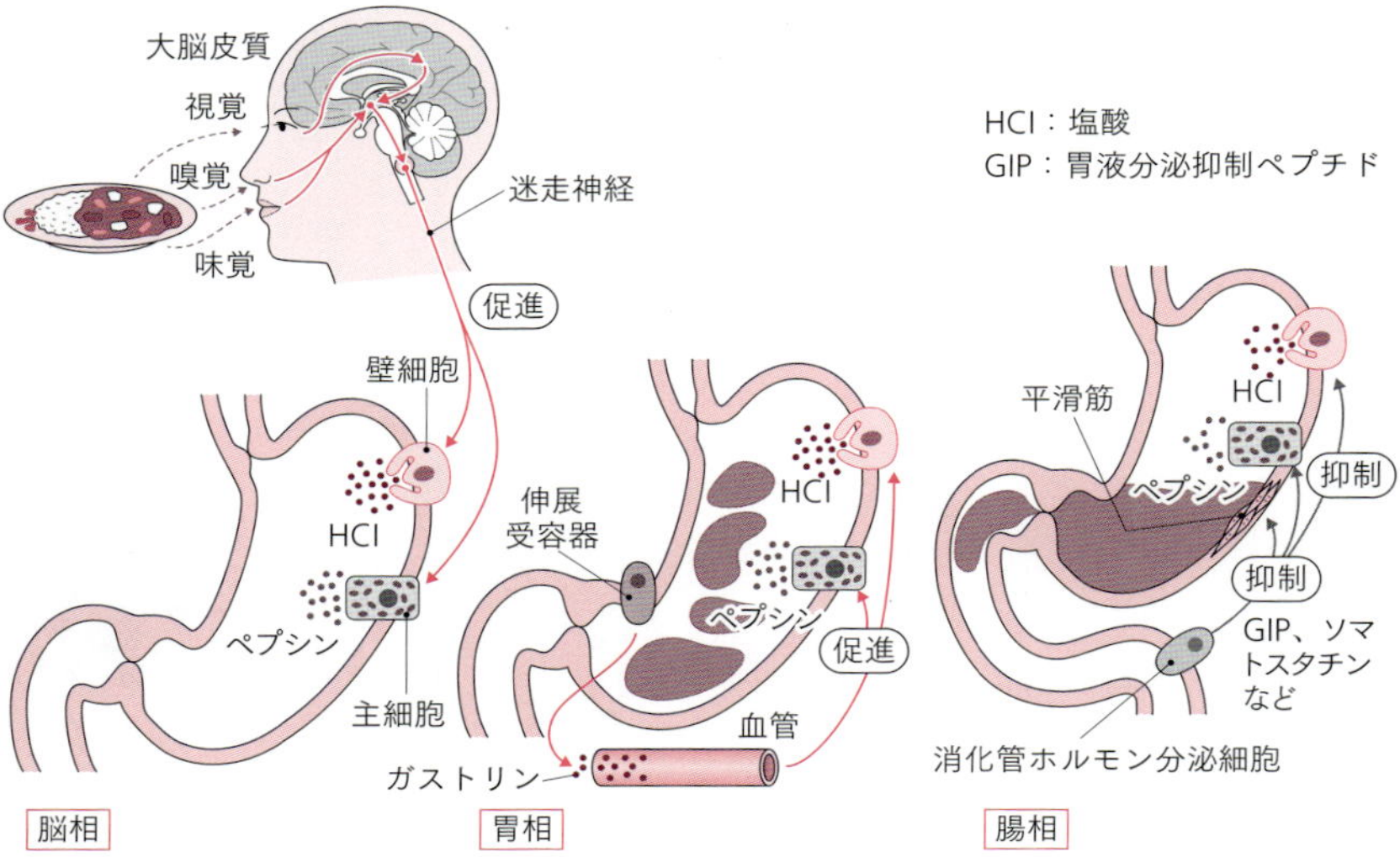

図 2-33　胃液の分泌機構（脳相、胃相、腸相）

す。そして、胃に食べ物がなくなると、胃液の分泌を抑えるしくみが働きます。これを**腸相**といいます。

ガストリンなどの消化液の分泌を制御するホルモンを総称して、消化管ホルモンといいます。

加齢とともに萎縮する胃粘膜

胃粘膜は、胃液を分泌すると同時に自らの胃を守る組織でもあるわけですが、加齢とともに薄くなって萎縮してきます。個人差はありますが、40代後半ぐらいからだんだん変化するようです。お酒の飲み過ぎや、激辛食品の摂取などは、胃粘膜の萎縮を助長します。

胃粘膜が萎縮すると、胃底腺からの胃液の分泌量が低下し、例えば分厚いステーキを食べた時に、その肉をすべて消化して十二指腸まで送り届けるのに時間がかかるようになります。その結果、塩酸の分泌量も増加します。そのため、胃もたれが起こり、体を横にすると酸っぱい胃液が喉まで上がってくるという症状が現れます。

さらに50代半ばを過ぎると、横隔膜の緊張が低下します。すると、食道と胃の連結部位が胸まで入り込み、通常の食事でも胃酸が食道までこみ上げてきて、食道の粘膜を刺激して痛みを起こすことがあります。これが**逆流性食道炎**です。

炎症とは、その名の通り、炎が燃えているような症状を示すことが特徴で、全身の臓器に起こります。どの臓器でも共通にみられるのが「赤く」「腫れて」「痛む」という症状で、**炎症の3徴候**といわれています。これらはすべて、細胞周囲に生じた異常に対する生体防御反応の結果といえます。「赤く」なるのは毛細血管床の動脈血流の増加、「腫れて」しまうのはむくみによる毒性物質の希釈、「痛む」のはそこに分布する痛覚神経刺激なのです。

一方、過剰な塩酸が、本来アルカリ性環境である十二指腸に流れ込むと、十二指腸の粘膜を破壊してしまいます。十二指腸粘膜の下に分布する粘膜筋板まで破壊してしまったのが**十二指腸潰瘍**です。こうした患者さんには、ヒスタミンH_2受容体の拮抗薬が処方されます。これは塩酸の分泌機構において、ヒスタミンH_2受容体が第一義的な役割を果たしていることがわかり、その働きに拮抗することによって塩酸の分泌を抑制することを目的に開発された薬です。最近はさらに有効な塩酸分泌抑制薬が開発されています。

消化と吸収　免疫

11

体重のうち「1kgは自分のものではない」とはどういう意味？

キーワード
腸内細菌／嫌気性菌／パイエル板／免疫応答／乳酸／不飽和長鎖脂肪酸／酪酸

腸内細菌の重さを引いたのが真の体重

成人の小腸や大腸には、約百兆個もの**腸内細菌**が住んでいます。腸内細菌の約7〜8割は、生体に無害な常在菌で、残りは大腸菌やウェルシュ菌などの悪玉菌と、乳酸菌やビフィズス菌などの善玉菌に分けられます。これらの菌類はすべて**嫌気性菌**（酸素を嫌う性質）で、きわめて酸素濃度の低い環境で生活しています。つまり、小腸や大腸は、生体内でも特に酸素分圧が低い環境だということです。

約百兆個の腸内細菌は、重さが約1・0〜1・5kgあります。細菌は微生物、すなわち私たちとは異なる生命体と考えると、私たちの真の体重は、体重計で測った値から1・0〜1・5kgを差し引いた値なのです。

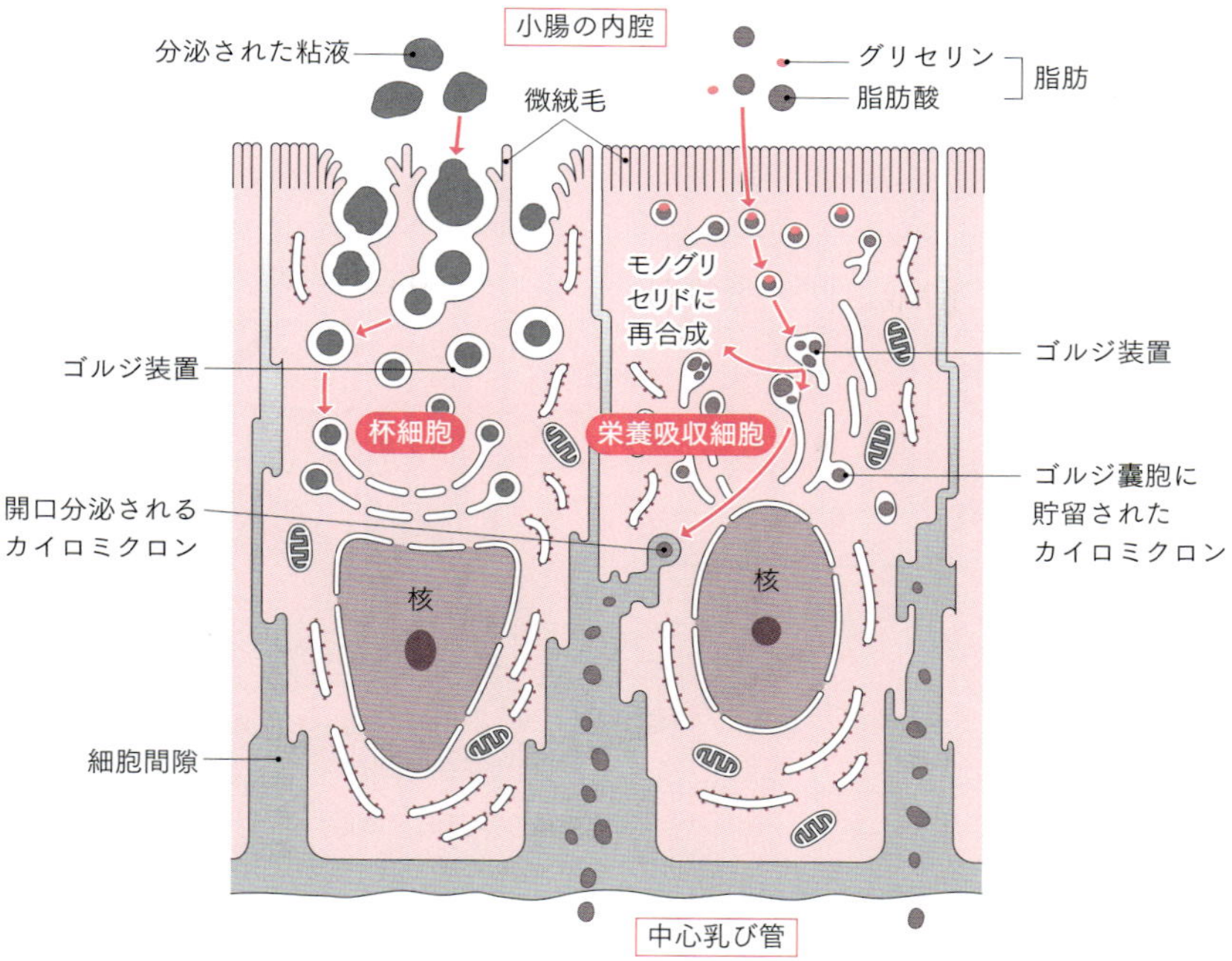

図 2-34　小腸における脂肪の吸収

小腸は、腸内細菌と協働して免疫機能を高めている

小腸の前半部分は、**空腸**です。空腸に到着するのは主に二糖類、ポリペプチド（多数のアミノ酸が結合したもの）、コレステロール、脂肪酸とモノグリセリドなどです。空腸ではこれらを粘膜表面のサンゴ礁のような部分から分泌された腸液によって、ブドウ糖や果糖、アミノ酸に分解して吸収します。脂肪分はコレステロール、脂肪酸、モノグリセリドの形で吸収されます（図2-34）

小腸の後半部分は、**回腸**です。回腸の粘膜下には、リンパ小節をもつ**パイエル板**という特殊な構造体があります（図2-35）。パイエル板にあるM細胞は、弱毒性の腸内細菌から刺激を受け、免疫応答を起こします。この免疫反応は、Bリンパ球が免疫グロブリンA（IgA）を産生する形質細胞に分化し、産生されたIgAを回腸内に分泌して、悪玉菌の毒素を中和するというものです。一方で、Tリンパ球系

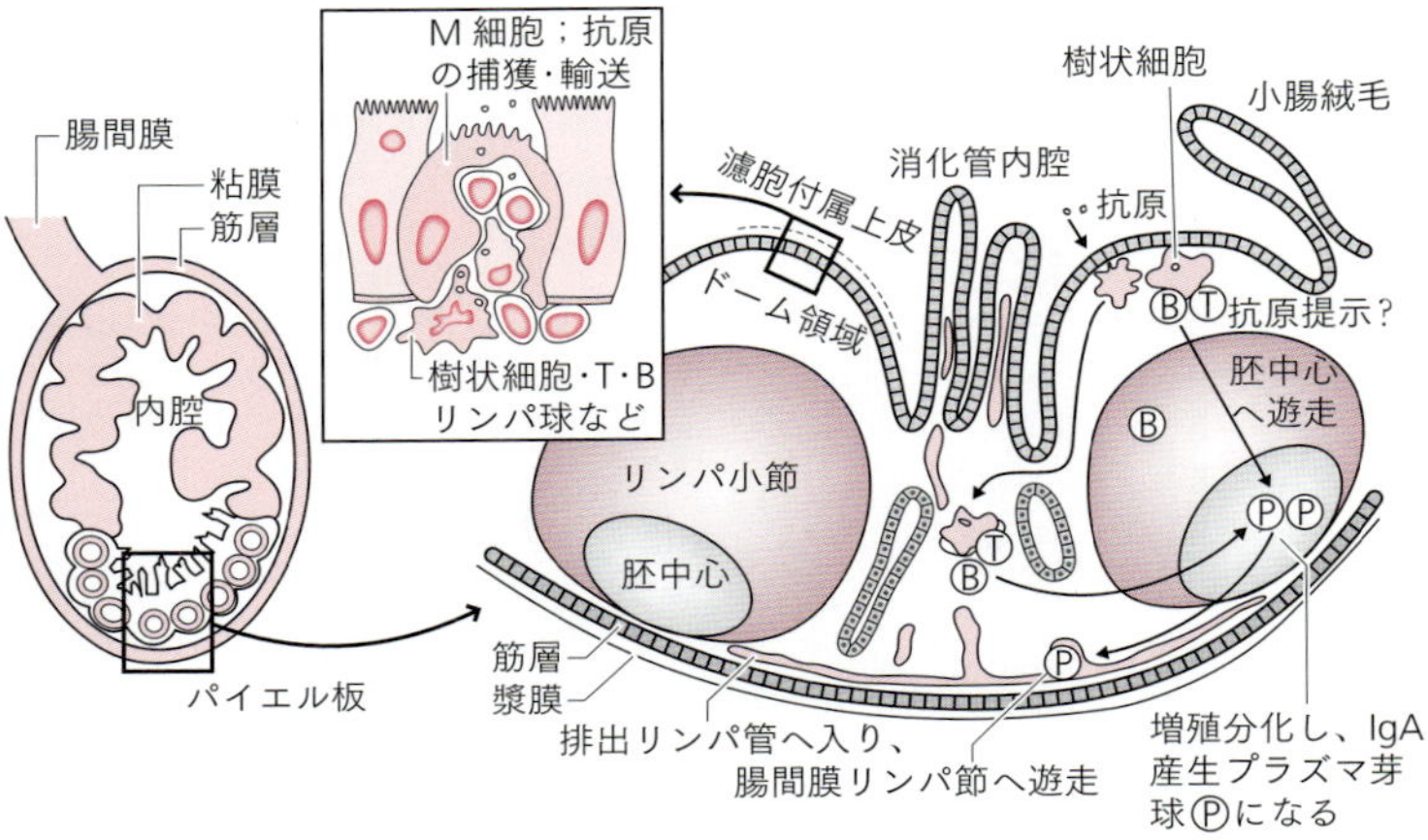

図 2-35　パイエル板の構造と免疫応答

［松野健二郎：消化管における免疫防御，小澤瀞司，他（監修）：標準生理学（第 8 版）．p 812，医学書院，2014 より引用・転載］

では、侵入した細菌をマクロファージが貪食する細胞性免疫反応が起きています。これらの**免疫応答**は、生理的炎症とよばれています。最近の研究で、この生理的炎症によって、腸管粘膜に多く存在する自然リンパ球（innate lymphoid cell 3：ILC3）の免疫応答が、腸リンパ系に放出され、全身のリンパ系に運ばれることもわかってきました。このように毒性の弱い細菌によって腸管免疫系を刺激し、体全体の自然免疫機能のバランスを保つのが、回腸にいる腸内細菌の主な役割なのです。小腸には、実に体全体の6～7割もの免疫細胞が集まっているのです。

また、善玉菌の乳酸菌が産生する**乳酸**も、腸管粘膜下に存在しているリンパ球の動員を促し、体全体の免疫機能を調節しています。さらに、食事で摂取した**不飽和長鎖脂肪酸**にも、乳酸と同じような作用があることもわかってきました。バランスのとれた食事は、全身の免疫機能を維持するためにも大切なのです。

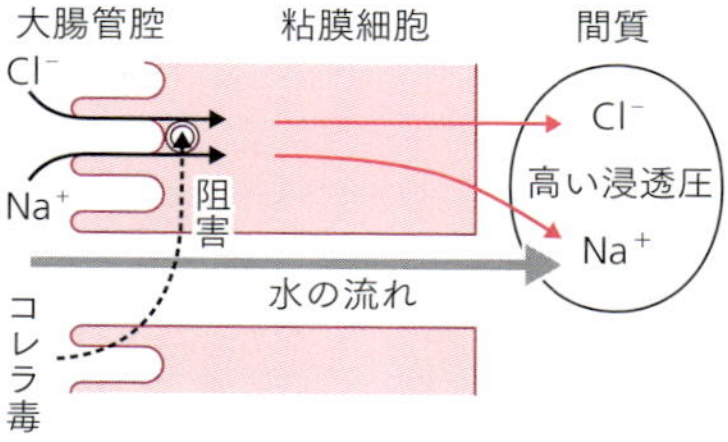

図 2-36　大腸における水の吸収

水分の吸収が大腸の役割

序で述べたように、水中で生活するオタマジャクシや魚類には大腸がないのに、陸でも生活できるカエルには大腸があります。また、鳥類は尿道が大腸に開口していて、尿と便は総排泄口から一緒に体外へ排泄されています。つまり、いつでも自由に水分が摂れる水生動物にとって、大腸は不要なのです。水分の摂取が自由にならない動物、たとえば鳥類では、水分不足に備えて、尿の水分を大腸で吸収するしくみが必要になってくるのです。

ヒトでも、水分の吸収（**図2-36**）は大腸の一番大切な役割です。1日に消化管に分泌される胃液、膵液、腸液などの消化液の総量は、7〜8Lにもなりますが、このほとんどが最終的に大腸の壁から再吸収されています。

また、肛門から挿入する坐薬が、口から飲む薬（経口薬）より早く作用するのは、大腸の高い水分吸収機能によるものです。

大腸では便を作るのに腸内細菌が関わっている

大腸のもう1つの働きは、便を管腔に貯留することです。野生動物などは、便（糞）によって天敵に居場所を知られることが命取りになります。このよ

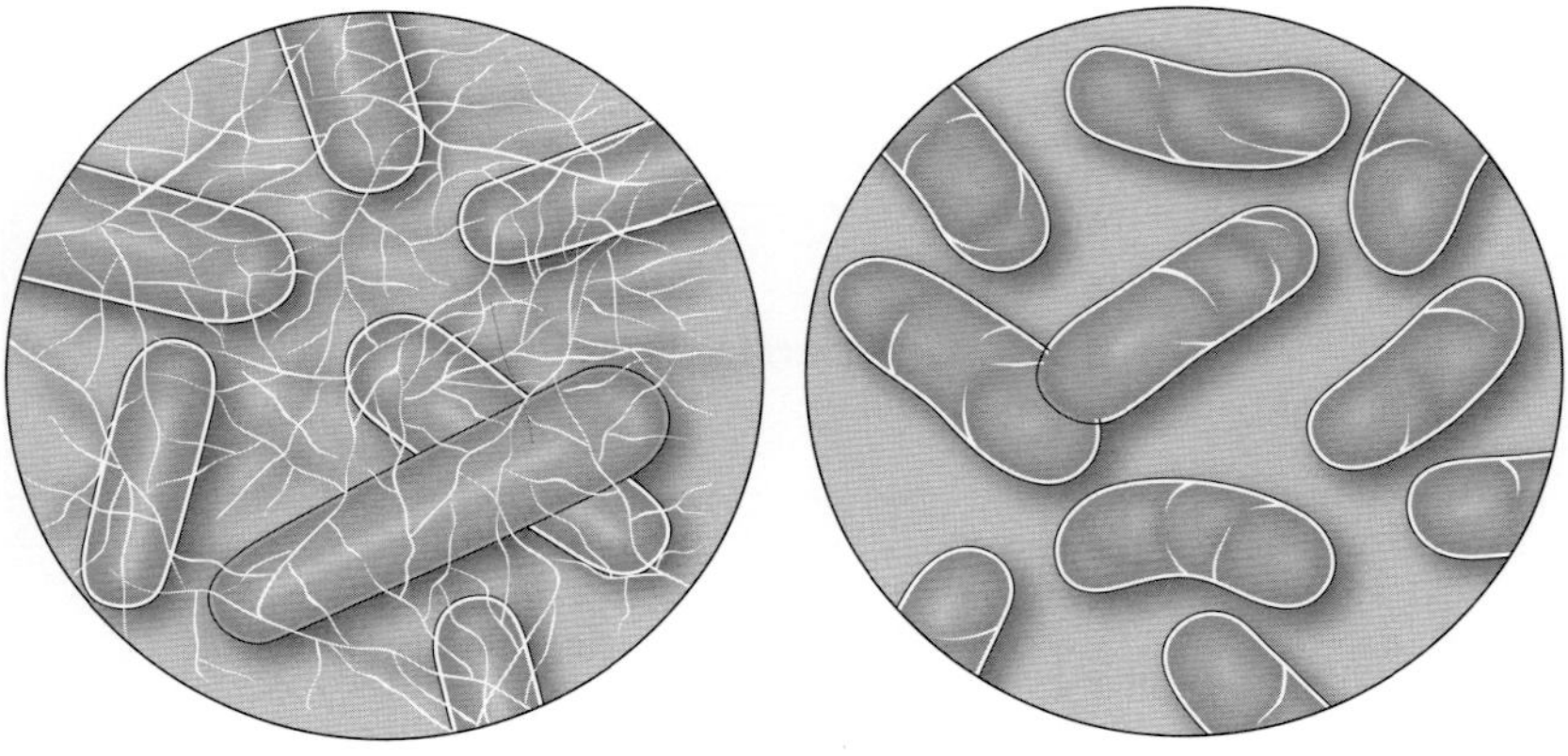

ウェルシュ菌（悪玉細菌）　　ビフィズス菌（善玉細菌）

図 2–37　腸内細菌

うな状況にないヒトでは、その重要性がわかりづらく、便を溜める機能があるためにかえって便秘が問題になったりしますが、陸上で生活するほかの脊椎動物にとっては、きわめて大切な機能なのです。

　便を作るのに関与しているのが、大腸の管腔にいる腸内細菌です。大腸では、小腸で十分に消化吸収できなかった食物繊維を分解します。この時にできる**酪酸**は、大腸の粘膜下にいる免疫担当細胞の働きを制御します。また、ビフィズス菌（**図2–37**）をはじめとする善玉菌は、乳酸を産生し、大腸の動き（蠕動運動）を活性化して、排便を促す作用にも関わっています。便秘にヨーグルトが効くとされる所以ですね。

　なお、高齢になって消化吸収の働きが低下した状態で肉類などを食べ過ぎると、胃や小腸で消化しきれなかったタンパク質が大腸までやってきます。すると、腸内細菌によってアンモニアや硫化水素などの窒素化合物、硫化化合物が生じ、おならが臭くなる原因となります。こうした毒性の強い物質は、大腸癌の誘因になりうることも、最近の研究でわかってきました。

大腸で吸収された大量の水分は組織間隙に漏出し、毛細血管やリンパ管を通って体内に戻っていきます。循環系とリンパ系が十分に働いていないと、大腸の壁にむくみが生じ、大腸の働きが低下します。こうした微小循環やリンパ循環における循環不全も、便秘の原因の1つだと考えられています。

12

過去の病気と思われていた「くる病」が増えてきたのはなぜ？

キーワード 活性型ビタミンD_3／カルシウムイオン／粘膜遮断／破骨細胞／骨芽細胞／骨粗鬆症

くる病の原因はビタミンDの欠乏

くる病（骨軟化症）は、ビタミンD欠乏症の1つで、骨の石灰化が進まないため、脊柱や四肢骨が曲がってしまう病気です。かつては栄養失調に伴う疾患としてよくみられましたが、今、なぜ増えてきたのでしょうか。

体に必要な栄養素の1つにビタミンがあります。油に溶けやすい脂溶性と、水に溶けやすい水溶性に大別され、ビタミンA、D、E、Kが脂溶性、ビタミンB、Cが水溶性です。**水溶性ビタミン**は摂り過ぎると余った分はすべて尿に溶けて体外に放出されます。一方、**脂溶性ビタミン**は、細胞の脂質二重層に取り込まれて体内に蓄積します。

ビタミンD（**図2－38**）は、魚やシイタケに多く含まれていますが、脂溶性なので細胞の脂質二重

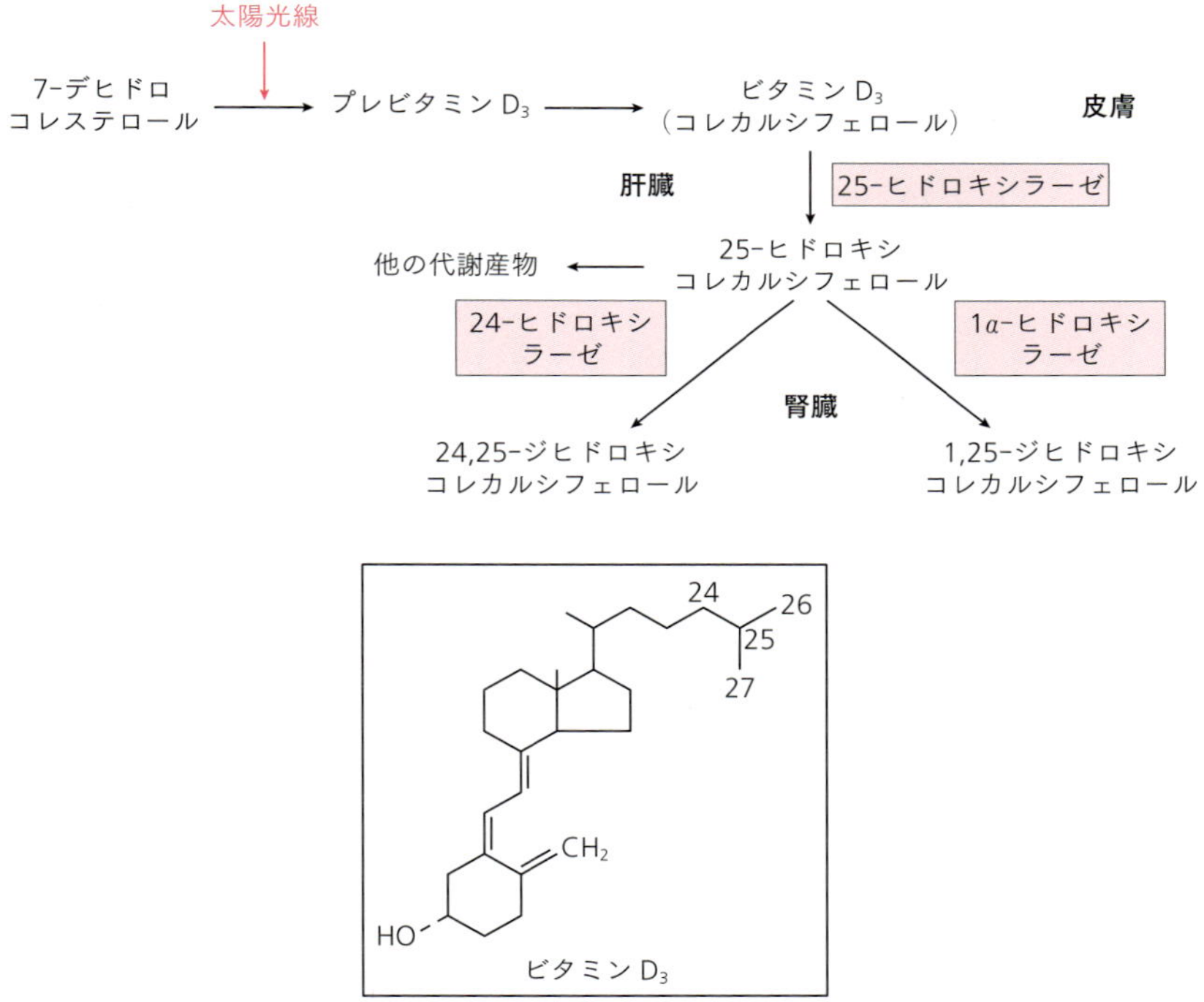

図 2-38　ビタミン D_3 の生成

層に蓄積されており、栄養バランスのとれた食事をしていれば、極端に不足することはありません。

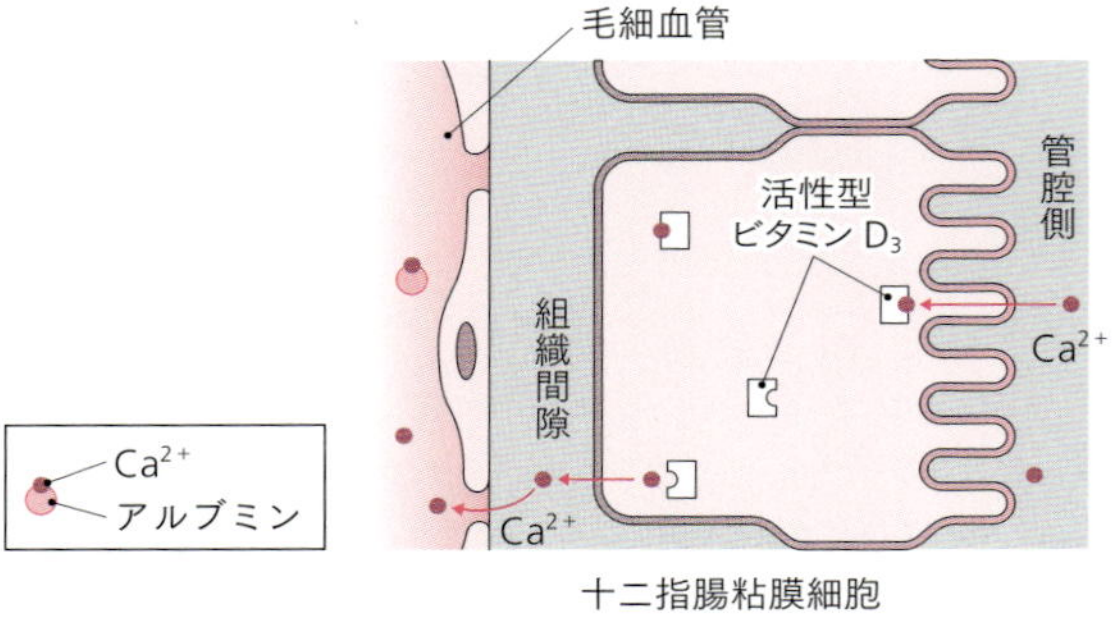

図 2-39　十二指腸におけるカルシウムの吸収（粘膜遮断）

ビタミンDは紫外線がないと力を発揮できない

ビタミンDは、太陽光によって、活性型のビタミンD_3に変換され、十二指腸の粘膜細胞に貯蔵されます。

活性型ビタミンD_3は、食事から摂った**カルシウムイオン**（Ca^{2+}）を取り込むための鍵となります（図2-39）。十二指腸に到達したCa^{2+}が体内に吸収される量は、活性型ビタミンD_3の量によって決まります。すなわち、Ca^{2+}吸収のキャリアー（担体）として働いているのが、活性型ビタミンD_3なのです。このように、担体の量に応じて対象物質の吸収量が制御されるしくみを、**粘膜遮断**（mucosal blocking）といいます。Fe^{2+}（鉄イオン）も、同じように特異的な担体（フェリチン）によって生体への吸収量が制御されています。

近年、地球環境の変化により、紫外線の影響が広く認知されるようになりました。しかし、赤ちゃんの弱い肌を守るために過剰に紫外線を避けたため、ビタミンDの摂取量が十分であっても、

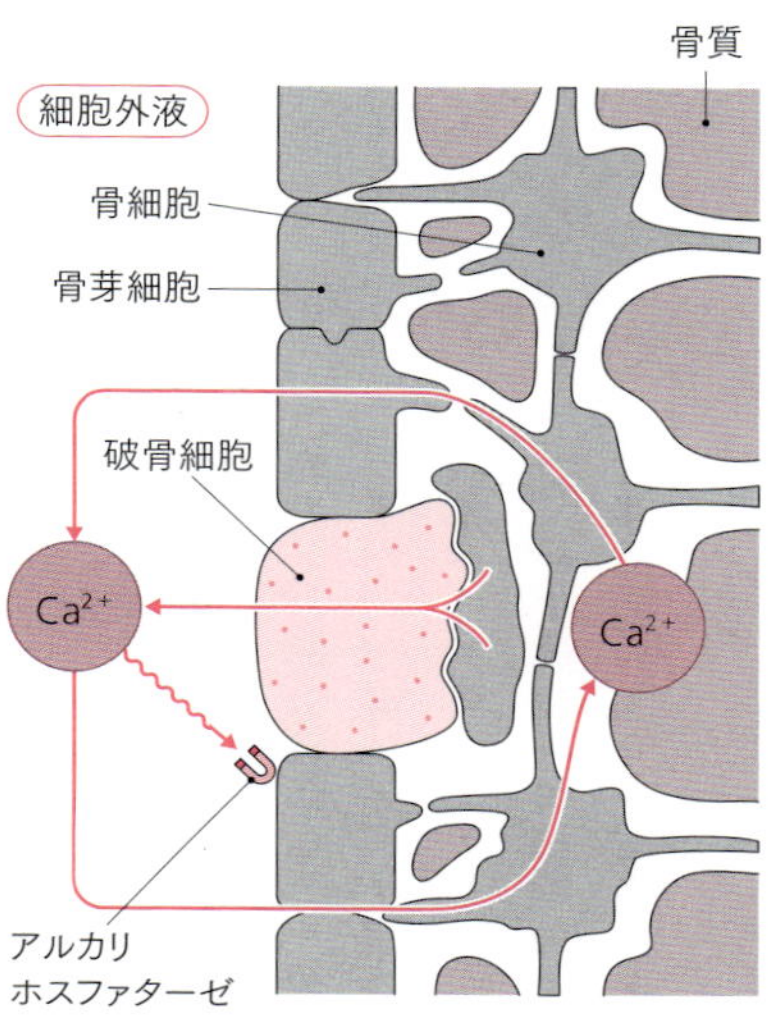

図 2-40　骨を構成する細胞とカルシウムの働き

活性型ビタミンD_3に変化することができず、その結果、Ca^{2+}の吸収が低下してしまった場合もあると考えられています。

紫外線の意義についてはまだ不明な点も多く、現在も様々な研究が進められています。また、赤ちゃんの場合、ビタミンD_3の材料となるプロビタミンが十分に摂取できていないことも、くる病の原因として考えられています。

骨の強度を保つには毎日コップ2杯分の牛乳があればいい

では、Ca^{2+}の吸収量が不足すると、どうして骨が変形するのでしょうか。

体の骨格を作っている骨の内部には、コラーゲンという1㎜径の針金のような硬さの線維で骨組みがあり、その間にCa^{2+}でできたセメント様物質が塗り込まれています。セメント様物質は、カルシウム塩（Ca^{2+}にリン酸が結合したリン酸カルシウムなど）でできていて、体の中に約1kgあります。このセメント様物質は、日々塗り替えられており、1日にだいたい400〜500㎎が入れ替わります。このセメント様物質を壊す細胞を**破骨細胞**、新たに作る細胞を**骨芽細胞**（造骨細胞）といいます（**図2-40**）。

セメント様物質の塗り替えに必要なカルシウムの材料が不足すると、骨の強度が低下して、折れたり曲がりやすくなったりします。これがくる病の病態です。骨芽細胞の補充に必要な Ca^{2+} の量は、1日400～500mLの牛乳で十分に摂取できます。

骨には重力が必要

くる病のように骨に鬆が空いてしまう病気を**骨粗鬆症**と総称しています。一般的には、高齢の女性に多くみられますが、納豆をよく食べる地方には少ないということが疫学的研究で証明されています。ただし、納豆菌によって骨量が増える機序は詳しくはわかっていません。

また、宇宙ステーションに長く滞在した宇宙飛行士にも、骨粗鬆症のような症状がみられます。そのカギは、重力にあります。無重力の環境で生活すると、破骨細胞と骨芽細胞の働きのバランスが崩れ、結果的に破骨細胞の働きが勝って、骨の破壊が進んでしまうのです。そのため、宇宙飛行士は、骨芽細胞の働きを高める薬を服用して、骨粗鬆症を予防しています。

消化と吸収　血液　循環

13

アイスランドの人には医学的な特徴がみられるって本当?

キーワード
不飽和長鎖脂肪酸／プロスタサイクリン／プロスタグランジン／アラキドン酸／オメガ脂肪酸

アイスランドの人たちは魚をよく食べる

アイスランドはもともとデンマーク領で、デンマークからの移民が多い地域です。また、海に囲まれた島国なので、食事は魚をはじめとする水産物が中心です。寒冷な気候で酪農は盛んではなく、ほかのヨーロッパ諸国の人々のように肉やチーズを日常的には食べません。

人口は30万人強。9世紀にノース人とケルト人が入植して以降、地理的に孤立していることもあり、遺伝子的に驚異的な均一性を有しています。そのため、国策として国民全員の遺伝子解析を進め、疾病予防や創薬に活用しようとしている世界唯一の国です。

1980年代の研究ですが、事実、デンマークで生まれた一卵性双生児を追跡調査し、デンマークで生活したグループとアイスランドに移住したグループに分けて比較したものがあります。その結

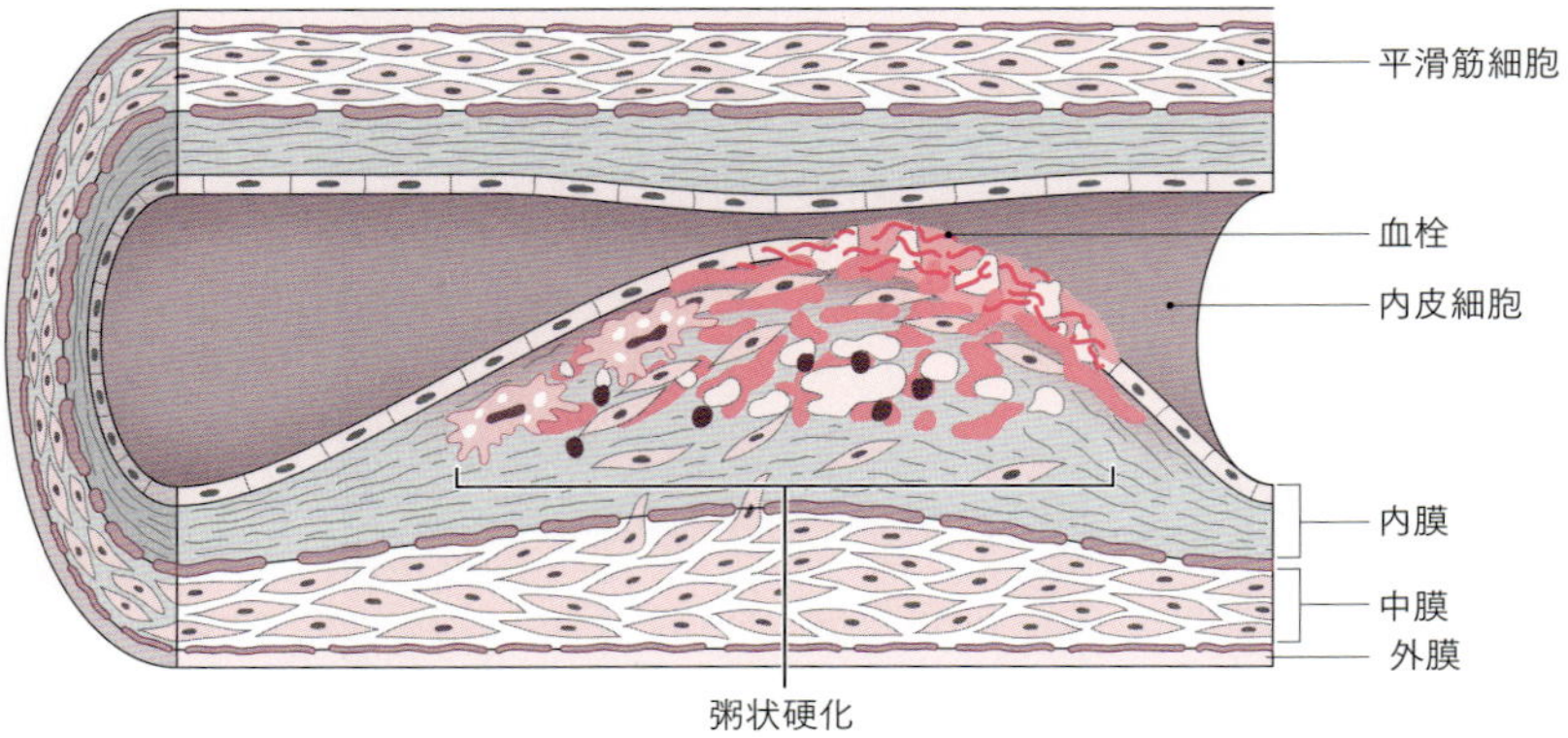

図 2-41　弾性血管の構造と粥状硬化

果、アイスランドに移り住んだグループでは心筋梗塞や脳梗塞による死亡が少ないことがわかりました。

　さまざまな疫学調査の結果から、アイスランドに生活している人たちは、いわゆる〝青魚〟の脂（魚油）として知られている不飽和長鎖脂肪酸の摂取量が著しく多いことがわかってきました。魚の**不飽和長鎖脂肪酸**はオメガ脂肪酸という種類のもので、オメガ3にあたるエイコサペンタエン酸やドコサヘキサエン酸、オメガ6にあたるアラキドン酸といったものがあります。

内皮細胞から分泌されるプロスタサイクリンの働き

　第2章4に記したように、心筋梗塞や脳梗塞は、粥状硬化を伴う動脈硬化症や、血小板が血管内腔で固まってしまう血栓症などによって、動脈の流れがせき止められ（図2-41）、細胞に供給される酸素が不足し、細胞が死んでしまう病気です。こうした状況を防ぐために血管内腔を被っている内皮細胞は、プロスタサイクリンという物質を放出して、血の塊（血栓）ができないようにしています。

　プロスタサイクリンは、第1章3で述べた過酸化脂質の1つであるプロスタグランジンの一種です（図1-8・17頁参照）。プロスタグランジンは何種類もあり、体のあらゆる細胞で作られており、細胞の働きを自ら調節している物質です。

プロスタグランジンの２つの働き

プロスタサイクリンはもともと、男性の前立腺（prostate：プロステート）からの分泌物で、女性の子宮を収縮させる物質として発見され、プロスタグランジンと名付けられました。

プロスタグランジンは、細胞の脂質二重層に貯蔵されたアラキドン酸を材料として、サイクロオキシゲナーゼという律速酵素のもとで、細胞内で作られる過酸化脂質です。自らの細胞を刺激する**オートクライン作用**や周囲の細胞に働きかける**パラクライン作用**など体の中でさまざまな働きをしています。作られるプロスタグランジンは細胞によって異なり、A_2、B_2、E_2、$F_{2\alpha}$、I_2などさまざまな種類があります。また、同じプロスタグランジンでも、作用する細胞でその働きは異なります。

たとえば、風邪を引いた時に熱が出るのは、細菌などから分泌される発熱物質が視床下部にある体温中枢に作用してプロスタグランジンE_2を大量に産生し、生理的な体温を３６・５℃から３８・５℃に再設定してしまうために起こる現象です。解熱剤として知られるアスピリンは、このプロスタグランジンの律速酵素であるサイクロオキシゲナーゼの作用を抑える薬で、服用すると、プロスタグランジンの産生量が低下して体温の再設定が解除されるので、体は大量の汗をかき、気化熱を使って体温を下げようとするのです。

血管の内皮細胞ではアラキドン酸からプロスタサイクリン（PGI_2）が作られ、血液中の血小板ではプロスタグランジンの一種であるトロンボキサンA_2（TXA_2）が作られています。両者のバランスによって、血管内皮表面で血小板の凝集が起こらないようになっているのですが、動脈硬化症などで内皮細胞が剥がれてPGI_2産生が低下したり、脳血管のカーブしているところで血小板が活性化されてTXA_2が過剰に産生されたりすると、そこに血液の塊ができてきて血管内腔を狭めてしまいます。これが、心筋梗塞や脳梗塞の要因となります。

血栓予防に効果的なオメガ脂肪酸

魚油の成分である**アラキドン酸**は、プロスタグランジン産生のカギとなる物質です。これを十分に摂取することによって、内皮細胞からのPGI_2産生が促進され、血栓防止に役立つのです。

一方、内皮細胞が剥離してしまった場合には、血小板から分泌されるTXA_2を抑えて血小板血栓を防ぐ必要があります。ここでもまた、魚油に予防効果のあることがわかりました。魚油に含まれるエイコサペンタエン酸やドコサヘキサエン酸は、PGI_2の産生を促進し、TXA_2の産生を抑制する力が強いことがわかってきたのです。

こうしたことから、魚油、つまり**オメガ脂肪酸**とよばれる不飽和長鎖脂肪酸の摂取によって、抗血栓作用が高まり、心筋梗塞や脳梗塞の発症を抑えられるのです。魚油のオメガ脂肪酸を有効成分とする抗血栓薬には健康保険が適用され、広く利用されています。

血栓ができにくいと出血が命取りになる

オメガ3をはじめ魚油を多く摂取している人は、PGI_2の作用が高くTXA_2の作用が低い傾向にあるため、何かしらの原因で出血すると血が止まりにくいということになります。

私たちの寿命には遺伝子ばかりでなく、生活習慣や食文化も強く影響しているのです。

体液　循環

14

江戸時代の「養生訓」に現代の医学からみた根拠はあるのでしょうか？

キーワード　細胞内液／細胞外液／晶質浸透圧／リンパ系／アルブミン／自然免疫

加齢とともに組織間液は減っていく

体の中にある水分は、細胞の中にある細胞内液と、細胞の外にある細胞外液に分けられます。**細胞内液**は、体重の約40％を占めていて、その中にタンパク質とカリウムイオン（K^+）をたくさん含んでいるのが特徴で、歳をとってもその量はほとんど変わりません。

一方の**細胞外液**は、血管内に含まれている血液と、組織間隙にある組織間液、リンパ管系にあるリンパ液に大別されます。いずれもナトリウムイオン（Na^+）とクロライドイオン（Cl^-）を主成分とする電解質溶液で、生理食塩水に相当します（図2-42）。Na^+とCl^-の**晶質浸透圧**（イオン成分から構成される浸透圧）とpHはほぼ同一で、日常生活で変化することはあまりありません。組織間液の容量は、加齢とともに減少していきます。

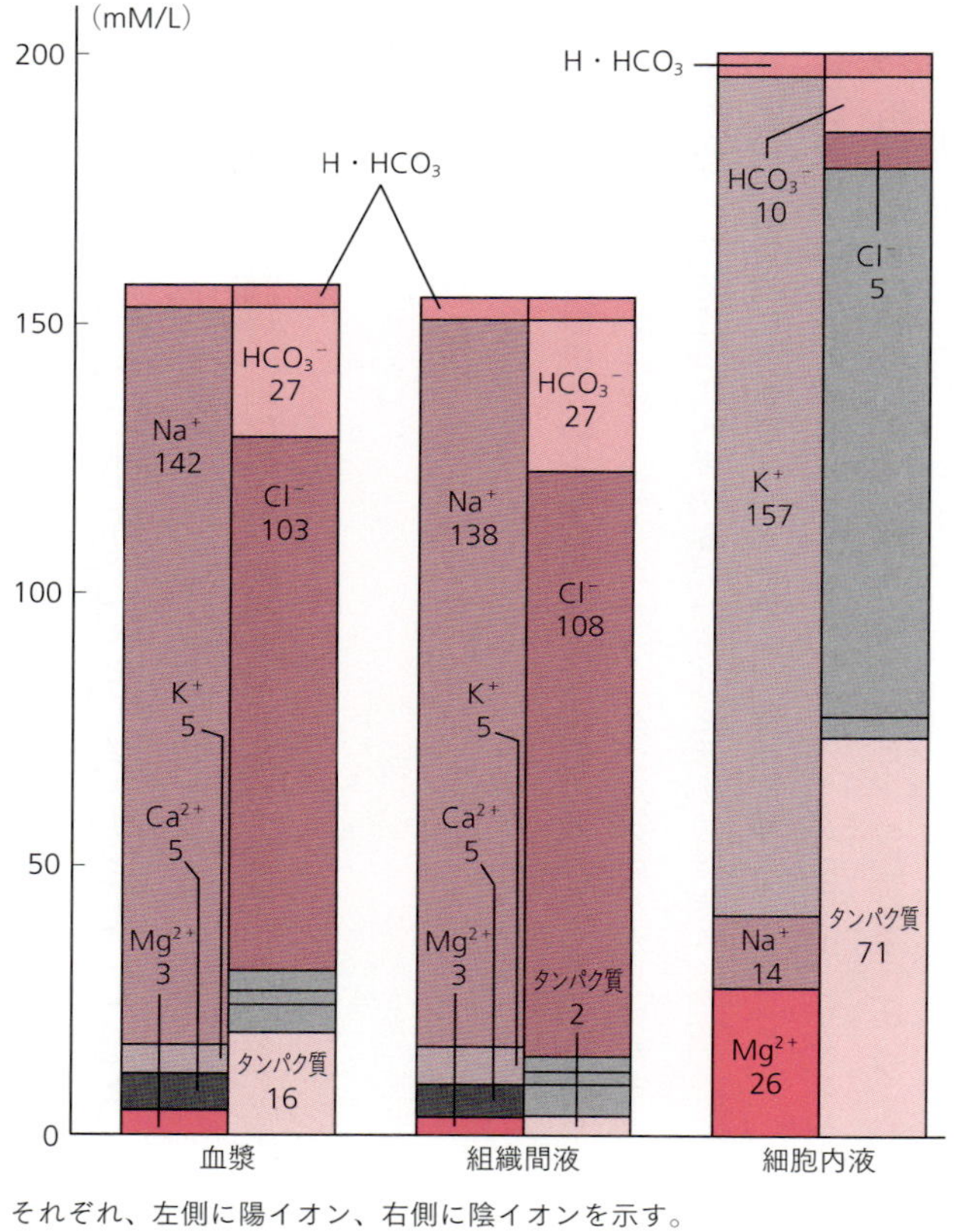

それぞれ、左側に陽イオン、右側に陰イオンを示す。

図 2-42　体液区分のイオン組成

赤ちゃんは組織間液として水分を体内に蓄えている

赤ちゃんはぽっちゃりしているのに、その皮膚はピンと張っています。赤ちゃんは、喉が渇いても自分で水を飲むことができないので、組織間隙に水分を貯蓄しているのです（第2章7・80頁参照）。あのぽっちゃりは、体に蓄えた水分の現れです。

暑くてたくさん汗をかいた時や、下痢で多量の水分が体外に放出された時、赤ちゃんは組織間隙に蓄えておいた水分を細胞や血液中に放出し、体のバランスを保ちます。

寝たきりの高齢者は夏に亡くなりやすい

1年のうちで、寝たきりの高齢者が亡くなりやすいのは夏だということが、医学統計からわかっています。

高齢者は、組織間隙が狭く硬くなっていて、あまり水分を蓄えておくことができません。寝たきりの高齢者は自ら水を飲みに行くことができず、しかも喉が渇いたという感覚も加齢とともに鈍くなっています。すると、汗をかいて多量の水分を喪失した時に、血液量を維持するのに組織間隙の水分だけでは足りず、細胞内部の水分を引っ張り出して補おうとします。その結果、細胞の機能が低下してしまい、死に至る危険性があるのです。

高齢者は常日頃から、たとえ喉の渇きを感じなくても、水分を補給する必要があります。水分補給は、介護の基本の1つです。

現代にも通用する『養生訓』

江戸時代の儒学者、貝原益軒は『養生訓』を著していますが、その心を読み解いてみると、「朝起きたらお茶一杯に梅干し一個、ご飯の度に茶碗の米粒を洗うが如く、茶碗一杯のお茶」といった形にまとめることができるのではないでしょうか。

これは、単なる水分補給ではなく、健康を維持する秘訣でもあるのです。

アルブミンの役割

体は、余分な水分を組織間隙に貯蓄しています。貯蓄された水分はリンパ液となり、睡眠中に胸管へ流れ、ここから血液中に戻ります。血液の量が増えると、余分な水分は尿として体外に排出されます。これを制御しているのが、脳の下垂体後葉から分泌されているバソプレシン（ADH）というホルモンです。

リンパ管の途中にはリンパ節という組織があり、体を外敵から守るリンパ球を待機させています（図1－3・5頁参照）。このリンパ管・リンパ節・胸管から成る**リンパ系**には、外敵から身を守る免疫防御以外に、もう1つ大切な働きがあります。それは、血漿タンパク質（血漿中のタンパク質）であるアルブミンが再循環する脈管系として働いていることです（**図2－43**）。

アルブミンは、各臓器の微小循環の中で、毛細血管が静脈になる部分（細静脈）において、血管内から組織間隙へと流れ出します。しかしアルブミンは、毛細血管を通り抜けるには分子量が大きすぎ、

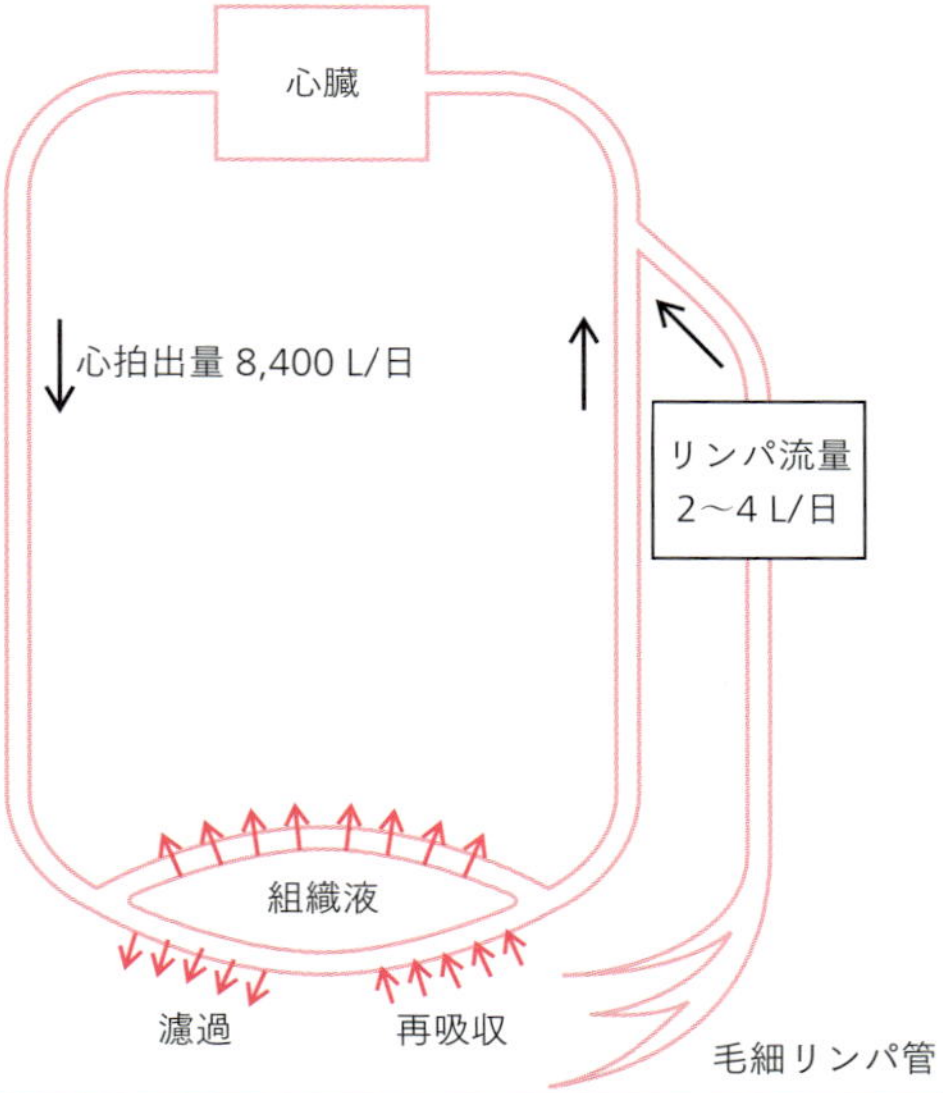

	濾過	再吸収	リンパ流量
水分	20 L	−16〜18 L	=2〜4 L
血漿タンパク質	80〜200 g	−5(?)g	=75〜195 g

図 2-43　血漿タンパク質、特にアルブミンの生体内再循環機構

［Landis, Pappenheimer：Handbook of Physiology. American Physiology of Society, 1963. より改変］

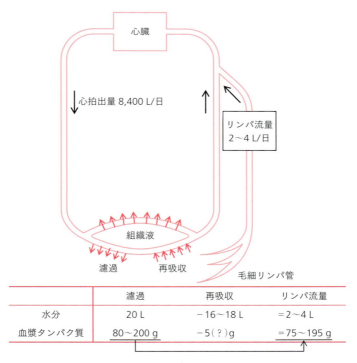

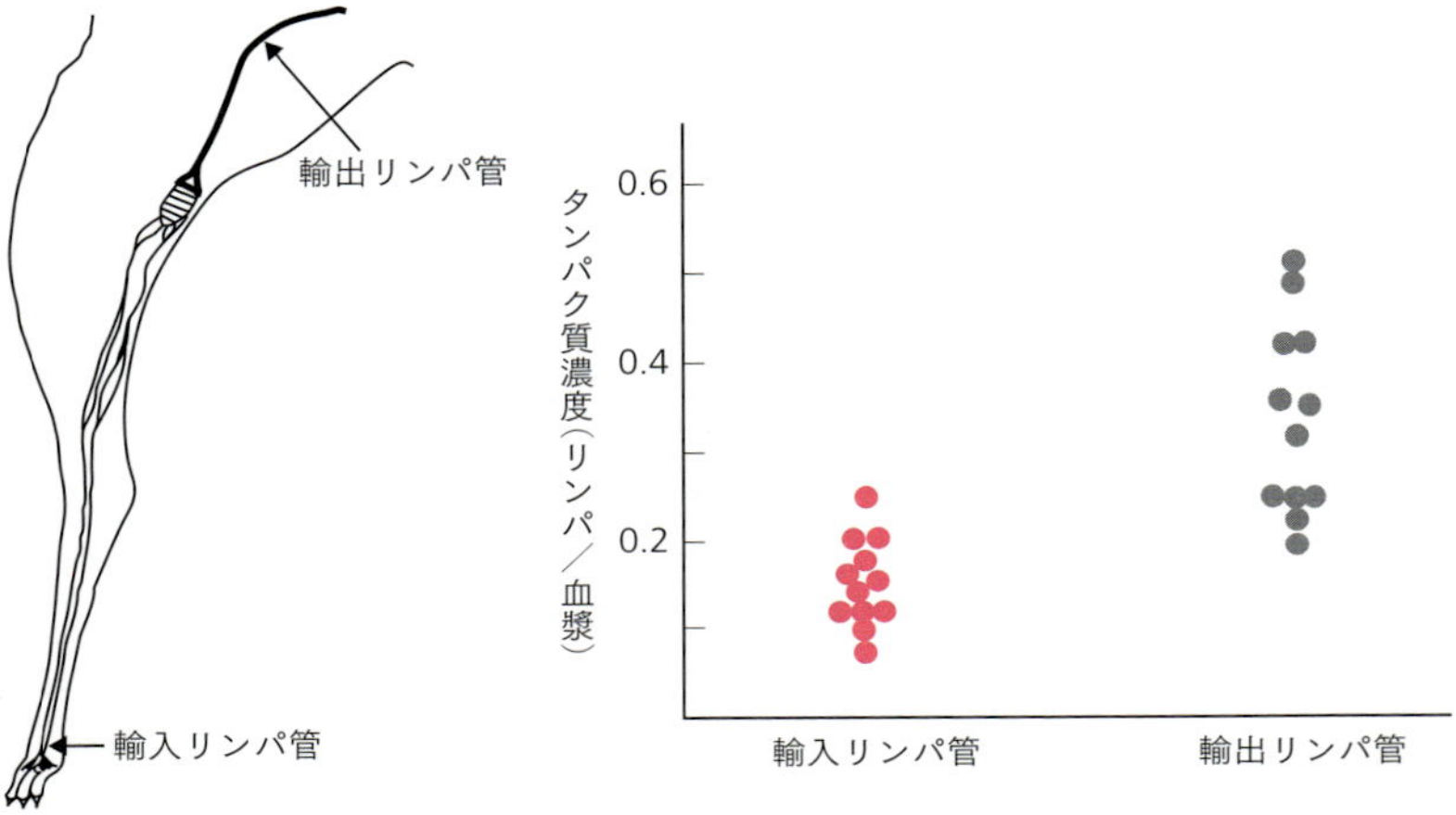

図 2-44　イヌ膝窩リンパ節におけるタンパク質（アルブミン）濃縮機構

［Knox P, Pflug JJ : The effect of the canine popliteal node on the composition of lymph. J Physiol 345, 1-14, 1983.］

そのままでは血液中に戻れません。そのため、周囲の老廃物や代謝産物、余分な水分などと結合してまず毛細リンパ管に入り、リンパ節、胸管を経て静脈系に戻っていくのです。

同時に、リンパ液中のアルブミンは、リンパ流量が多いほど、リンパ節で濾過され濃縮されます（**図 2-44**）。輸入リンパ管を流れるリンパ液のアルブミン濃度にほぼ比例して、あらゆる種類のリンパ球が輸出リンパ管に放出されます。放出されたリンパ球は、血管とリンパ管のパトロールにあたります。つまりリンパ液中のアルブミン濃度が高くなるほどリンパ球のパトロールが手厚くなるのです（**図 2-45**）。

したがって、組織間液が十分にあり、十分な睡眠によってリンパ循環が維持されていれば、体の**自然免疫**が高まることになります。これが江戸時代の『養生訓』によって庶民の間に伝わった健康維持法の科学的根拠につながる可能性があるのです。

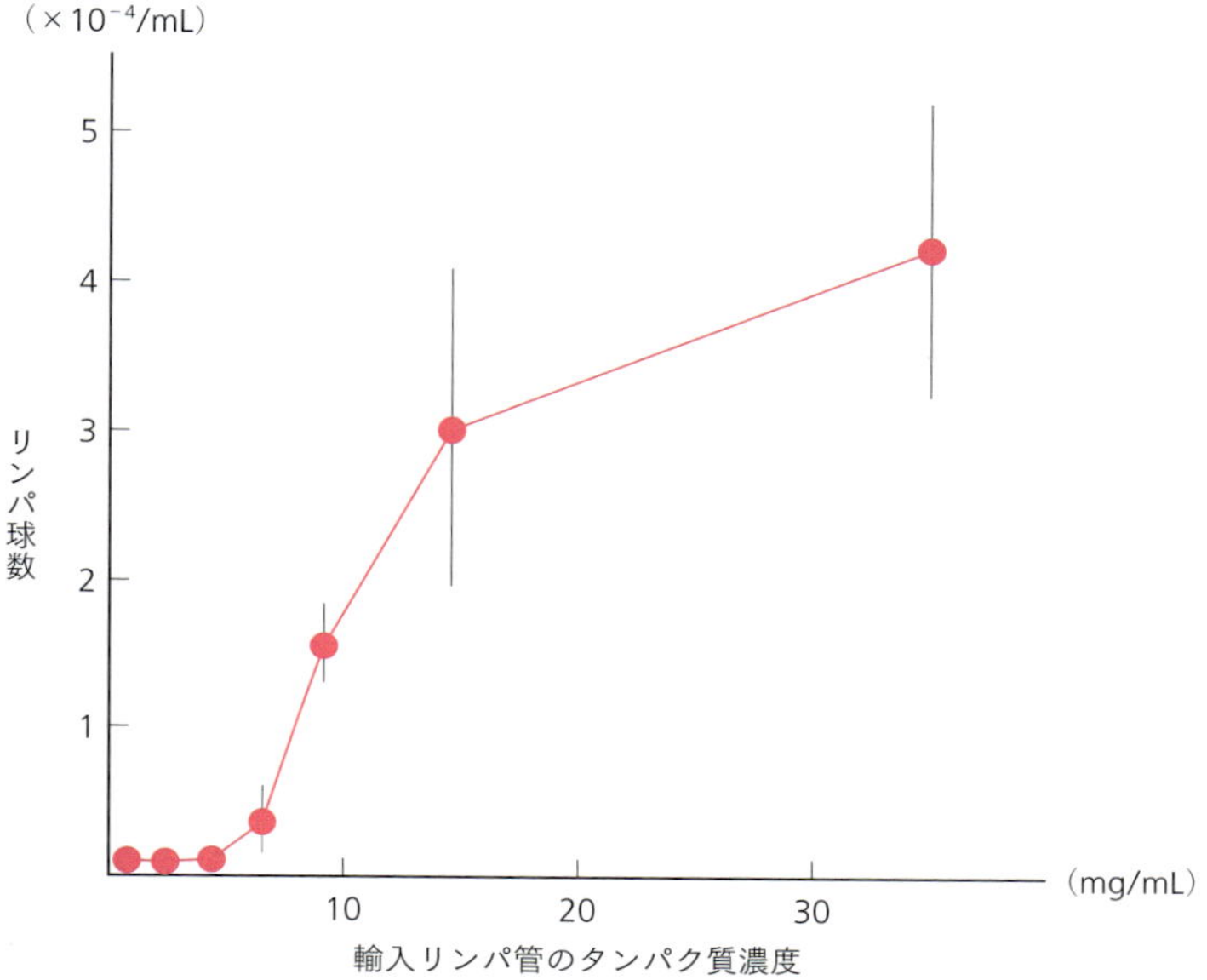

a　輸入リンパ管のタンパク質濃度とリンパ節からのリンパ球動員数との関係

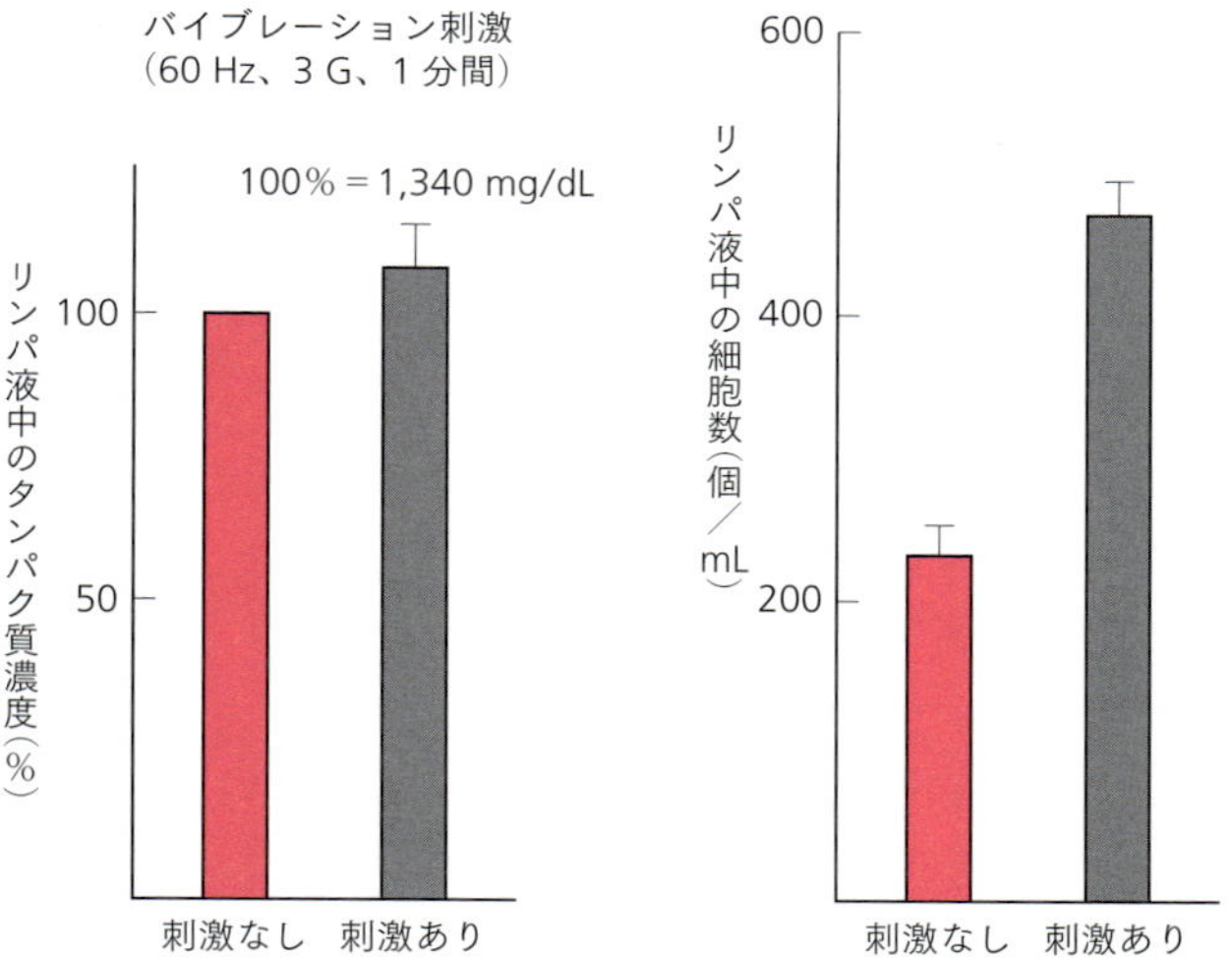

b　バイブレーション刺激によるイヌ後肢輸出リンパ管のリンパ液内タンパク質濃度とリンパ球数の変化

図 2-45　リンパ液のタンパク質濃度とリンパ球数の関係

[Knox P, Pflug JJ : The effect of the canine popliteal node on the composition of lymph. J Physiol 345, 1-14, 1983.]

神経　消化と吸収

15

寝転がって飴玉をなめると何が起きる？

キーワード　嚥下反射／喉頭蓋／排便反射／誤嚥性肺炎／嘔吐反射

物を飲み込む運動をスローモーションでやってみよう

まず、物を飲み込む時の口の動きを再現してみましょう。よく噛んで、飲み込める大きさになったら舌の上に載せ、口の中の天井（口蓋）に当て、天井をこするようにして食べた物を口の奥まで運ぶと、あとは自動的に飲み込んでしまいます。これを**嚥下反射**といいます。

さらにゆっくりやってみましょう。まず、舌の先を前歯の裏の部分に軽く押し当てます。次に、その舌先を口の天井に沿って奥のほうへ移動させていくと、最初硬く（硬口蓋）、さらに奥にいくと軟らかい部分（軟口蓋）があるのがわかりますね。そこまでいくと、あとは勝手に飲み込んでいるはずです。つまりこの嚥下反射は、普通の反射運動が無意識に起こるのとは異なり、自分の意思で始めます。そのあとは、自分の意思ではなく、いわゆる反射運動になります。

日常生活の中で、物を食べている時間は限られています。そのため、それ以外の時間は、口から吸い込んだ空気が食道や胃に流れ込まないよう，喉頭と食道の間が閉じています。あわせて，物を食べた時に食べた物が気管に入らないように，気道の入り口に**喉頭蓋**という蓋が付いています（図2－46）。手術などで全身麻酔をする際，人工呼吸器を取り付けるチューブを気管に挿入しますが，そのチューブが食道に入ってしまう危険性があることを，ぜひ覚えておいてください。

ヒトは食べることと排泄することを自分の意思で行う

嚥下反射と同じように，自分の意思が関与する反射運動がもう1つあります。それが**排便反射**です。ヒトは，自分の意思で肛門の出口にある外肛門括約筋の開閉をコントロールし，トイレに行くまで排便を我慢できるようになっているのです。

すなわち人間は，食べることと排泄することを，自分の意思で行うようにできているということです。ですから，たとえ体が不自由になったとしても，なるべく自分の意思で食べたい，介護者に無理に口に物を入れられたりしたくないと思うのは自然なことです。同じように，床に臥す時間が長くなっても，ベッドの隣に簡易トイレを置くなどして自分の意思で排泄することが大切です。便利だからと言って，安易に紙オムツを付けるのはよくありません。人間としての尊厳を保つ基本は，自分の意思で行う反射をできるかぎり維持することだと思います。

寝たまま食べると誤嚥性肺炎の原因に

嚥下反射のしくみを理解していれば，寝ながら物を食べるなど「もってのほか」であることがわか

A 摂食と嚥下の概略図

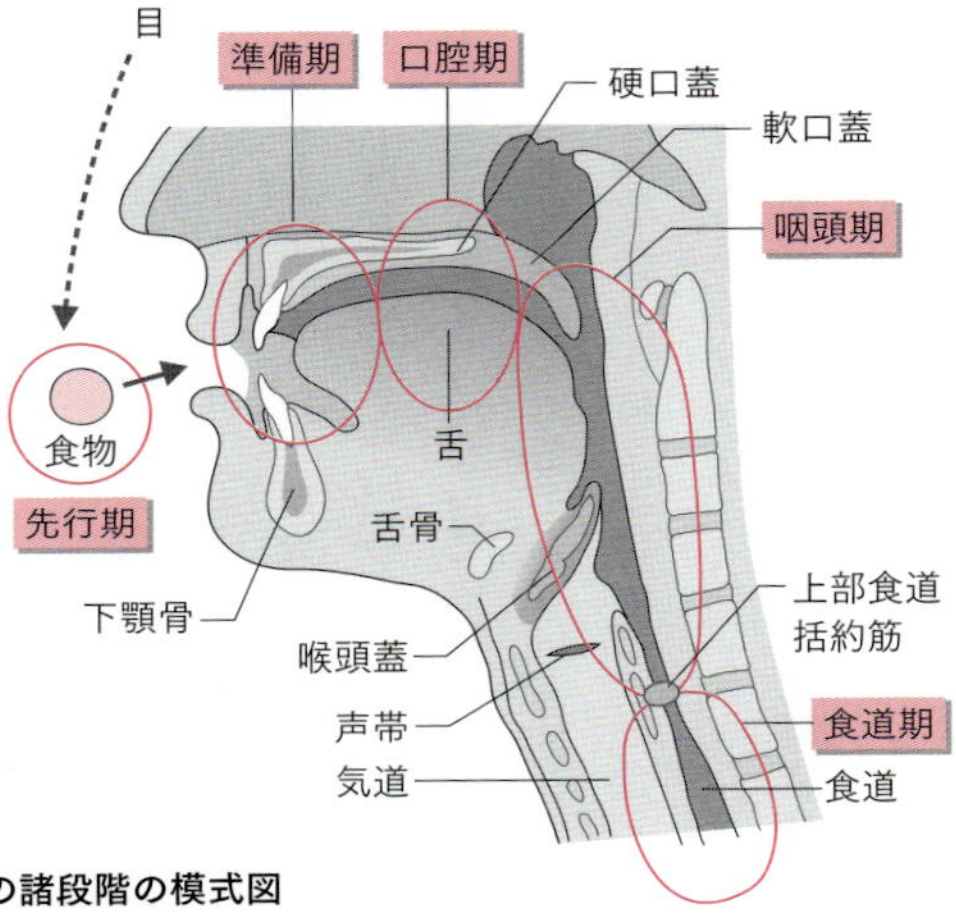

B 嚥下の諸段階の模式図

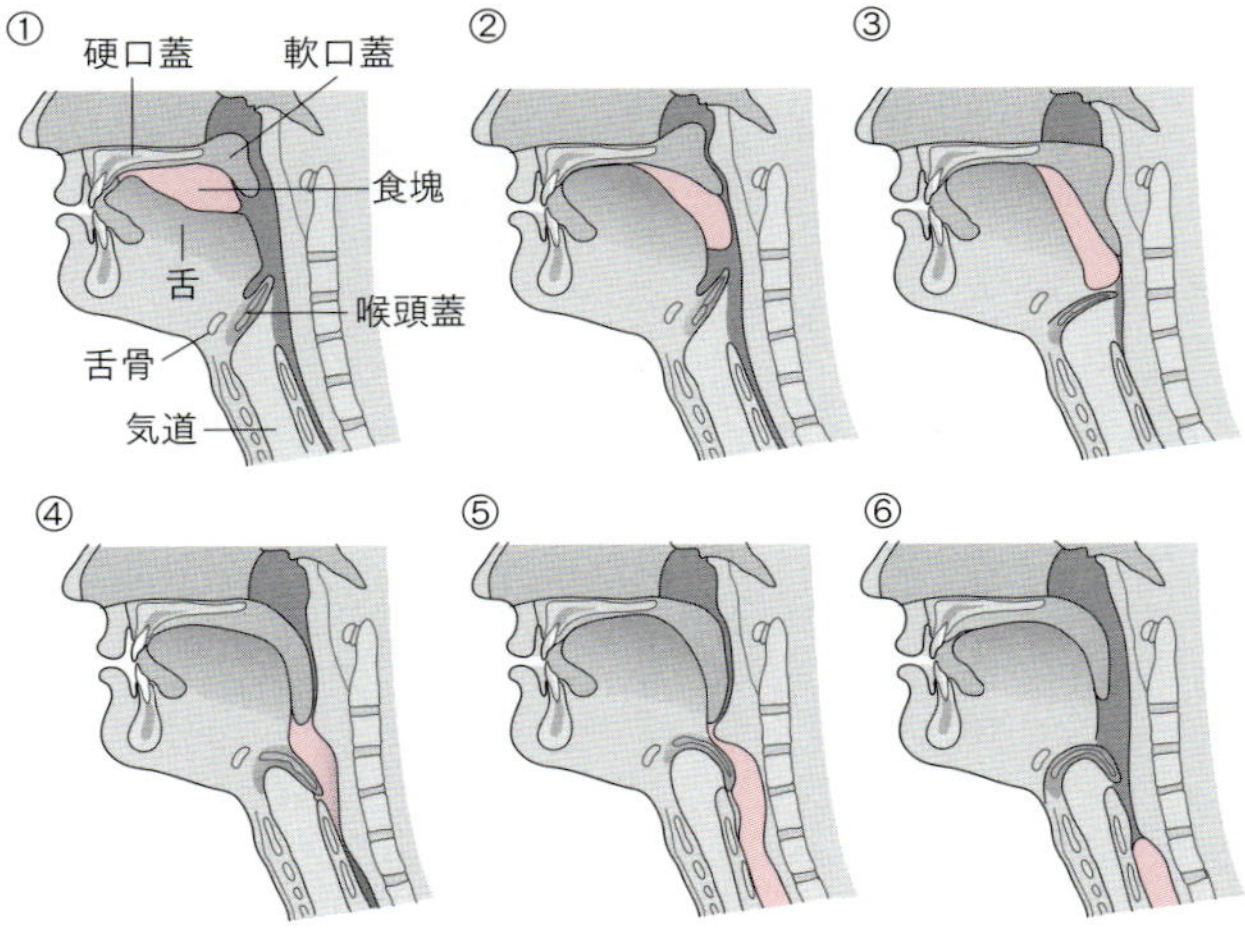

図 2-46　口腔・咽頭の構造（A）と嚥下のメカニズム（B）

［酒井秀紀：食物の摂取と輸送，小澤瀞司，他(監修)：標準生理学(第 8 版)．p 816，医学書院，2014 より引用・転載］

るでしょう。

寝ながら物を食べると、重力に逆らって食べ物を口の天井に当てることになり、それに失敗するとむせてしまいます。たとえば、きちんと座った姿勢で食べても、きな粉の付いたお餅などがむせやすいのは、口蓋に当てて奥に移動させにくい食べ物だからです。子どもが、飴玉を横になって遊びながら口に入れたりすれば、それが気道に落ちて、気道をふさぐ事故が起こりやすくなります。気道がふさがると息ができません。喉頭鏡や気道カテーテルなどを使って早急に摘出しないと、窒息や**誤嚥性肺炎**を引き起こしてしまいます。

同じことが、高齢者介護施設で行われているスプーンフィーディング（介護者がスプーンで口の中に食べ物を入れる方法）にもあてはまります。自分の意思によって飲み込む反射が起こっていないところへ、食べ物が入ってくるのですから、誤嚥性肺炎を起こしやすくなり、時に死に至ることすらあるのです。

食事をする時は、ベッドに寝ている人も必ず体を起こします。子どもも、テーブルの前にきちんと座って食べる習慣をつけましょう。

嚥下反射を利用すれば、胃カメラもスムーズに挿入できる

食道や胃などを検査する道具の1つに胃カメラがあります（図2-47）。口から食道・胃に曲がりやすいカテーテルを挿入し、粘膜表面の状態を目で見て観察する方法です。人間ドックや健診などでしばしば行われていますが、むせる人もたくさんいます。どうしたらむせないで済むのでしょうか。カギは嚥下反射です。

私たちの体には、無理に物を口に入れられると吐き出す反射（**嘔吐反射**）が備わっています。その

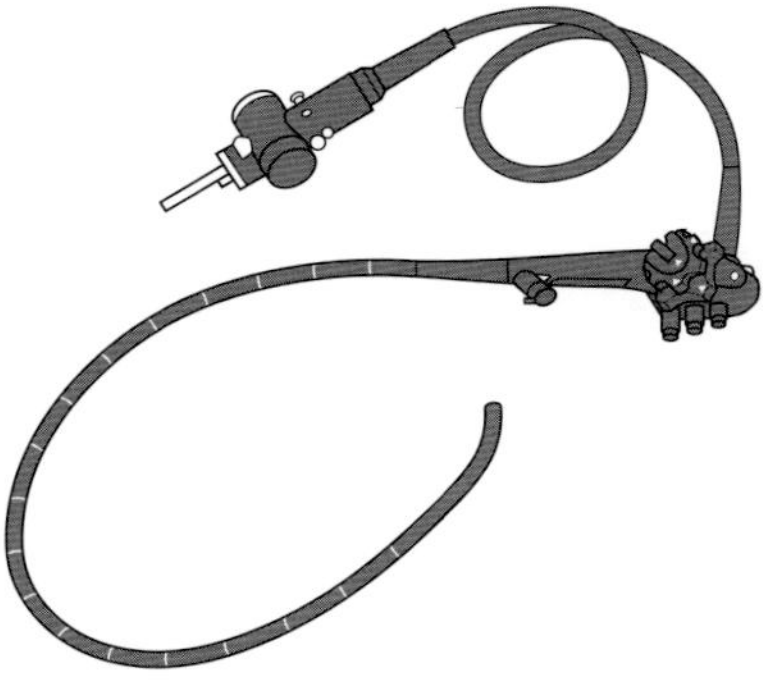

図 2-47　胃カメラ

ため、胃カメラの検査前は必ず絶食をして胃を空っぽにし、さらに、口の奥に局所麻酔薬を吹き付けます。そうした前処置を十分にしているのにもかかわらず、むせたとしたら、それは検査を行う医療者が嚥下反射のことを忘れていたためかもしれません。

まず、胃カメラは、その先端でまず硬口蓋をこすり、嚥下反射で喉頭蓋が閉じるタイミングに合わせて挿入すれば、食道にスーッと入っていきます。胃カメラが入ると、気道の一部である咽頭や喉頭が細くなるので、患者さんにはゆっくり鼻から息を吸い込んで腹式呼吸をしてもらうのも大事なポイントです。嚥下反射の基本的なしくみを知っていると、無理なく胃カメラ検査を終えることができるでしょう。

また、気管にカニューレを入れる検査でも、嚥下反射や嘔吐反射が起こらないようにしたいものです。気管の内腔を観察する気管支ファイバーは、こうした反射を避けるために、喉頭蓋が開いた状態で鼻腔から挿入します。

このように生理学的知識は、さまざまな臨床場面で活用できるのです。

腎機能　循環　代謝

16

尿の色や回数だけでわかる病気があるって本当？

キーワード
ウロビリノーゲン／ビリルビン／胆汁／乳化現象／腸肝循環／ステルコビリノーゲン

夏に運動すると尿の色が濃くなる

夏の暑い日に運動すると、トイレに行く回数が減ります。そんなときの尿は、いつもより色が濃く、匂いも異なることに気づくはずです。そして水をたくさん飲むと、今度は急にトイレに行きたくなり、何度もトイレに行くことになります。そうすると尿の色は次第に薄くなり、透明に近づいていきます。このような、尿の色や回数、その量の変化には、すべて生理学的な理由があるのです。

尿の色はウロビリノーゲンはヘモグロビンのヘムから作られる

尿の色は、尿の中にあるウロビリノーゲンという物質の濃度を反映しています。**ウロビリノーゲン**

は、膀胱や尿道などに存在している酸素と反応してウロビリンとなります。このウロビリンの量によって尿の色が決まるのです。ウロビリンの量が多いほど、尿の色は茶色くなります。

したがって尿の色から体の状態を知るには、ウロビリノーゲンについて知る必要があります。

ウロビリノーゲンの代謝は、第2章1で説明した赤血球の寿命と関係しています。赤血球は、体中の細胞に酸素を送り届けますが、約120日（4か月）経つと、円盤形を保てなくなり、脾臓に吸収されます。脾臓で、赤血球に含まれていたヘモグロビンは、ヘムとグロビンに分離します。グロビンはタンパク質なので再利用されますが、ヘムからはFe^{2+}が外れて、分子構造の鎖が開き、ビリルビンという物質ができます（図2－48）。

ビリルビン（間接ビリルビン）は水に溶けにくいため、血液中のタンパク質と結合して、特殊な静脈系である門脈を通って脾臓から肝臓に運ばれます。肝臓では、肝細胞によって代謝され、水に溶けるビリルビン（直接ビリルビン）になります。

直接ビリルビンは、胆管を通って**胆汁**の一成分として分泌されます。胆汁の色は、直接ビリルビンを反映し、黄褐色をしています。ちなみに、胆汁はコレステロールや胆汁酸を含んでいますが、消化酵素は含んでいません。

尿の色は肝臓の状態を現している

その後、胆汁の中に溶けたビリルビンは十二指腸へ流れていきます。十二指腸において、胆汁は、脂肪分が水分に溶けやすくなるように作用します。これを**乳化現象**といいます。胆汁色素である直接ビリルビンは、小腸の内腔でウロビリノーゲンに転換されて小腸で吸収され、一部は腎臓から尿中へ排

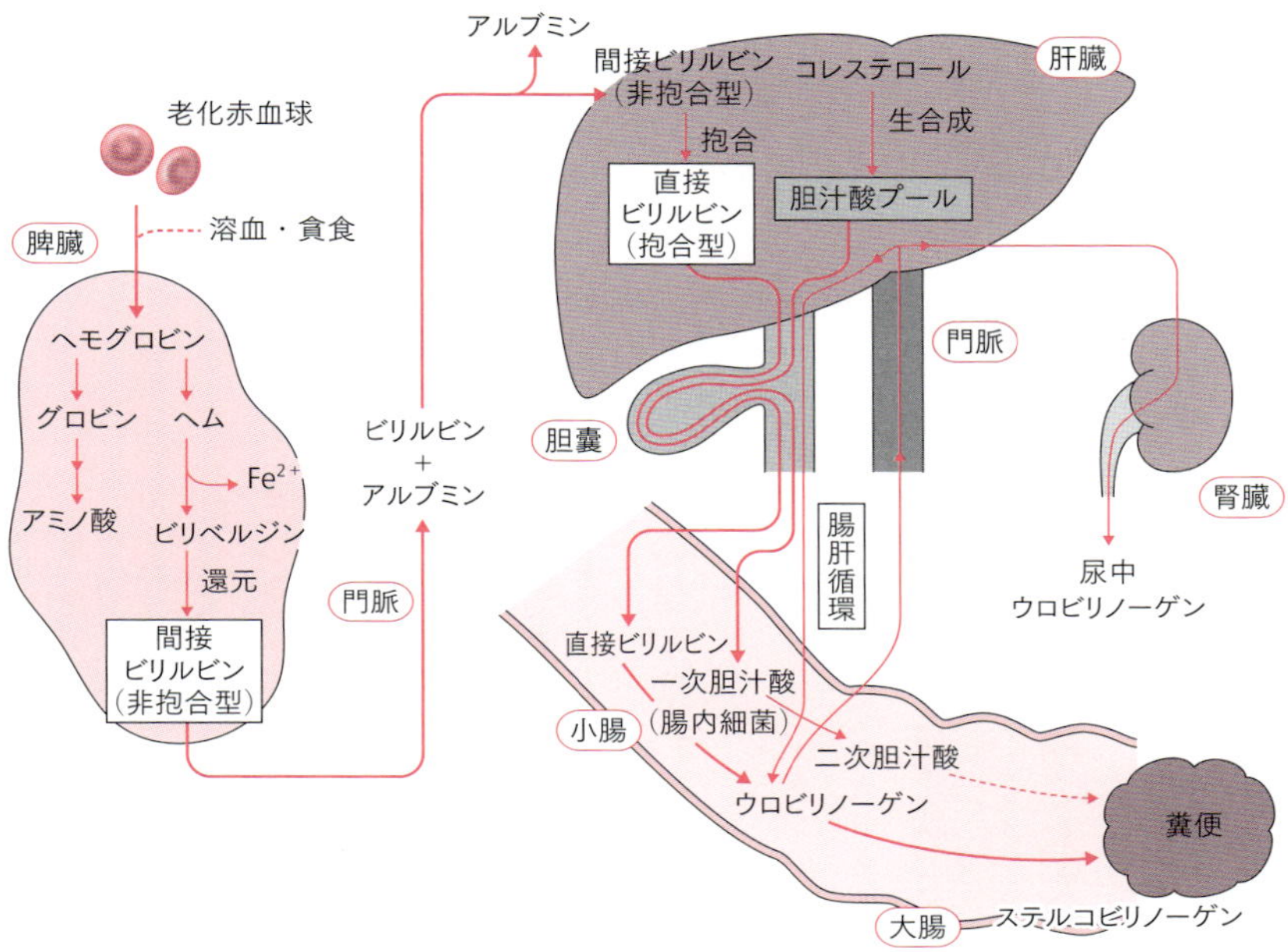

図 2-48　胆汁酸の腸肝循環、ビリルビンの排泄

泄され、一部は肝臓でもう一度代謝される回路に行きます（図2-48）。これが**腸肝循環**です。

肝臓に急激な病態（急性肝炎などによる急性肝障害）が起こると、腸肝循環で肝臓に回ってきたウロビリノーゲンを代謝できなくなります。その結果、血液中のウロビリノーゲンの大部分が尿中に排泄され、尿はコーヒーのような黒褐色になります。つまり、尿の色は肝臓の状態を現しているのです。発熱と倦怠感があり、尿の色が黒くなってきたら、急性肝炎を疑ってみる必要があります。

ビリルビンが尿に出てくることもある

総胆管から十二指腸のファーター乳頭までの間に障害物があり、胆汁が通れなくなると、肝臓で代謝されて胆汁中に出てくるビリルビンは、血液中に流れ込み、腎臓から尿中へ排泄されることがあります。たとえば、胆汁の通過障害を起こす胆石症や膵頭部癌などでは、尿の色にビリルビンの黄褐色が反映し、いつもより濃く茶褐色になってきます。

このように、尿の量は変わらないのに、尿の色だけが変わってきたら、体の中で起こっている病気の前兆かもしれません。

便の色をつけるのはステルコビリノーゲン

一方、十二指腸でできたウロビリノーゲンの一部は、腸を通過している間にステルコビリノーゲンという、便の色を作る物質に変わります。胆汁の通過障害があるとこの通路が塞がれるため、便に色をつけることができず、便の色が灰白色になります（灰白色便）。

尿の量が変わると色も変化するのは、健康な証拠

尿の色は、ウロビリノーゲンの濃度や直接ビリルビンの含有量で変化するわけですから、分母となる尿量が変われば、健康な人でも尿の色が変化します。例えば、水をたくさん飲めば尿の色は薄くなり、たくさん汗をかいて脱水状態になれば、尿の色は濃く、黄褐色が目立つようになってきます。

夜間の尿に隠された秘密

健康な人では、就寝前に多量の水分を摂取していないかぎり、夜間就寝中に、排尿に起きることはまずありません。しかし男女とも50〜60歳を過ぎ、性ホルモンの分泌が低下する更年期に入ると、

夜間に何度かトイレに起きる人が出てきます。その要因は、加齢などによって膀胱の壁が硬くなり、膀胱に溜められる尿量が減少すること、神経障害などによって膀胱が過活動になり、十分な尿量に達していないのに膀胱内圧が上昇してしまうことが考えられます。そこで眠りが浅くなった時に排尿反射が誘発され、尿意を感じてトイレに起きるようになるのです。

ほかに、心臓のポンプ機能の低下や、下腿に重度なむくみのある高齢者では、就寝して60～90分でトイレに起きてしまう人がいます。これはなぜでしょうか？　横になって重力の作用が軽減すると、下腿から心臓に戻る静脈血や、胸管から静脈角へ戻るリンパ流量が増加します。その結果、循環血液量が増すとともに血中の抗利尿ホルモン濃度が低下して、利尿が促進され、排尿反射が促されると考えられます。就寝後60～90分後に起きるのは、レム睡眠後で眠りが浅くなっていて、尿意を感じやすくなっているからなのです。

こうしたことから、尿の色と量は、健康状態を把握する上で大切な指標となります。日々の生活の中で、気に留めておくとよいでしょう。

17

たくさん汗をかくと喉が渇いておしっこが遠くなるのはなぜ？

体液　腎機能

キーワード 晶質浸透圧／膠質浸透圧／浸透圧受容器／下垂体／バソプレシン／神経分泌ホルモン／尿崩症／熱中症／脱水症

しょっぱい物を食べると喉が渇いて水が飲みたくなる

しょっぱい物を食べただけで、喉が渇いてお茶が飲みたくなったことはありませんか？　こうした反応が起こるしくみを知っていると、日々の健康管理にも役立ちます。

第2章14で述べたように、細胞外液の1つである血液には、主な電解質としてNa^+とCl^-が含まれています。出血などで血液が失われた時、とりあえずこれを補うために利用されているのが、生理食塩水でしたね。濃度0・93％の食塩水を「生理食塩水」とよんでいるのは、これが血液の浸透圧濃度とほぼ同じだからです。つまり、血液の浸透圧濃度はほぼNaClの濃度によって決まり、塩分（NaCl）の高い食事を摂ることで血液の浸透圧濃度は上がります。すると、体はこの濃度を薄めようとして、NaClの溶媒として水を欲するのです。

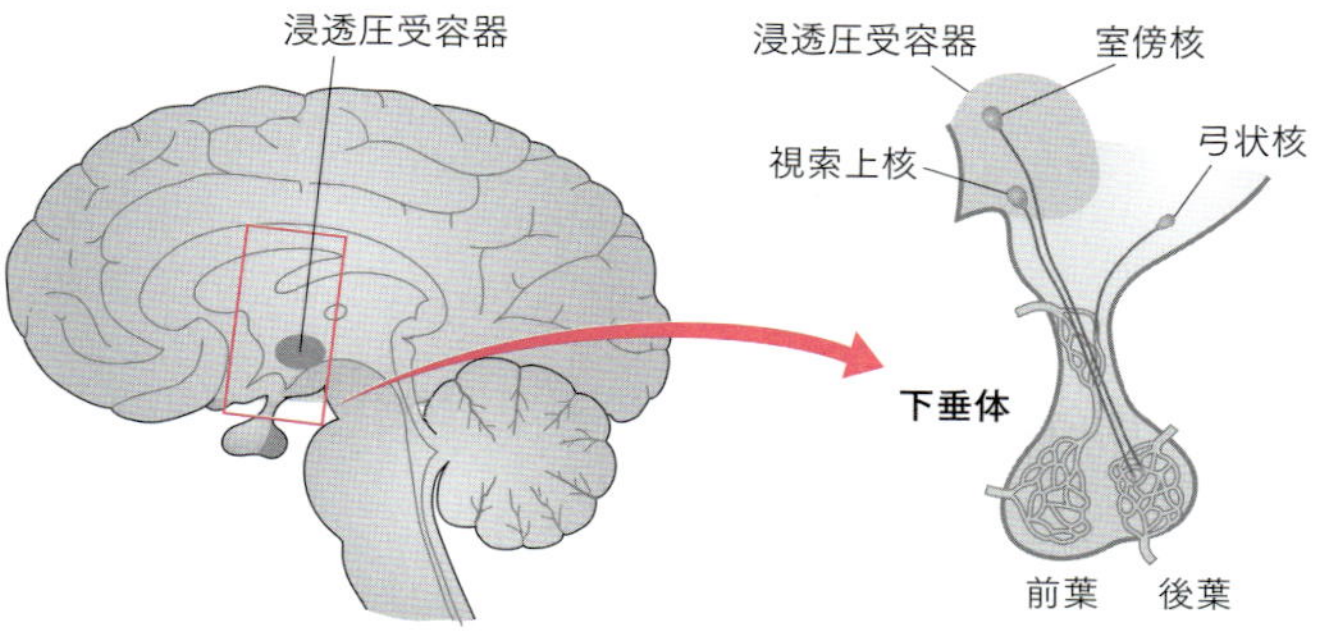

図 2-49　視床下部の浸透圧受容器

［河原克雅：尿濃縮と希釈，小澤瀞司，他(監修)：標準生理学(第 8 版)．p 771，医学書院，2014 より引用・転載］

視床下部の晶質浸透圧モニターは1％の変化でもキャッチする

細胞膜内外の水分移動は、Na^{+} や Cl^{-} といった電解質や、ブドウ糖などの濃度によって決まる浸透圧の差で起こります。これを**晶質浸透圧**（血漿浸透圧）といいます。ちなみに、毛細血管での物質移動は、おもにアルブミン濃度による浸透圧の差で起こり、これを**膠質浸透圧**といいます。

晶質浸透圧をモニターしているのが、間脳の視床下部に分布している**浸透圧受容器**です（図 2-49）。この受容器はきわめて敏感で、ほんの1％の変化でもキャッチできるしくみになっています。したがって、食事がちょっとしょっぱいぐらいでも、この浸透圧受容器はすぐに作動するのです。

バソプレシンの働きで尿量が減り、体内に水分が保持される

体の中では、晶質浸透圧濃度が1％でも上下すると、図 2-50のような反応が起こります。晶質浸透圧濃度を元の値に戻そうとするしくみです。

水を飲む前には、口渇感（喉が渇いたという感覚）が生じますが、この口渇感を引き起こすセンサーも浸透圧受容器の近くにあります。

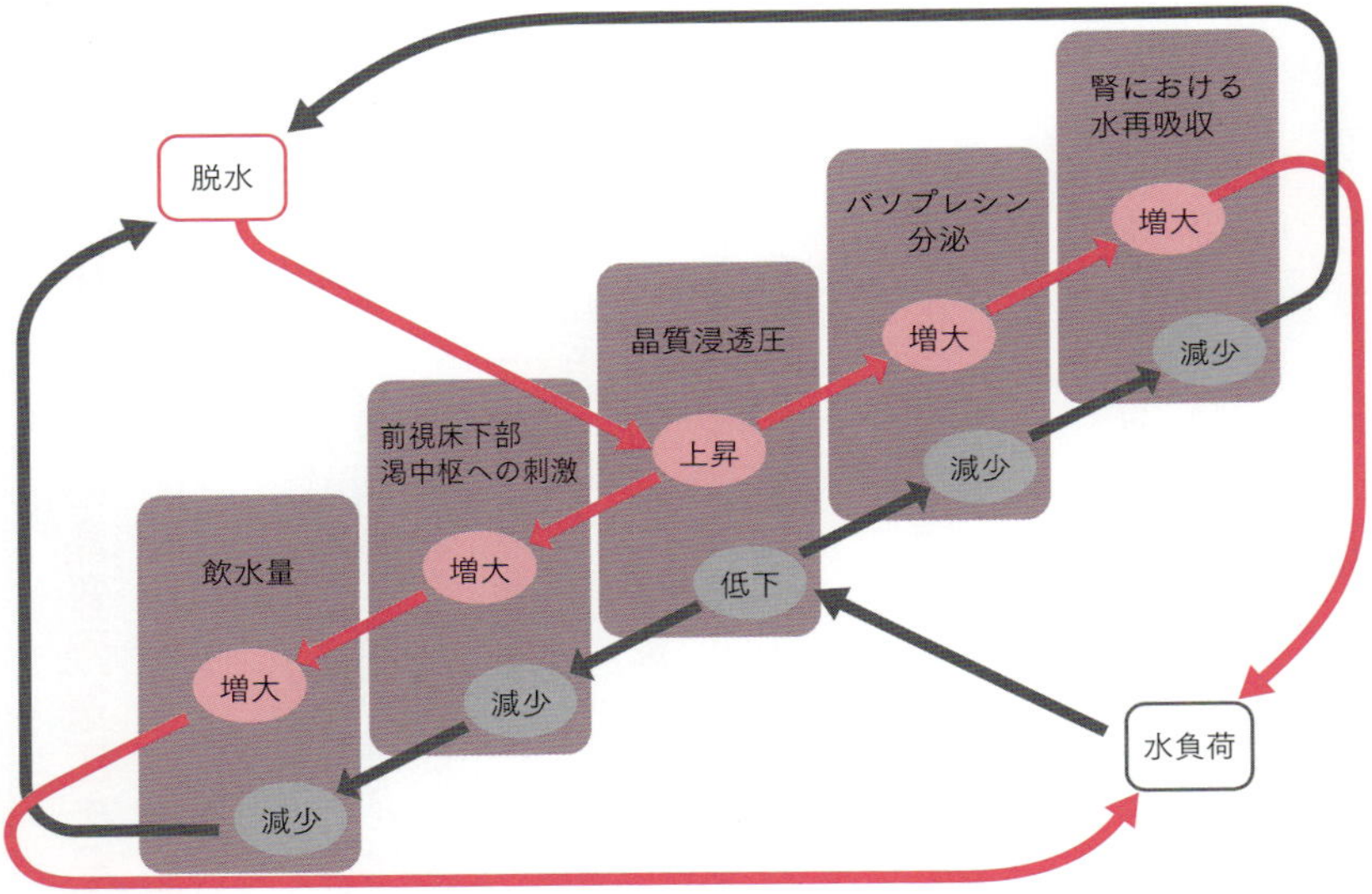

水負荷とは急激に大量の水を飲んだような状態をいい、脱水とは細胞外液(主に血漿中の水分量)が急激に低下してしまったような状態をいう。

図 2-50　体液浸透圧を調節するしくみ

また、腎臓において水分の再吸収が促進されると、尿量が減ります。これは、血液中の水分をできるだけ保って晶質浸透圧の濃度を低下させ、元に戻そうとするしくみの1つです。腎臓での水分再吸収には、間脳の前方にある下垂体が関わっています。

脳の**下垂体**は、前葉・中葉・後葉の３つの部分に分かれています。尿量を調節するホルモンは、**バソプレシン**［ADH（antidiuretic hormone：抗利尿ホルモン）］といい、後葉から分泌されています。

バソプレシンは、ほかの臓器から分泌されるホルモンとは、分泌のしくみが異なります。まず、脳の下垂体後葉に連結した神経細胞が、バソプレシンを産生して後葉に貯えます。そして、浸透圧受容器から情報を受け取ると、迅速にバソプレシンが分泌されます。神経細胞が直接ホルモンを産生することから、バソプレシンは**神経分泌ホルモン**とよばれます。（第1章1・3頁参照）

バソプレシンは、晶質浸透圧濃度とほぼ比例して（**図2－51**）、1％単位の変化に応じてその分泌量が増減します。そして、バソプレシンが最高濃度（12～16pg／mL）に達すると、腎臓の尿産生の最終プロセスにあたる集合管に作用して（**図2－52**）、水だけを再吸収できるチャネル（アクアポリン：水チャネル）に働きかけ、最大限の力で尿中の水分を体の中に戻します。その時、私たちの体は1分間に約0・5mLほどのごくわずかな尿しか生成しなくなります。逆に、バソプレシンがほとんど分泌されないと、1分間に約25mLの尿が体外に出ていってしまいます。これを**尿崩症**といいます。

晶質浸透圧の上昇により、体内の水分が総動員されて起こるのが熱中症

暑い日にたくさん汗をかくと、血液中の水分や微量の塩分が、汗とともに体から出ていってしまい、血液中の晶質浸透圧濃度が大きく上昇します。すると、98～100頁で説明したしくみが発動して、水

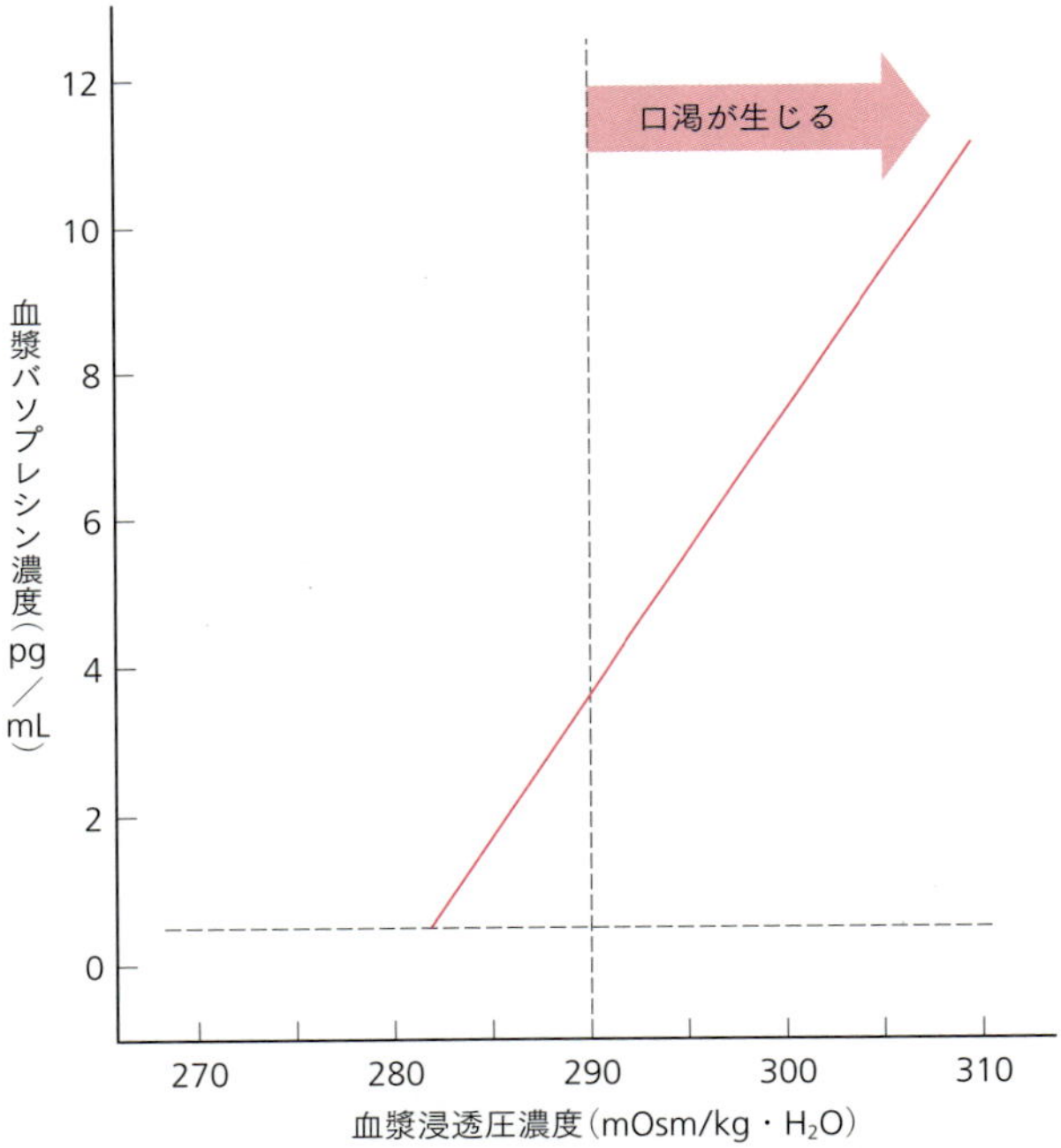

図 2-51　正常人の血漿浸透圧濃度と血漿バソプレシン濃度との関係

［Dunn らを改変］

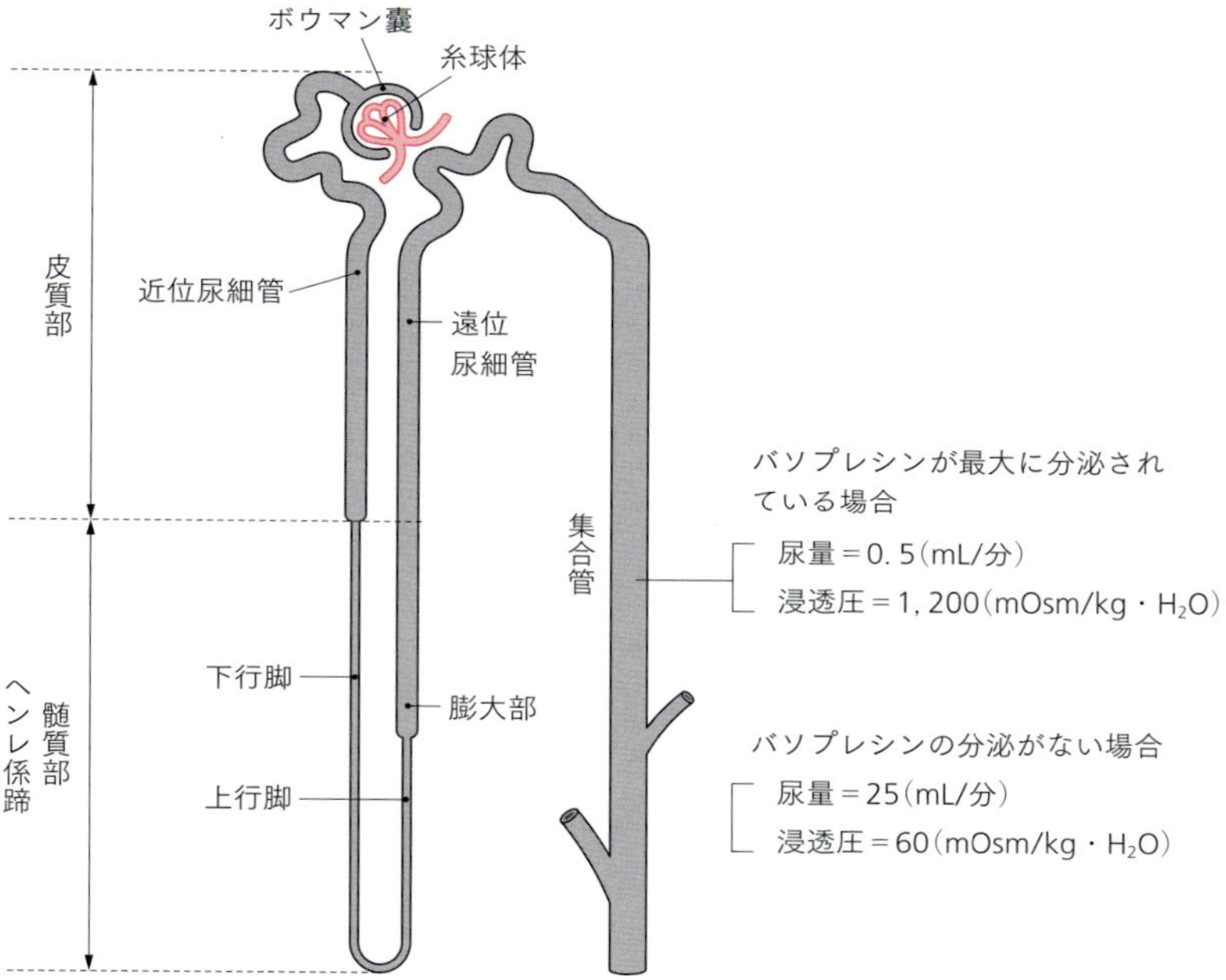

図 2-52　集合管における尿量調節

が飲みたくなります。同時に、バソプレシンが最大レベルで分泌され、産生される尿量は、1時間あたり約 30 mL にまで減り、おしっこの間隔が長くなってくるのです。

これがさらに進むと、体は組織間隙にある水分を血液に移動させて利用します。それでも対応できなくなると、細胞内液の水分まで絞り出すことになります。これが重度の**熱中症**であり、細胞の機能が低下して、命の危険にさらされます。

汗が出なくなった状態で水分をたくさん飲むと、急に汗が噴き出します。これは**脱水症**の特徴の1つで、汗の材料となる水分が補充されたことの現れなのです。この状態ではまだバソプレシン濃度は十分に下がらないので、尿の回数は増えません。さらに水分を飲むと、ようやくバソプレシン濃度とともに血液中の浸透圧濃度が下がり、その結果バソプレシン濃度も下がり尿が出るようになります。

内分泌 生殖

18

女性の基礎体温で妊娠がわかるのはなぜ？

キーワード 低温期／高温期／エストロゲン／排卵／プロゲステロン／絨毛性ゴナドトロピン／月経

基礎体温には低温期と高温期がある

基礎体温は、毎朝起きてすぐ、0・01℃の精度で測定できる体温計を舌の下に入れて測定します（舌下温）。健康な成人女性の基礎体温は、図2-53のようにほぼ4週間を1周期として上がったり下がったりしています。基礎体温の低い期間を**低温期**、低温期より平均0・3℃以上高い期間を**高温期**といいます。基礎体温が低温期と高温期の二相性になるのは、女性の体内で分泌されるホルモンの働きによります。

脳の下垂体は、ホルモンの分泌をコントロールしており、女性の基礎体温の周期にも深く関わっています。

まず低温期では、下垂体の前葉から卵胞刺激ホルモン（follicle stimulating hormone：FSH）が分泌され、

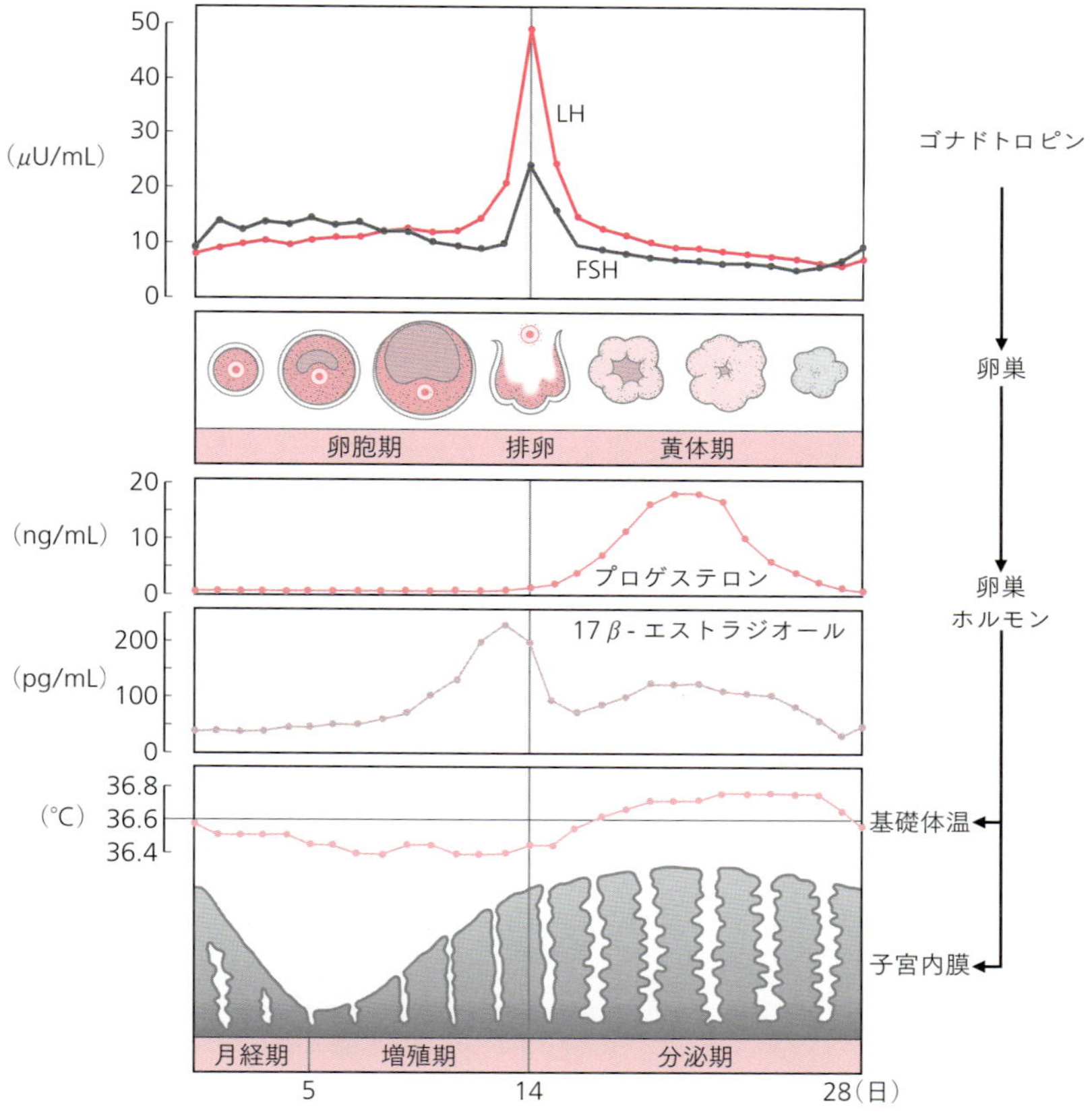

図 2-53　月経周期に伴う変化

[Midgley, 1973 より改変]

卵巣にある卵胞が成長して大きくなります。卵胞は、**エストロゲン**というホルモンを分泌しており、卵胞が成長するにつれてエストロゲンの分泌量も増えていきます。エストロゲンは、子宮の内膜に作用し、子宮に入ってきた受精卵が子宮内膜に着床し、そこで育っていける環境を作ります（図2－53）。同時に、血中エストロゲンの濃度変化を間脳の視床下部でモニターしており、その濃度の上昇により、卵胞が十分に大きく育ったことを感知し、視床下部から黄体化ホルモン分泌ホルモン（luteinizing hormone－releasing hormone：LH－RH）を分泌して、脳下垂体前葉にその情報を伝えます。すると、脳下垂体前葉から黄体化ホルモン（luteinizing hormone：LH）が分泌され、十分に発育した卵胞から卵子を卵管に放出します。これが**排卵**です。

卵子が放出されてできた卵巣の隙間は、黄体という組織で埋められ、その組織から**プロゲステロン**（progesterone）というホルモンが分泌されます。プロゲステロンは、増殖した子宮内膜から受精卵の着床を維持するための物質を分泌するとともに、基礎体温を約0・3℃上昇させます。つまり、基礎体温に高温期があるということは、このプロゲステロンが正常に分泌されていることを示しています（図2－54）。

高温期が何日続くと、妊娠の可能性が高いのか？

卵子が、卵管の途中で精子と出会って受精すると、受精卵ができます。この受精卵が子宮内膜にたどり着くと、そこで育っていけるように、プロゲステロンは卵巣の黄体から引き続き分泌されます（妊娠黄体）。すると、基礎体温は高温期が長く続きます。

では、高温期が何日以上続いたら、妊娠したと思っていいのでしょうか？

答えは「20日以上」です。というのも、受精しなかった場合は、卵巣の黄体が排卵後ほぼ12〜14日で消え、子宮内膜が剝がれて月経が起こるからです（図2－53）。とはいえ、月経周期には個人差が大きく、28日周期の人もいれば、40日周期の人もいます。どちらの場合も「20日間以上」なのでしょうか？　実は、この月経周期の差は、排卵前の期間の差によるものなのです。排卵から月経までの期間、すなわち、黄体からプロゲステロンが分泌される日数には、個人差がほとんどありません。したがって、高温期が少なくとも20日以上続いたら、妊娠の可能性が高くなります。

受精卵が子宮内膜に到着すると、子宮内膜に胎盤という妊娠の指標となる特有の組織ができはじめます。胎盤には絨毛という細胞群があり、**絨毛性ゴナドトロピン**というホルモンを分泌します。市販されている妊娠検査薬は、尿に含まれるこのホルモンを検出しているのです。

不妊治療のための研究が避妊に転用されてしまった「オギノ式」

卵子が受精しなかった場合のプロゲステロンの分泌期間に個人差がほとんどないことを発見したのは、産婦人科医の荻野久作先生です。荻野先生は、不妊治療に役立てるために排卵日を知る方法として、女性ホルモンの周期を研究しました。ところが荻野先生が発表した論文に基づけば、受精可能な期間（排卵前後1〜2日±精子の生存期間1〜2日）に性行為を避ければ、器具などを使わなくても避妊できると捉えられ、「オギノ式避妊法」として広まってしまったのです。しかし、排卵日はさまざまな要因で変動するので、避妊法としては確実性に欠けます。また性感染症を予防する観点からも、現在では推奨されていません。

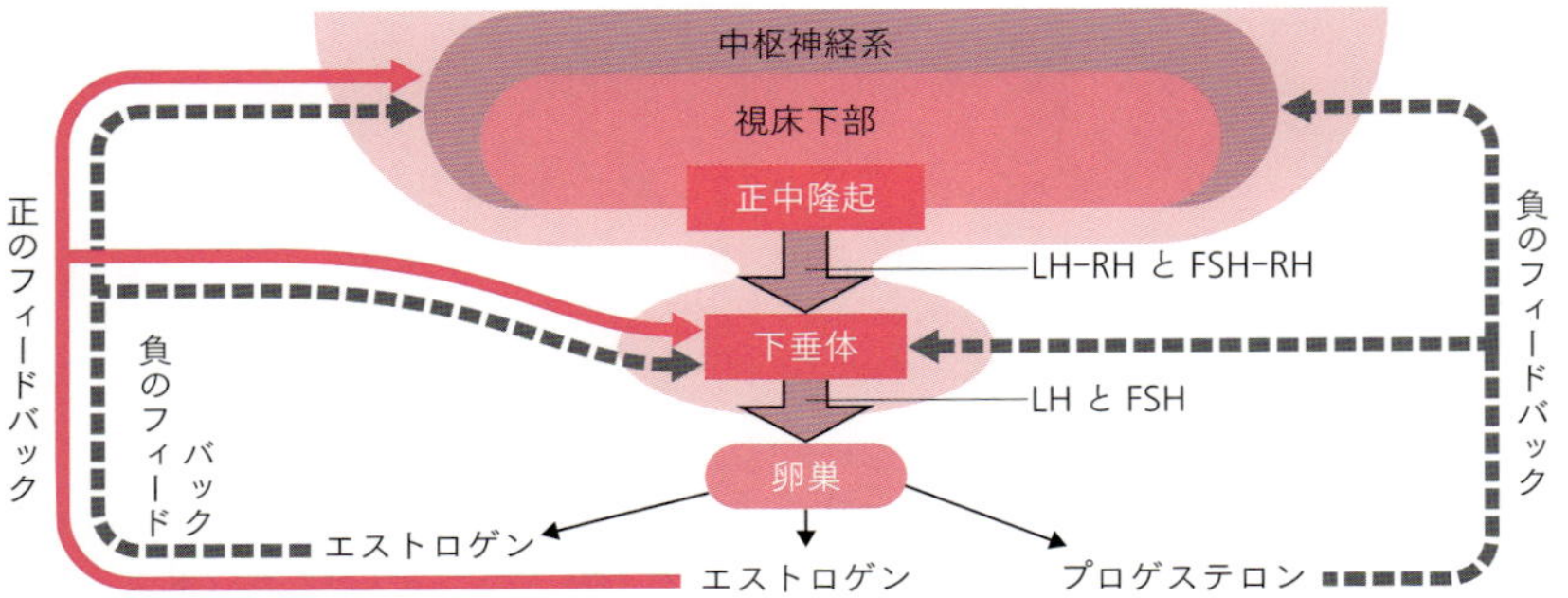

図 2-54　視床下部－脳下垂体－卵巣系のフィードバックループ

［廣重力：ゴナドトロピン―性ホルモン，本郷利憲，他（編）：標準生理学（第 3 版），p 817，医学書院，1993 より引用・一部改変］

月経周期はＦＳＨとエストロゲンによって変わる

黄体から分泌されるプロゲステロンは、妊娠が成立しなかった場合、排卵から12～14日で減少し、増殖して分泌期にあった子宮内膜が自然に剝がれてきます（図 2－53）。これが**月経**です。卵巣や子宮が正常に働き、妊娠していない女性には、ほぼ1か月に1回、この月経が訪れます。

子宮内膜の剝離がはじまると、次の卵子の発育を促すために、下垂体前葉からのＦＳＨの分泌量が増えます。女性によって月経周期が違ったり、生活環境などで周期が変わるのは、ＦＳＨの分泌と、卵胞からエストロゲンが分泌されるまでの期間が違うためです。この2つのホルモンは、視床下部を介してバランスをとっているので、視床下部がストレスなどを感知すると、月経周期は容易に変化します。

女性の更年期障害はエストロゲン減少が原因

卵巣が排卵機能を失い、卵胞からのエストロゲン分泌量が低下する時期が、女性の更年期です。個人差はありますが、40代後半から50代前半に訪れることが多いようです。

女性の更年期には、エストロゲンの減少に基づく体調の変化が起こります。

郵　便　は　が　き

料金受取人払郵便

本郷局承認

2349

差出有効期限
平成32年1月31日
まで

切手はいりません

113-8739

（受取人）

東京都文京区
本郷郵便局私書箱第5号

医学書院

「生理学」編集室 行

(MB-4)

◆ご記入いただきました個人情報は，新刊案内・正誤表の送付等に使用させていただきます。詳しくは弊社ホームページ（http://www.igaku-shoin.co.jp）収載の個人情報保護方針をご参照ください。

ご芳名　　年齢　　歳

ご住所　1. 自宅　2. 勤務先　（必ず選択）

〒　－

e-mail：

ご職業　学生：医学・薬学・看護・PT・OT・その他（　）
医療職：医師・薬剤師・看護師・PT・OT・その他（　）
一般の方：会社員・研究職・教職・その他（　）

学校名（学年）/ 勤務先（専門科名）

『生きている しくみがわかる 生理学』読者アンケート

このたびは本書をお買い上げいただき，誠にありがとうございます。

今後の企画のために読者の皆様の率直なご意見をお寄せいただければ幸いです。何卒ご協力いただきますようよろしくお願いいたします。

＊回答は該当する数字を○で囲み，必要に応じて(　)内にご記入ください。

●**ご購入の動機：**1. 書店で見て　2. インターネットで見て　3. 弊社 HP より　4. 知人の紹介　5. その他(　　　　)

●**本書の活用法：**1. 授業の予習・復習用として　2. 授業の教材として　3. 患者さんへの説明資料として　4. ご自身の教養書・実用書として　5. その他(　　　　)

●**記述のレベル：**1. 難しい　2. ちょうどよい　3. わかりやすい　4. やさしすぎる　5. その他(　　　　)

●**イラスト：**1. 難しい　2. ちょうどよい　3. わかりやすい　4. やさしすぎる　5. その他(　　　　)

●**その他，本書の感想やお気づきの点，「こんな本が読みたい」などのご要望がございましたらお書きください。**

＊具体的なご提言等をお寄せくださいました方には，図書カードを贈呈いたします。

排卵のある女性は、一般に男性より血圧が低く、赤血球数と悪玉コレステロールが少ない傾向にありますが、これは妊娠に備えてエストロゲンが保護しているからです。エストロゲンには、コレステロールの代謝を制御する作用のほか、細静脈領域では血管透過性を亢進し、骨髄では赤血球の産生を抑制する作用があります。そのため、更年期になり排卵が止まると、悪玉コレステロールが極端に増加する女性がいます。また、急に顔がほてったり、汗をたくさんかいたり、イライラ感や不眠などの不定愁訴もよくみられる症状です。これらもホルモンのバランスの変調に原因があると考えられています。

内分泌　生殖　筋

19

男性は60歳を過ぎると足が細くなり転びやすくなるのはなぜ？

キーワード　テストステロン／タンパク質合成ホルモン／ドーピング／エリスロポエチン／骨格筋／心筋／平滑筋／横紋筋

男性にも更年期はある

更年期障害といわれる病態は、男性にもあります。

たとえば、60歳を過ぎる頃から急激に太ももが細くなり、つまずきやすくなったり、片足立ちで靴下を履こうとしてよろめいたりするようになり、転倒して骨折する人がいます。

また、握力が低下して、食事中に箸や茶碗を落としてしまったりするようになります。

ＥＤ（erectile dysfunction：勃起不全）のため性行為がしづらくなったり、ひげの発育が遅くなり、白髪が増えてきます。頭髪が薄くなるのも、男性更年期によくみられる変化です。

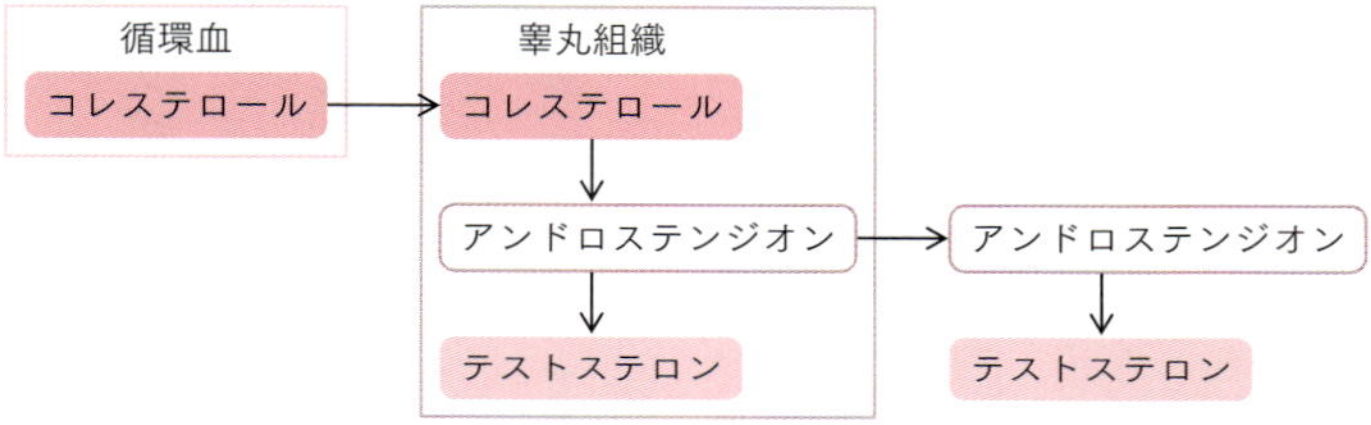

図 2-55　睾丸組織における男性ホルモン（テストステロン）の産生過程

男性ホルモンはタンパク質合成ホルモンでもある

更年期の男性にみられる一連の変化は、テストステロンという男性ホルモンの分泌量が減少することで起こります。

テストステロンは、コレステロールを材料として作られたステロイド核をもつ脂溶性ホルモンです（**図2−55**）。ステロイド核は、テストステロンのみならずエストロゲンや副腎皮質ホルモンにも含まれており、いずれもコレステロールを材料として作られています。これらはすべて脂溶性ホルモンなので、水溶性のタンパク質と結合して体内を移動しています。タンパク質と結合して高分子物質になるため、ホルモンを産生した臓器に由来する毛細血管には入れず、リンパ管を通って胸管を経て、血液中へ運ばれていくという特徴があります。最近の研究では、テストステロンが産生されているにもかかわらず、精巣からのリンパ循環が滞っているために、見かけ上の更年期障害を呈する例が報告されました。

テストステロンは、**タンパク質合成ホルモン**でもあります。そのため、テストステロンの分泌量が減少すると、筋肉、それも特に骨格筋の収縮タンパク質の産生が衰え、太ももが細くなったり、筋力が低下したりするのです。段差で足が十分に上がらず、つまずいてしまったりするのもそのせいです。

筋力増強に男性ホルモンが使われ、ドーピングの検査対象に

スポーツ界において、**ドーピング**検査の対象の1つとなっているのが、このタンパク質合成ホルモンです。かつて、テストステロンの投与によって筋力を上げ、勝とうとした選手がいました。しかし、このホルモンは、女性が使うと、ひげが生えるなどの男性化現象が起こるため、外見だけで疑われたものでした。

現在では、腎臓から分泌される造血ホルモンの**エリスロポエチン**も、赤血球の酸素運搬能を高めるために使われるようになり、ドーピング検査の対象となっています。陸上の長距離選手などが高地トレーニングをおこなうのは、この現象を利用したもので、高地の低酸素環境で運動を繰り返すことによってエリスロポエチンの分泌量を増やし、赤血球数を増加させて酸素運搬能を高める効果があります。

骨盤内の筋力低下が腰痛を引き起こす

男性ホルモン、すなわちタンパク質合成ホルモンの分泌量が低下してくると、太ももだけでなく、体全体の筋肉が萎縮してきます。なかでも、目には見えないながら重大な影響を及ぼすのが、骨盤内の筋肉です。この筋肉は、排便の時に下腹部に力を入れたり、背筋を伸ばして腰を支える時などに重要な役割を果たしています。また、臀部を支えるお尻の筋肉も著しく衰えます。

そのため、60歳を過ぎた男性は、便秘になったり、脊柱管が狭くなって神経を圧迫したり（脊柱管

狭窄）、脊椎から飛び出た椎間板や骨棘が坐骨神経を圧迫したり（坐骨神経痛）するなど、さまざまな原因で腰痛が起こりやすくなるのです。

男性更年期の筋力低下を抑えるにはストレッチ運動が有効

筋肉は大きく分けて、骨格を支えている**骨格筋**、心臓の壁を作っている**心筋**、消化管や血管や気管などの中空臓器の壁に分布している**平滑筋**、の3つに分けられます。

平滑筋は、引っ張る（伸展刺激）と、神経を仲介せずに自ら縮む性質をもちます。その性質は、引っ張る力のみならず、引っ張る速度や加速度（振動刺激に相当）によっても制御されています。さらに、血管の平滑筋は、伸展刺激を受けると細胞内の遺伝子発現を変化させ、収縮機能を失って、その性質を変えることもわかってきました。

一方、骨格筋や心筋の細胞を顕微鏡でみると、きれいな横縞模様をしているので、**横紋筋**と総称されています。横紋筋は、収縮タンパク質のアクチンとミオシンが層状に並んでいて、太いフィラメントと細いフィラメントが横に並んだ紋状構造をしています（図2−56）。アクチンとミオシンは互いに連結して橋を作っていて、その橋の数によって収縮の大きさが決まります。

通常の筋肉では、アクチンとミオシンの橋は、最大収縮を生む手前の状態に配置されていますが、ストレッチなどで筋肉を伸ばすと、最大収縮を生む理想に近い架橋ができる状態に変化します（図2−57）。骨格筋の最大収縮力を引き出すためには、収縮タンパク質もたくさん用意しておかなければなりません。

つまり、加齢で骨格筋が細くなり、収縮タンパク質が減ってきた高齢者には、激しい運動よりも、

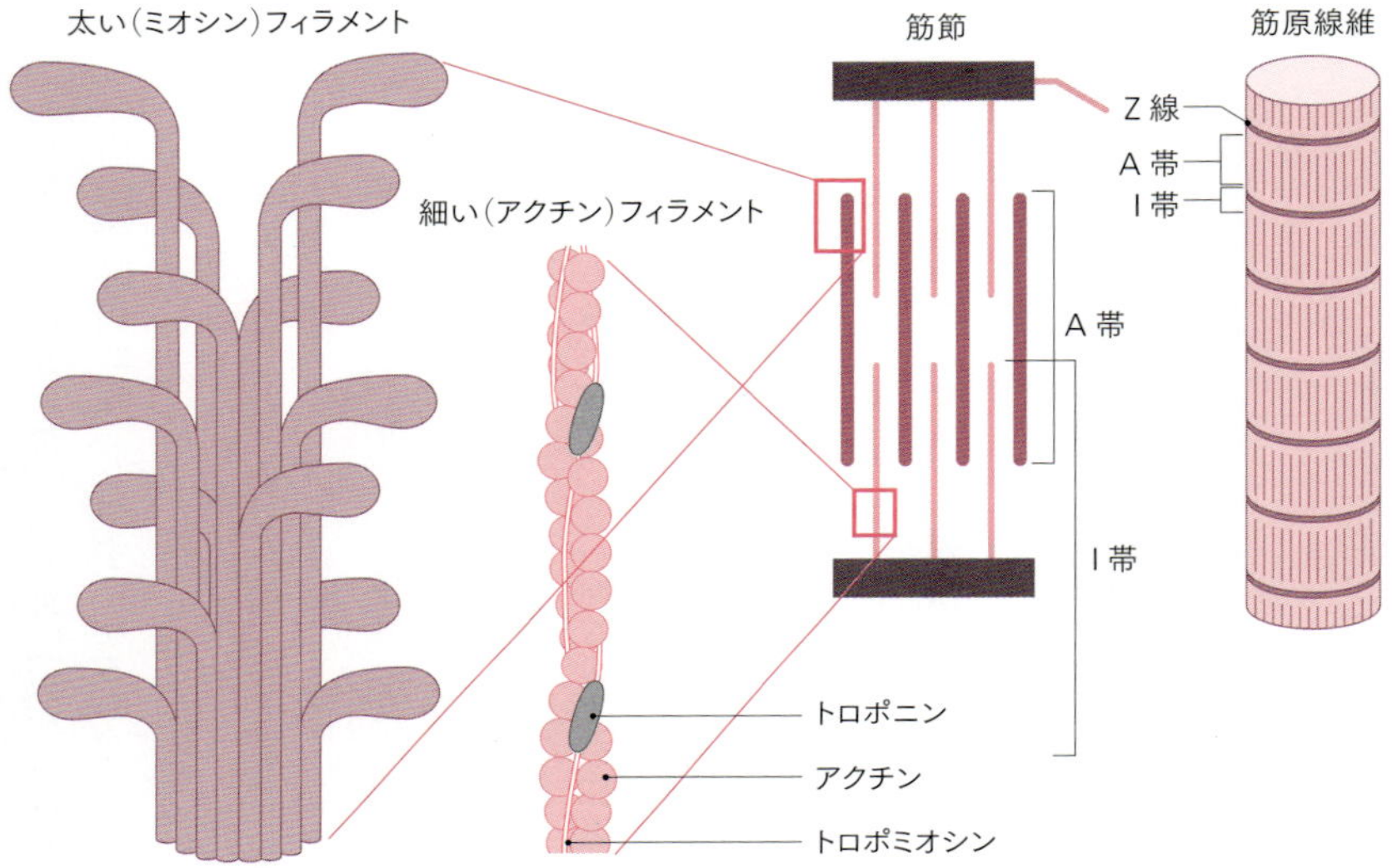

図 2-56　横紋筋の構造

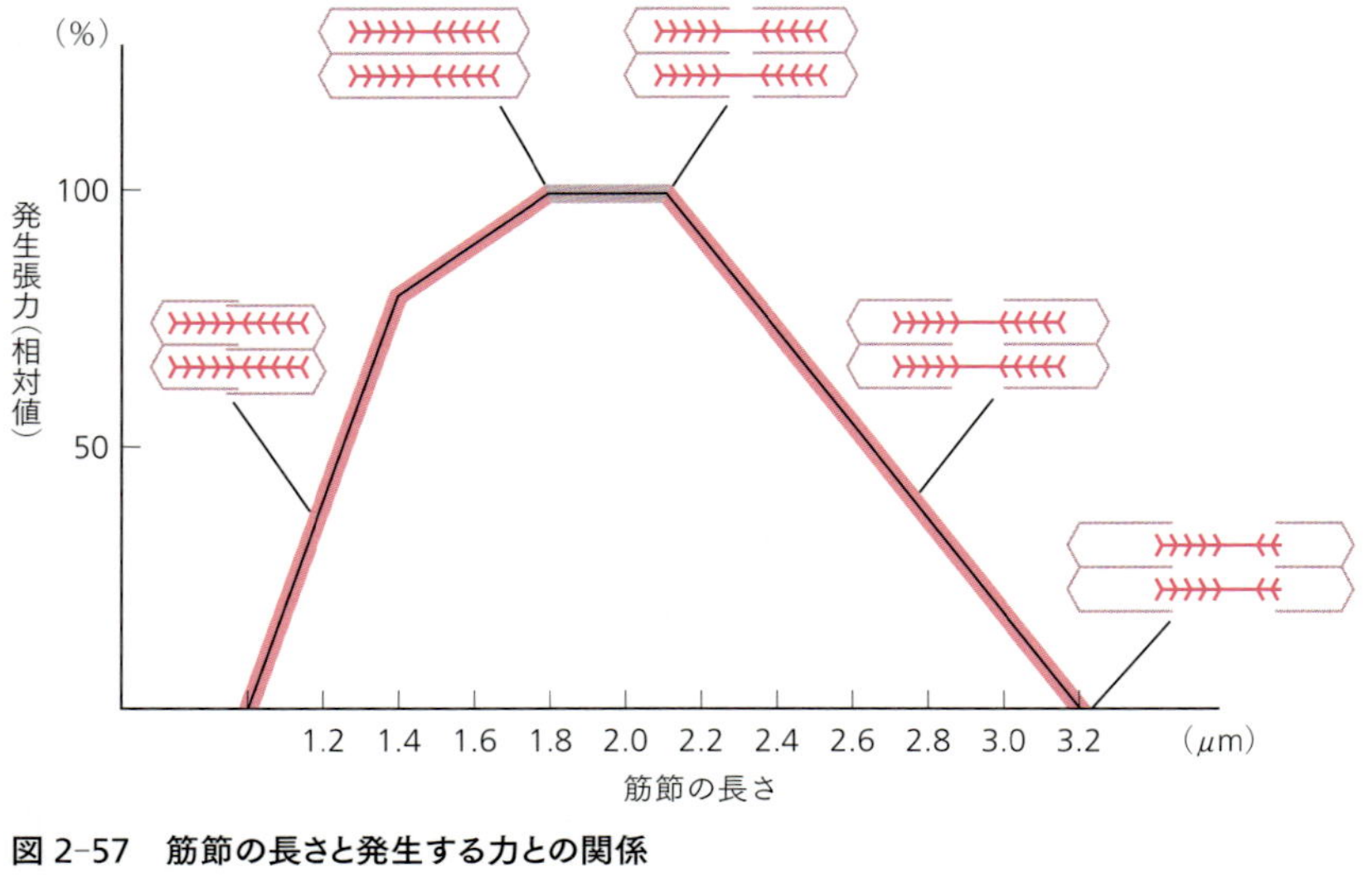

図 2-57　筋節の長さと発生する力との関係

ゆっくりと呼吸を整えながら行うストレッチ運動が必要であり、同時に適量のタンパク質の摂取も欠かせないということです。

第２章８（82頁）で述べたように、息をゆっくり吐き出しながらストレッチ運動をすると、さらに骨格筋が伸びて、伸展刺激がより効果的に筋肉へ伝わります。プロのスポーツ選手などが、試合の前後に必ず手足や体幹のストレッチ運動をするのは、そのためです。

第3章

動物性機能

自律機能　内分泌

1 パイロットや夜勤の看護師は2時間の仮眠をとることが勧められています。なぜでしょうか？

キーワード
日内リズム／メラトニン／交感神経／成長ホルモン／副交感神経／大脳／間脳／脳幹／延髄／レム睡眠／ノンレム睡眠／アンカー睡眠

太陽光の明暗で1日の体のリズムが決まる

体の細胞のいくつかには時計のような働きがあり、太陽の明るさによって昼と夜を認識し、体の働きに**日内リズム**（サーカディアンリズム：第1章1・3頁参照）を作っています。このサーカディアンリズムを作るためにまず必要なのが、太陽の光と、その光を感じる眼、その情報を伝える視神経です。視神経から伝えられた情報に従って脳の中の松果体で**メラトニン**という物質が分泌されます（**図3－1**）。このメラトニンが体の各部に働きかけて、サーカディアンリズムを作っているのです。

したがって、先天性の眼の病気をもって生まれ、明るさと暗さを区別できない人には、このサーカ

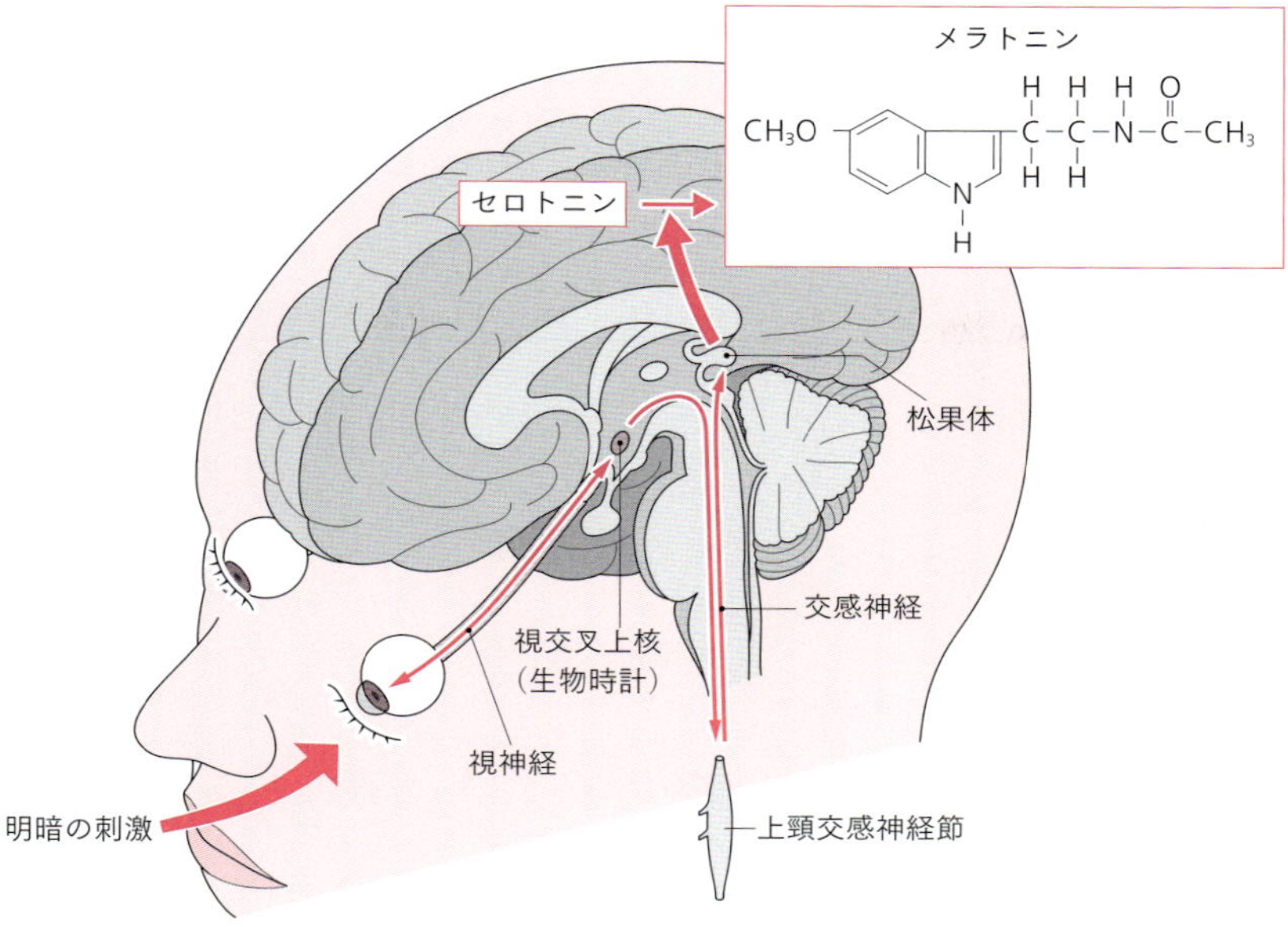

図 3-1　サーカディアンリズム形成における松果体の役割

ディアンリズムが形成されません。一方、後天的に病気などで明暗が区別できなくなった人の場合は、一度作り上げられたサーカディアンリズムが維持されることがわかっています。

体温、血圧、脈拍数にも サーカディアンリズムがある

体温を1時間ごとに測ると、**図3-2**のような約24時間を1周期とするリズムが現れます。午前3〜5時ごろが最低で、朝起きて朝食を食べる頃になると急激に上昇しはじめ、夕方5〜6時ごろに最高値に達します。その後、次第に下がって、睡眠の準備状態に入ります。つまり、夕方測った体温が37℃だからといって、「熱がある（発熱している）」と簡単には言えないということです。

体温のサーカディアンリズムは、生後10〜12か月の、ちょうど立って歩けるようになる頃に完成するといわれています。

血圧や脈拍数も、夜明け前に一番低くなり、太陽が昇るとともに上昇し、お昼ごろに最高値を示します。午後4

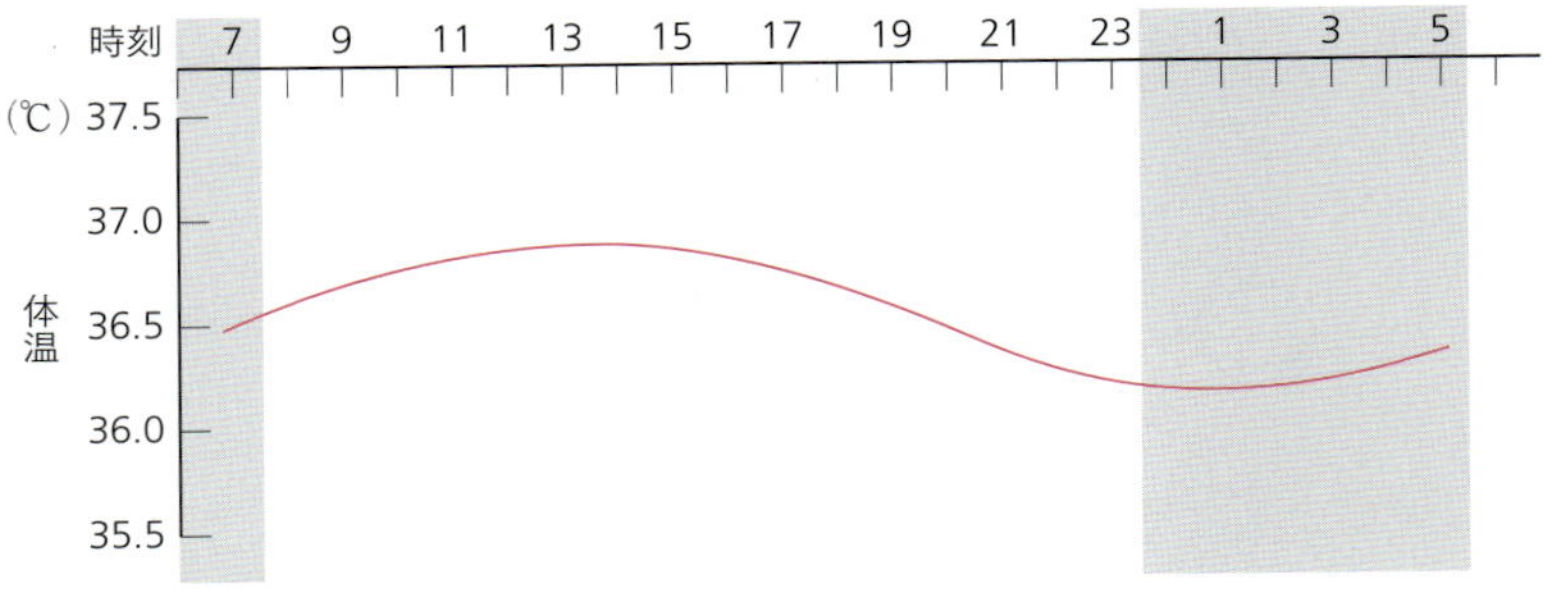

図 3-2　体温にみられるサーカディアンリズム

時ごろまで高値を保った後、次第に低下しはじめ、午後10時ごろにほぼ最低値に落ち着きます。

こうした体の働きの日内変動は、第1章1（3頁）で述べた自律神経のうち、**交感神経**の1日の変動とほぼ一致しています。すなわち、メラトニンの指揮のもとで、体温、血圧、脈拍数などとともに、交感神経もサーカディアンリズムを示しているのです。

第2章9（88頁）で述べたように、交感神経の緊張が続くと、体は疲れを感じます。ということは、サーカディアンリズムから推測して、私たちの体は午後3～4時ごろに疲れがピークに達すると考えられます。午後3時に短い休憩時間を設ける職場があるのは、生理学的にも理にかなっているといえるのです。

ことわざ〝寝る子は育つ〟の生理学的根拠

サーカディアンリズムは、**図3－3**のように、交感神経のみならずホルモン分泌にも存在することが確かめられています。

ホルモン分泌のリズムには、

①生体時計に合わせて制御されているもの（副腎皮質ホルモンのコルチゾールなど）

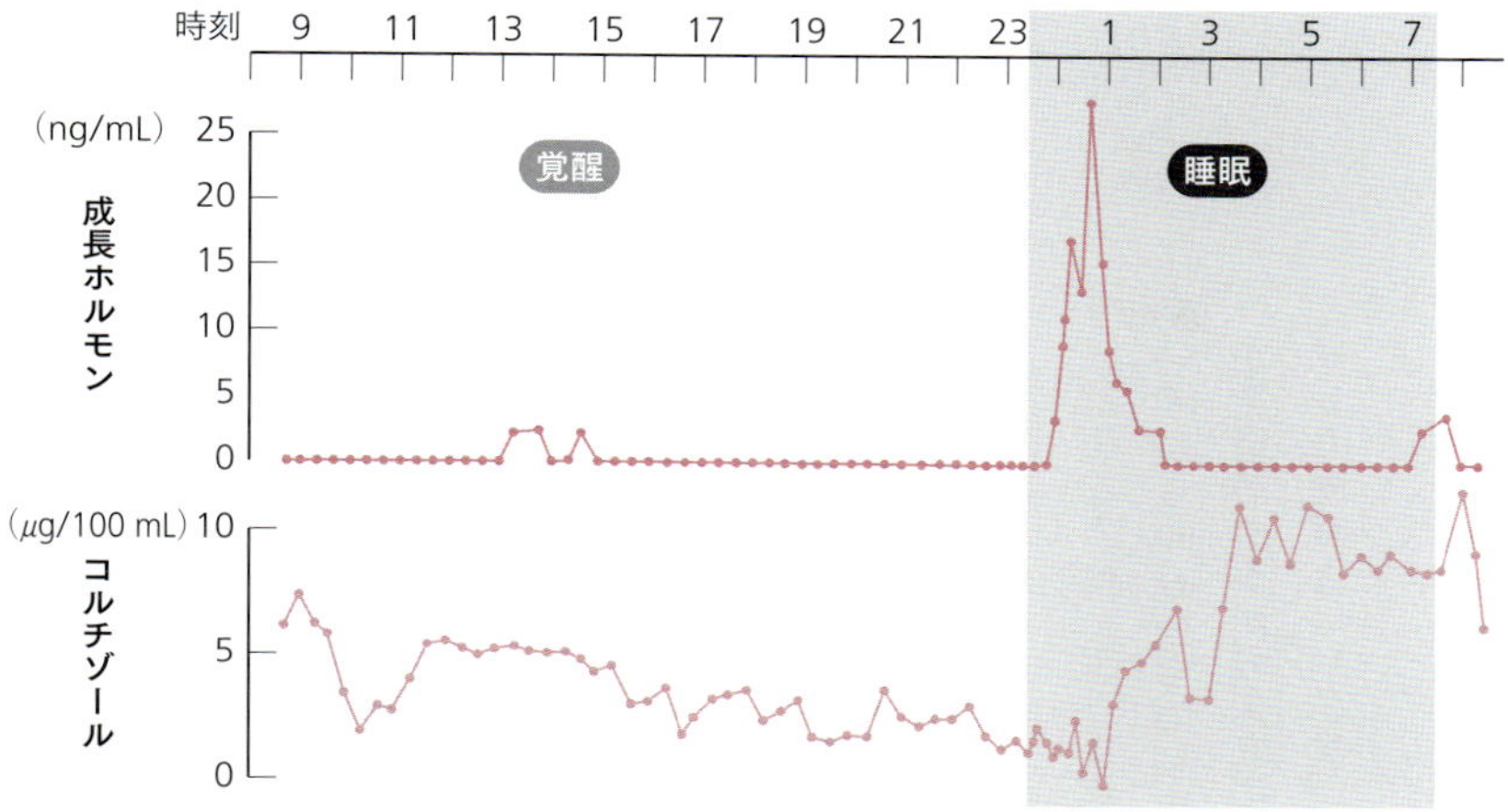

図 3-3　ホルモンの血中濃度にみられるサーカディアンリズム

②睡眠－覚醒のリズムによって制御されているもの（成長ホルモンなど）

の2種類があります。脳下垂体前葉から分泌されている成長ホルモンは、その名前の通り、全身の骨や筋の細胞に作用して、増殖・分化を促します。

成長ホルモンは睡眠中、特に睡眠が深くなりはじめた際に多く分泌されるので、寝る時間が遅くなったり、徹夜をしたりすると、その分、成長ホルモンの分泌が抑えられます。〝寝る子は育つ〟は、昔からの経験則で言われてきたものですが、生理学的根拠もしっかりあるのです。

〝眠らない脳〟と〝眠る脳〟がある

このように睡眠は、体の働きを制御するサーカディアンリズムに大きな影響を及ぼしています。

眠っている人をよく観察してみてください。まぶたを閉じて眠りに入り、意識が低下してくると、眼球が左右にゆっくり動きはじめます。眠りが深くなるにつれて、呼吸がゆっくり深くなり、骨格筋が緩み、反射運動が低下します。体温が低下し、血圧や脈拍数も遅くなり、一般的に全身の代謝も下がります。こうして交感神経の活動が低下すると、もう1つの自律神経である**副交感神経**の活動が高まります。その結果、消化管の運動が活発になり、消化・吸収が促進されます。

この大切な睡眠リズムを作っているのが、脳です。脳は、**図3－4**のように大脳、間脳、小脳、脳幹（中脳、橋、延髄）に分けられますが、これらが全部同時に機能停止すると、私たちは生きていられません。ですから脳は、睡眠中に一時的にその働きを止める〝眠る脳〟と、睡眠中も決して〝眠らない脳〟とに分かれます。

〝眠る脳〟は、私たちがものを考える中枢である**大脳**です。睡眠中、思考を休むことでリフレッシュし、次の活動に備えているわけです。

睡眠をコントロールして大脳を〝眠らせる脳〟は、大脳の底部にある**間脳**と**脳幹**にある中脳です。一方、睡眠中も不眠不休で働いている〝眠らない脳〟が脳幹にある**延髄**です。延髄が働いてくれるおかげで、眠っていても呼吸や心臓は止まりません。

睡眠中はレム睡眠とノンレム睡眠が交互に起こる

健康な人は、眠りに就いて約40分で深い眠りに達します。この深い眠りは約50分続き、眠りについてから90分ほどで、また浅い眠りに戻っていきます。眠りが浅くなってくると、眼球がまるで何かを追跡するかのように左右に動きます。この眼球の動き（rapid eye movement：REM）を特徴とする眠りを**レム睡眠**といいます。これに対して眼球がまったく動かない深い眠りの状態を**ノンレム睡眠**といいます。

レム睡眠とノンレム睡眠は、1晩に4～5回繰り返されます（**図3－5**）。朝に向かって眠りは次

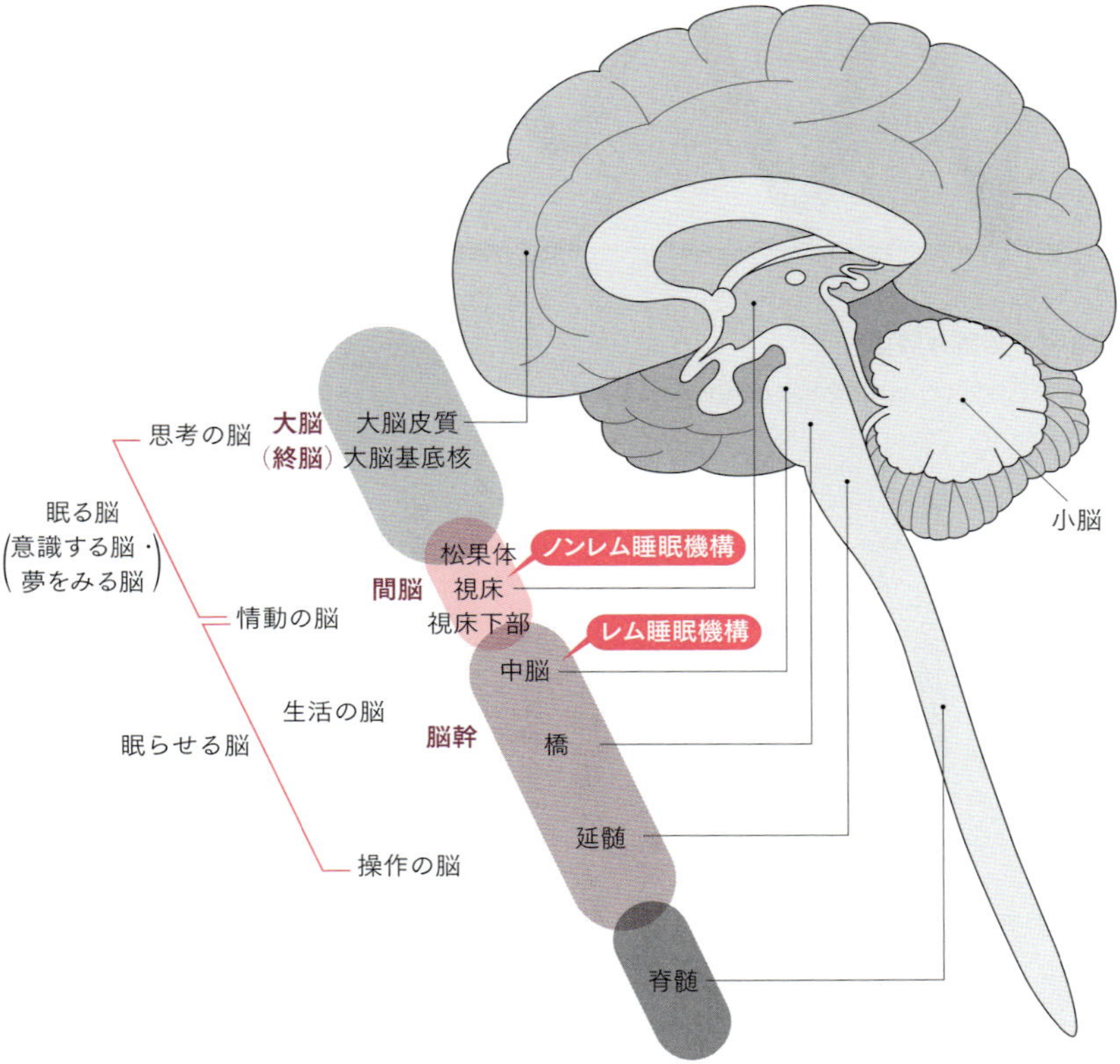

図 3-4　「眠る脳」と「眠らせる脳」

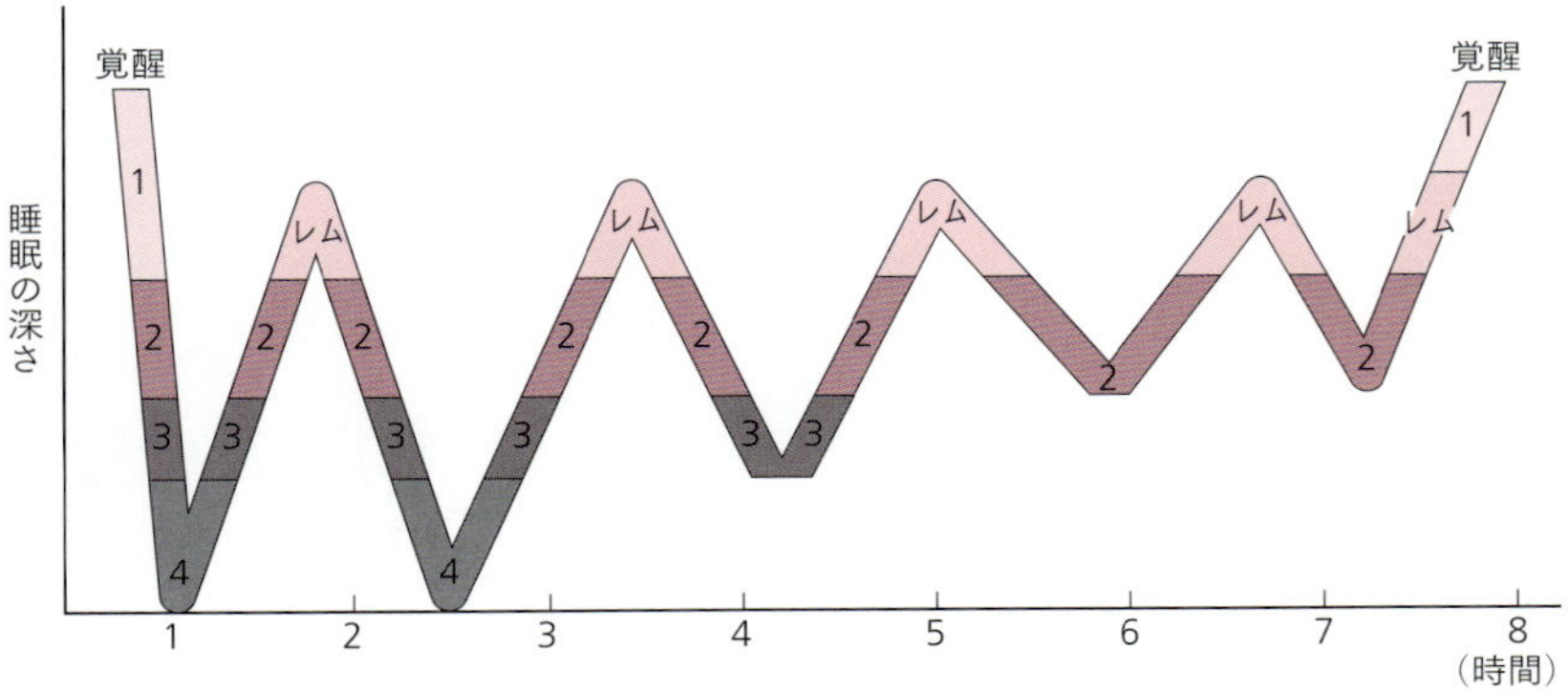

図 3-5　睡眠の周期

1〜4 の数字はノンレム睡眠の段階を示している。

第に浅くなり、レム睡眠が長くなっていきます。すると、体のほうも目覚めに備えて体温が少しずつ上がりはじめます。

このレム睡眠とノンレム睡眠の1つのユニット（約90分間）を、**アンカー睡眠**といいます。アンカー睡眠をとれば、短くても深く熟睡することができ、体の疲れを取ることができるとともに、自分のもっているサーカディアンリズムも乱れないことがわかってきました。

国際線パイロットや夜勤の看護師といった長時間連続で勤務する職種では、合間に90〜120分間の仮眠をとることが推奨されています。それはアンカー睡眠をとることによって疲労を回復し、致命的なミスを防ぐとともに、働く人自身の体のリズムを守るためでもあります。

なお、仮眠をとる時は、フルフラットの状態を確保することが効果的です。その理由は第2章6（75頁）で述べたとおりです。

神経　感覚機能

2

指を切った時の痛みが、時間とともに変化するのはなぜ？

キーワード　有髄神経／Aδ線維／β-エンドルフィン／ゲートコントロール説／無髄神経／C線維／ラッフェ核／痛覚／触覚／温度覚／圧覚

最初の鋭い痛みは、何もしなくてもそのうち消える

誰でも、料理や大工仕事の最中に、誤って手の指を切ってしまった経験があると思います。その時のことを思い出してみてください。

まず、「痛い！」と感じてその指先を見たのではないでしょうか。次に、血が出ているのを見て、もう片方の手で指の根元を押さえながら絆創膏を探したことでしょう。その時にはもう、最初の鋭い痛みは消えていたはずです。ところが、消毒をして、絆創膏を貼った後もまだ、指全体にズキンズキンと鈍い痛みが続いていませんでしたか。ここで注意しておきたい点は、次の3つです。

①〝鈍い痛み〟が〝鋭い痛み〟の前にくることは絶対にないこと

②〝鋭い痛み〟は痛いところを明確に指差すことができるのに対し、〝鈍い痛み〟は痛みの場所が

はっきりしないこと

③〝鋭い痛み〟は何もしなくても自然に消えるのに〝鈍い痛み〟は治療してもしばらく続くこと

ここでは、皮膚感覚のなかでも最も重要な痛みのしくみについて説明します。

〝鋭い痛み〟と〝鈍い痛み〟が起こる順番は逆転しない

まず、図3−6を見てください。痛みに〝鋭い痛み〟と〝鈍い痛み〟の2種類あるのは、切り傷を負った皮膚の現場から、痛みを調節する脊髄までの経路が2種類あるからなのです。

まず〝鋭い痛み〟は、皮膚に分布している太い**有髄神経**（Aδ《エーデルタ》**線維**）が切断され、その刺激が脊髄の後根という部分に伝わって感じる痛みです。脊髄の後根には〝門番〟がいて、有髄神経切断の情報を脳に伝えると、ただちに麻薬様物質（**β−エンドルフィン**）を出して、それ以降の情報伝達を中断するしくみをもっています（**ゲートコントロール説**：図3−7）。この痛みは激しく鋭いため、苦痛を伴いますが、事件の発生とその場所を脳に伝えたら、後は「お役御免」と痛みが引くようにできているのです。

次に起こる〝鈍い痛み〟は、傷口の皮膚に分布している**無髄神経**（**C線維**）を通って、同じく脊髄の後根にいる門番に伝えられます。すると門番は、この傷に注意してほしいと、麻薬様物質の分泌を抑えて、警報を鳴らし続けるようにできているのです。この〝鈍い痛み〟は警報を鳴らし続けるのが主な役割なので、指全体に注意を向けてもらうように作用し続けます。また、この〝鈍い痛み〟が〝鋭い痛み〟の後にくるのは、無髄神経のほうが、〝鋭い痛み〟を伝える有髄神経よりも伝導時間が遅いためです。したがって、2つの痛みの順番は決して逆転しません。

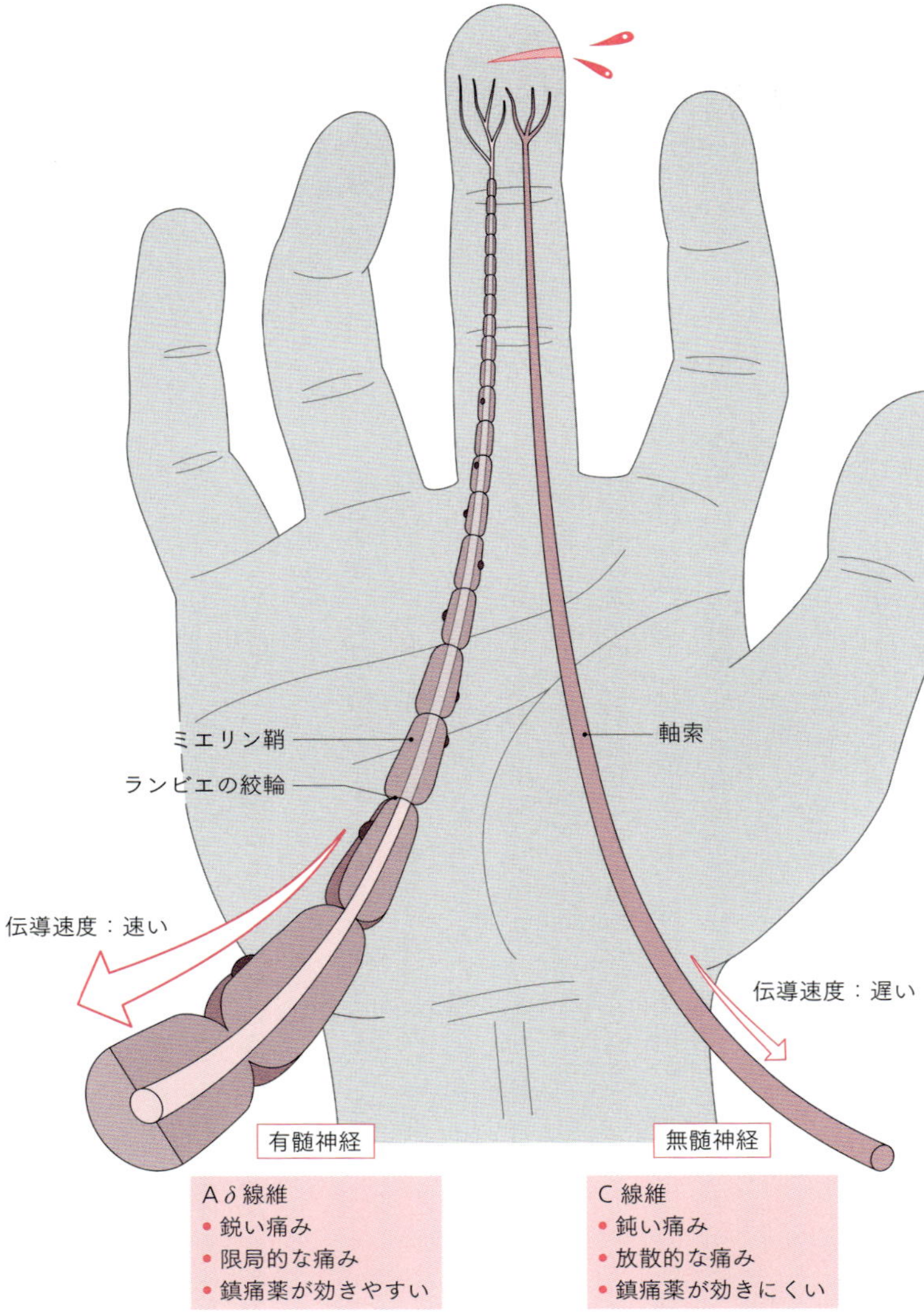

有髄神経では、ランビエの絞輪から絞輪に直接電位が伝わる跳躍伝導という現象が起こるため、興奮の伝わり方が速くなる。

図 3-6　痛みを伝える 2 種類の神経

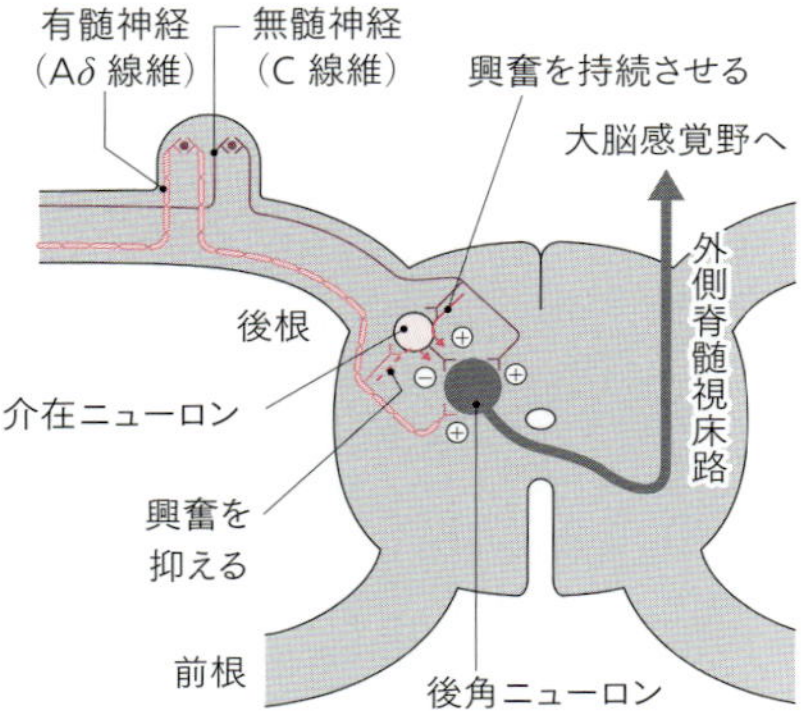

図 3-7　ゲートコントロール説

初めて経験する〝鈍い痛み〟は不安を引き起こす

後からくる〝鈍い痛み〟は1、2日続くことがありますが、すでに何度か経験していると、いずれ治るとわかっているので、不安になることはまずありません。

ところが、胸部にこのような痛みを感じると、それがたとえかすかな鈍痛であっても、「もしかして悪い病気ではないか」と誰もが不安になるものです。大学病院に自ら来院した患者さんに聞いたところ、その7、8割が、わずかではあるが経験したことのないような痛みを不安に思って病院に来たという報告があります。

鈍い痛みが不安を引き起こすのはなぜでしょうか。

〝鋭い痛み〟も〝鈍い痛み〟も、脊髄の後根から大脳皮質の感覚野という場所に痛みの情報を伝える途中で、延髄にある不安を引き起こす中枢（**ラッフェ核**）に情報を送っています。一度経験した痛みの場合には、上流の脳から「心配いらないよ」という抑制の情報が与えられ、不安は起こりません。しかし、経験したことのない痛み、それも特に内臓からの痛みの場合は、ラッフェ核が刺激され、不安を引き起こすのです。極端な場合は、心臓がドキドキし、呼吸が速くなります。医療現場では、こうした患者さんの心を推し測ることが大切です。

温かい手でなでることの効用

寒い日に、誤って手や腕を家具の端などに思い切りぶつけたりすると、思わず「おー、痛っ！」と声が出て、自然とぶつけたところをなでたりします。誰に教えてもらったわけでもないのに、皆が同じような反応をするのは、生理学的に理由があるからです。

皮膚の感覚には、**痛覚**のほかに、**触覚**、温かいか冷たいかの**温度覚**、重みを感じる**圧覚**があります（図１－14・30頁参照）。この４種類の感覚の伝達は、先述した〝鋭い痛み〟と〝鈍い痛み〟を脊髄に伝えている２種類の神経で担当しています。

触覚と温かい感覚（温覚）の情報は、〝鋭い痛み〟を伝える有髄神経のAδ線維を通って脊髄に伝えられます。同じ神経を通っているのに、痛みと温かさを別々に感じるのは、神経末端にある刺激の受け皿（受容器）が異なるからです。例外として、「痛い」と「熱い」を同時に感じる場合があります。それは、熱湯に触れたときです。42℃以上の温熱刺激を、体は「痛い」と感じることで、熱傷を防いでいるのです。

手をぶつけた時に、なぜ皆、同じ反応をするのか、もうだいたいわかったのではないでしょうか。まず、ぶつけたことで〝鋭い痛み〟が生じて麻薬様物質が分泌されます。さらに温かい手を当てることによって、触覚と温覚（いずれもAδ線維）が刺激され、脊髄の門番から麻薬様物質が追加されます。その結果、私たちの体は薬を使わずに痛みを和らげることができるのです。

温かい手で触れることは、同時に、延髄で起こる不安を抑える効果もあります。温覚や触覚を大脳皮質の感覚野に伝える神経伝導路は、その途中に、延髄の不安中枢（ラッフェ核）に抑制性の情報を送ります。これが不安を抑える作用となるのです。そのため、温かい手で触れられると誰でも心が和ぐのです。小さな子どもが泣いている時、頭をそっとなでてあげたことはありませんか？　抱きしめて背中をさすってあげているお母さんを目にしたこともあるでしょう。

ためしに、イライラした時に、服の上からでよいのでお腹を温かい手でゆっくりなでてみてください。少し気持ちが落ち着いてきませんか？　これは誰にでも効く方法です。

細胞生理　神経　筋

3

フグにあたると死んでしまうこともあるのはなぜ？

キーワード　テトロドトキシン／膜貫通型タンパク質／静止膜電位／興奮／活動電位／興奮−収縮連関

フグ中毒を起こすテトロドトキシン

冬のご馳走に、フグ刺しやフグ鍋があります。フグを調理して店で提供するには、都道府県ごとに実施されている試験を受けてフグ調理師の資格をとらなくてはいけません。フグは、卵巣などにきわめて有毒な物質を含んでいて、誤って食べるとフグ中毒になり、死に至ることもあるからです。

フグ毒とよばれるものの正体は、**テトロドトキシン**（**図3−8**）です。テトロドトキシンは、神経細胞や筋細胞が興奮した時に、細胞の形質膜の内外を貫いて存在しているタンパク質（膜貫通型タンパク質）のうち、細胞の外から内へNa^+だけを素早く通すトンネル（Na^+チャネル）を選択的に通れなくする物質です（**図3−9**）。この作用が、致命的な症状を引き起こすのです。

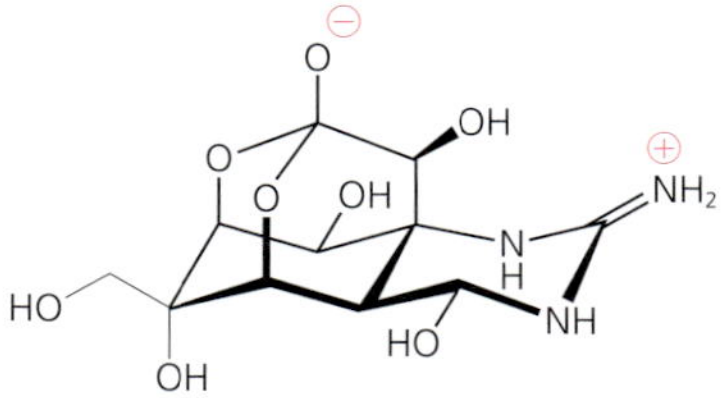

図 3-8　テトロドトキシンの分子構造（$C_{11}H_{17}N_3O_8$）

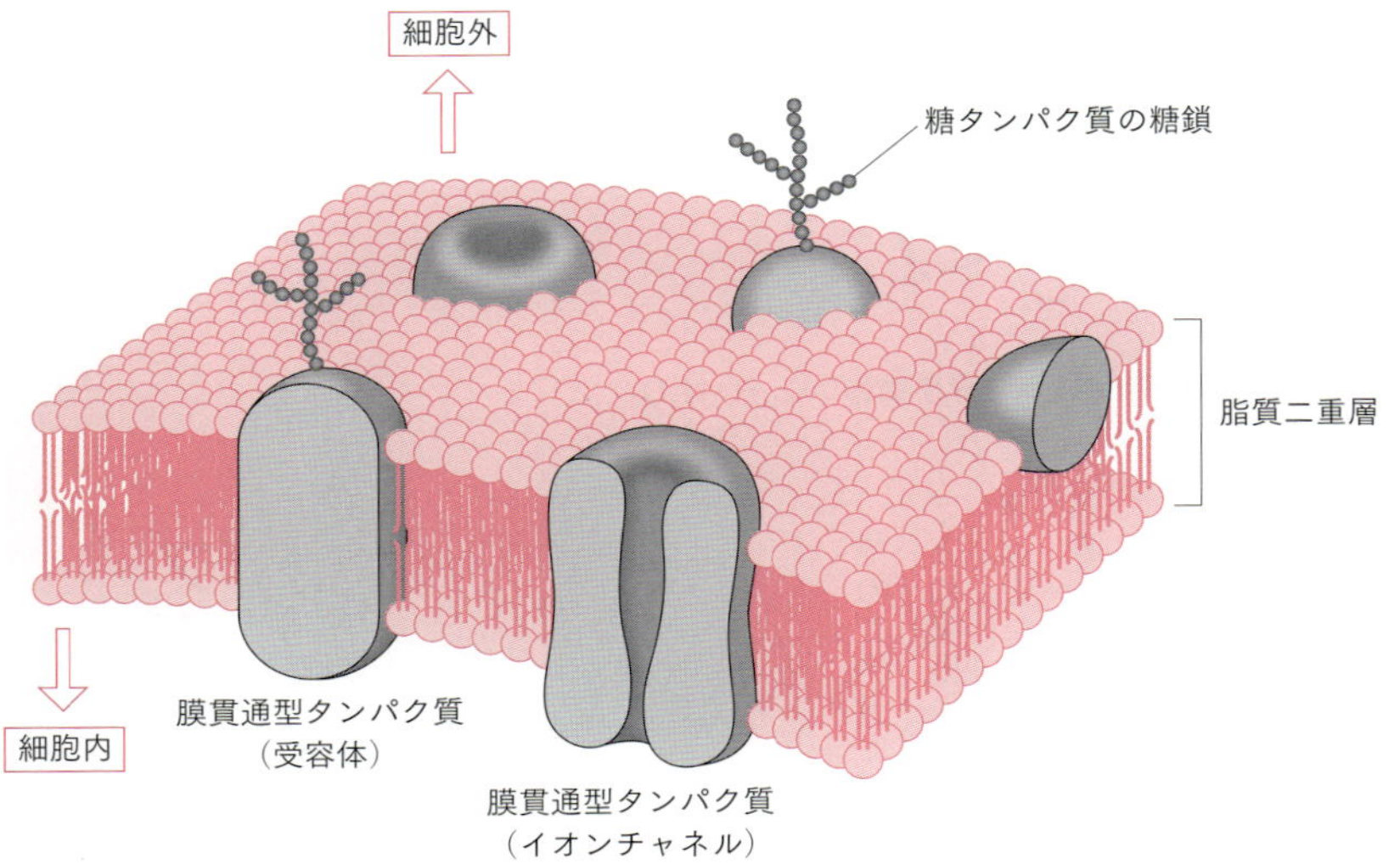

図 3-9　形質膜のイオンチャネルと受容体の構造

ちなみにこの**膜貫通型タンパク質**には、Na^+チャネルのように決まったイオンや水だけを選択的に細胞の外から内へ（または内から外へ）通す通路としての働きがあります（イオンチャネル）。また、細胞の外から、神経伝達物質や、ホルモン、免疫に関与するサイトカインやケモカインなどの情報を受けとり、細胞の働きを制御する鍵を開いたり閉じたりする受容体としての役割も担っています。

筋収縮の合図を出すのは細胞内外の電位差

第2章19（145頁）で述べたように、体の筋は、手足を動かす**骨格筋**、心臓のポンプを動かす**心筋**、食べ物を口から肛門まで移動させたり、血管や気管を拡げたり狭めたりする**平滑筋**の3つに分けることができます。

これらの筋はいずれも、自らが縮むことでその役割を果たします。収縮の合図は、細胞内外に存在する電位差（**静止膜電位**）の変化です。

ここでは骨格筋の収縮を例に、説明しましょう。**図3－10**のように、静止時の骨格筋では、細胞の内が外より約90 mVほど負に荷電しています。負の電荷は主に、細胞内外に分布するカリウムイオン（K^+）が、ほかの電解質より容易に細胞の形質膜を出たり入ったり

MEMO

静止膜電位

細胞の形質膜のように、イオンの種類によって透過性が異なる半透膜では、イオンの物質移動量は細胞内外の物理化学的エネルギーの総和

$\eta = \eta' + zF\varphi + RT\ln C$

（z：電荷、F：ファラデー定数、φ：電位）

（R：ガス定数、T：絶対温度、ln：自然対数、C：イオンの濃度）

で決定されます。

静止膜電位は K^+ の物理化学的エネルギーの平衡状態で決定されます（K^+ の平衡電位）。静止膜電位 Em は $\varphi i - \varphi o$ で定義されるので、

$\eta i = \eta' + F\varphi i + RT\ln[K^+]i$、

$\eta_0 = \eta' + F\varphi o + RT\ln[K^+]o$（$K^+$ は＋1 価であるため）より、

$Em = \varphi i - \varphi o = RT/F \ln[K^+]o/[K^+]i$ となります。

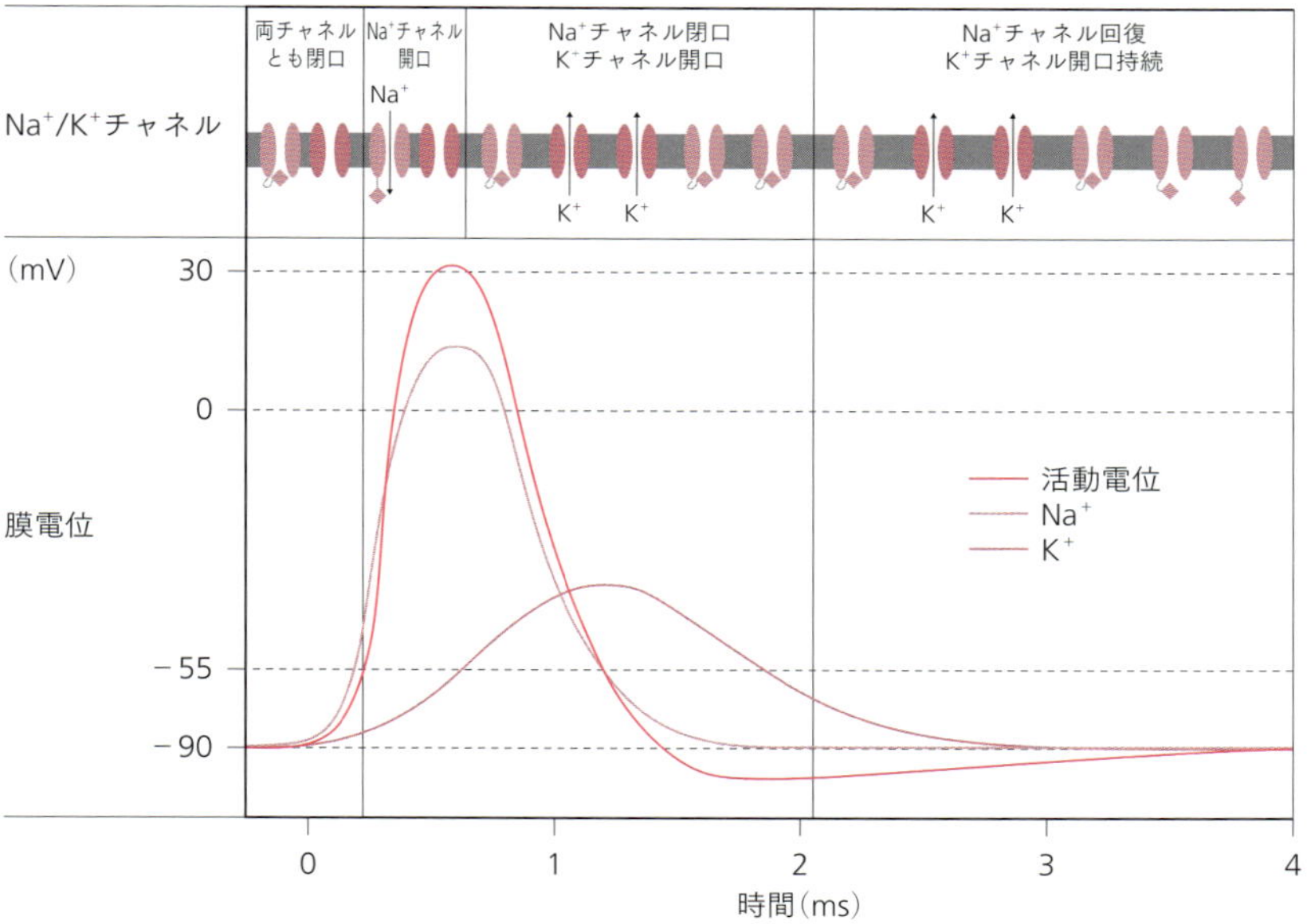

図 3-10　骨格筋収縮時の活動電位透過性の変化

［Silverthorn DU：Human Physiology：An Integrated Approach, 5th ed. Person, 2010 より改変］

できる（動的平衡）ために生じています。細胞内外のこうした電解質の移動は、物理化学的法則に従ってその物質の濃度差と電位差で決まります。静止膜電位は、K^+の動的平衡が主体なので、ゴールドマンの式とK^+の平衡電位で求めることができます。これがK^+の平衡電位で、

$[K^+]_o = 4$ mM　$[K^+]i = 160$ mM

と仮定すると、静止脈電位は-90数mVと求めることができます。

細胞内外の電位差が逆転すると興奮になる

静止状態の骨格筋に、外から刺激が加わると、Na^+の透過性が急激に高まり、細胞の外（140〜150 mM）から内（40〜60 mM）にNa^+が入っていきます。つまり、内向き電流が形成されます。Na^+は正の電荷をもっているので、細胞の負の電荷は次第に弱くなり、ついには細胞内外の電位差が逆転します。これを**興奮**といい、その時に生じた電位変化を**活動電位**といいます。すると、Na^+の透過性は自らのイオンチャネルの特性によりただちに減弱し、反対にK^+の透過性が上昇し、K^+が細胞内から外へ出ていきます。その結果、細胞内の電位はまた負に戻り、最終的には静止膜電位となり、興奮が収まるしくみになっています。

この活動電位の持続時間は、図3-10のとおり、約3・0 msです。このような短時間のうちに生じる電位変化が、骨格筋収縮の引き金となっているのです。

こうした活動電位により、細胞内にある筋小胞体（Ca^{2+}のプール）からCa^{2+}が放出されて、収縮が起きます。放出されたCa^{2+}の濃度に応じて収縮力が増大するのは、骨格筋、心筋、平滑筋のいずれも同じで、細胞内に単独で存在しているCa^{2+}の濃度が10^{-4} M程度に達すると、最大の収縮が生じます。細胞内外に

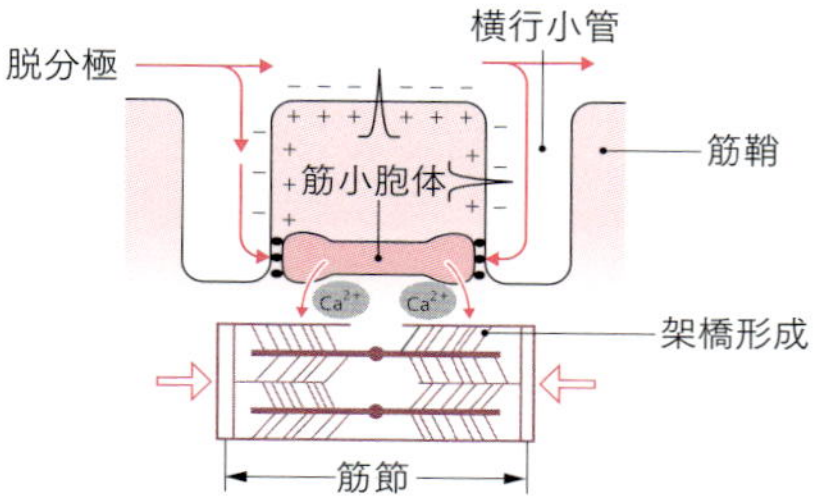

収縮

- 形質膜の脱分極が横行小管を伝って筋小胞体を刺激すると、筋小胞体の終末部からCa^{2+}が放出される。
- Ca^{2+}が細いフィラメントのトロポニンに結合すると、アクチンとミオシンとの間に架橋が形成され、細いフィラメントが太いフィラメントの間に滑り込み、張力が発生する。

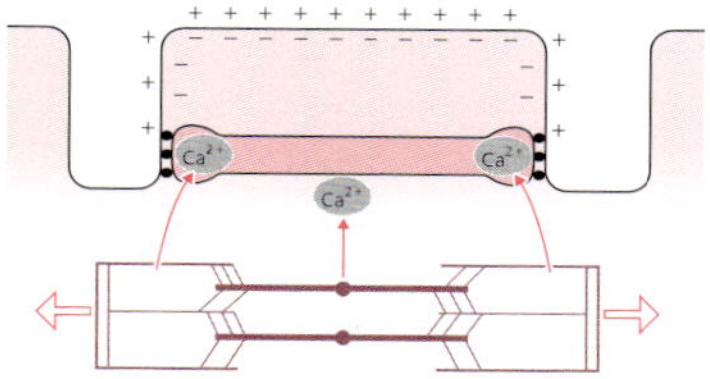

弛緩

- Ca^{2+}が筋小胞体に取り込まれ、架橋の数が減り、細いフィラメントが元の位置に戻る。
- フィラメントの長さは収縮時と変わらない。

図 3-11　骨格筋の興奮 - 収縮連関

電位差が生じてから筋収縮が起こるまでの一連のプロセスを、**興奮－収縮連関**といいます（図3－11）。

フグ中毒は舌のしびれ感からはじまり、呼吸不全に至る

フグ毒のテトロドトキシンは、筋細胞や神経細胞の興奮の引き金となるNa^{+}チャネルを選択的にブロックします。そのため、これを口にすると、まずはじめにフグを口の奥へと送り込む舌の筋の収縮がうまくできないことに気がつきます。患者さんは、それを舌のしびれ感として訴えます。毒がもう少し体内に入ると、呼吸筋がうまく動かなくなり、息苦しさを訴えるようになります。さらに毒が作用すると、横隔膜の運動を制御している筋や横隔神経の働きが止まり、呼吸不全を起こします。そのために、体は酸素不足になり、最後は死に至るのです。早期（舌や唇のしびれ感）であれば、催吐や胃洗浄、吸着剤の投与が対処法として有効です。

さらに、点滴などで毒を薄めることはもちろん、気道を確保し、酸素を補給して、人工呼吸の準備を整えることが命を救うために必要であることを覚えておいてください。

4

計算ドリルなどの反復学習が薦められるのはなぜ?

キーワード 脳神経細胞/シナプス/可塑性/アミン/短期記憶/長期記憶

脳神経細胞は生まれた直後が一生のうちで一番多い

第1章2で述べたように、脳の神経細胞と心筋細胞を除いた、体にある細胞はすべて、生まれてから20歳ぐらいまで分裂を繰り返し、その数を増やして成長します。性ホルモンの分泌機能が成熟し、女性、男性とも性機能が完成して子孫を残せる段階になると、細胞増殖による成長は止まります。ところが、**脳神経細胞**は、ほかの細胞と形が著しく異なり、1本の太い幹と木の枝のように伸びた枝をいくつかもっていて、細胞分裂を起こさないという特徴があります(図3-12)。つまり、脳神経細胞の数は、生まれた直後が一番多いということになります。

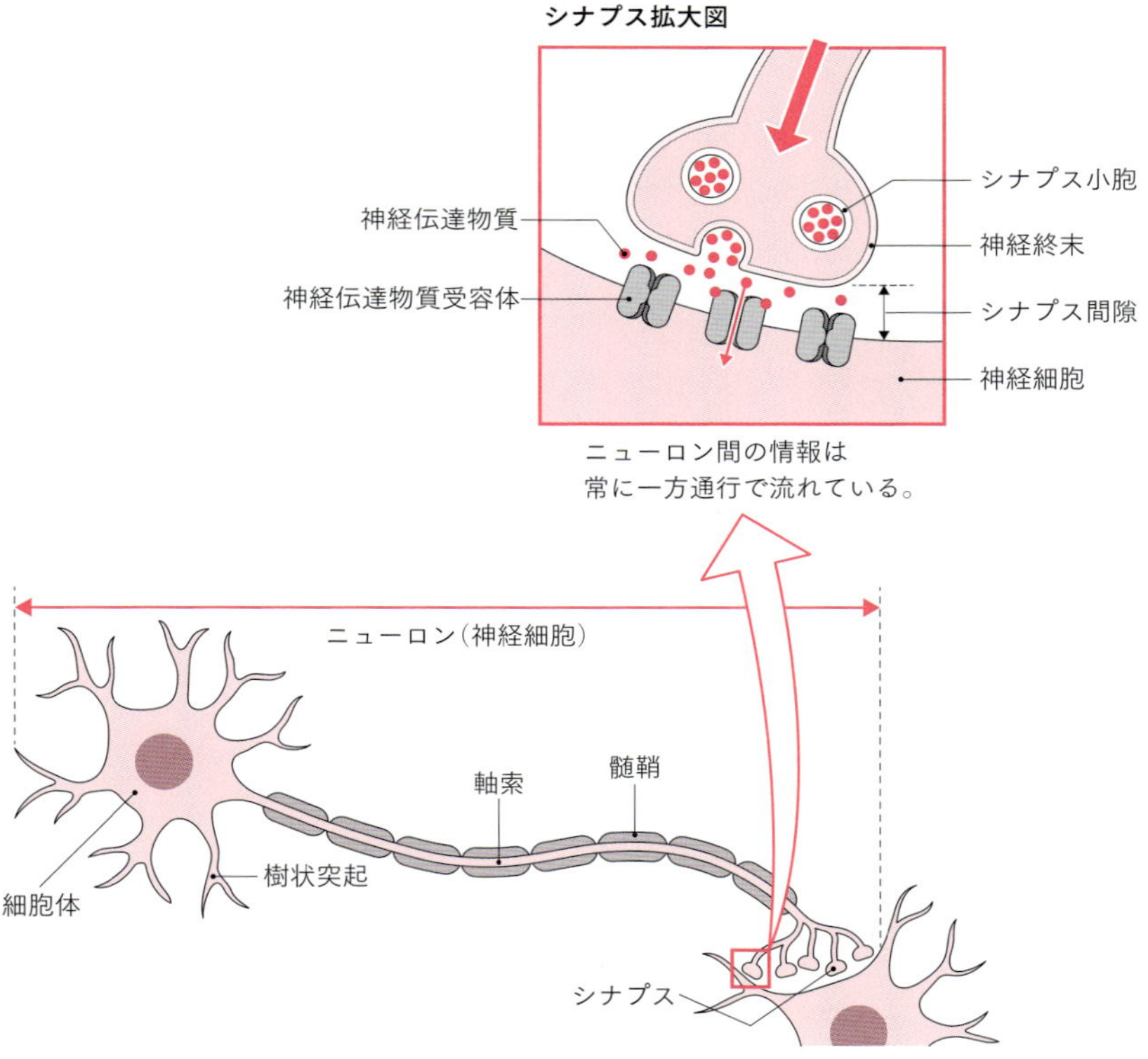

図 3-12　ニューロンとシナプス

「脳神経細胞が成長する」とは?

生後まもない赤ちゃんは、一生のうちで一番たくさん脳神経細胞をもっているにもかかわらず、20歳の成人より運動機能や認知機能が勝っているとは言えません。脳神経細胞の働きは、細胞の数だけで決まるわけではないからです。

では、脳神経細胞の成長とはどのようなことをいうのでしょうか。赤ちゃんが言葉を話しはじめる過程を例に考えてみましょう。

お母さんは、生まれた赤ちゃんに向かっていろいろなことを話しかけます。何か返事があって会話になることを期待しているわけではないのに、赤ちゃんが泣けば「どうしたの?」と尋ね、猫を見て笑えば「ニャンニャン、かわいいねー」と話しているでしょう。赤ちゃんは最初の数か月間は、ただ聞いているだけですが、繰り返すうちに、「うー」「あー」といった声を出すようになります。さらに成長すると、今度はお母さんの言葉を真似るようになります。お母さんが「いないいないばあ」といえば、「ばあ」という具合です。

赤ちゃんは、お母さんのお腹にいる時から、外の音が聞こえています。その時期から考えると、言葉というものの存在を認識し、自ら使ってみようとするまでに約1年かかっていることになります。

この時、脳の神経細胞では、木の枝のような手が音の刺激を受けるたびに伸び、隣の脳細胞と連結橋(シナプス)を作っていきます(図3-12)。つまり、脳神経細胞の成長とは、外界から刺激を繰り返し受けることによって自らの細胞の枝を伸ばし、周囲の脳神経細胞と**シナプス**を形成することなのです。何度も同じ刺激が繰り返されると、このシナプスの結びつきが強まり、容易には外れなくなります。この結びつきが強くなる性質を、**可塑性**といいます。

反復とやる気が可塑性を高める

小・中学校の〝勉強〟は〝勉めることを強いる〟という字のとおり、自ら考える学問と違い、人から強いられて記憶力を増強する側面があります。

脳神経細胞の可塑性という性質からみると、記憶力を高める基本は、何度も何度も同じことを繰り返し、脳神経細胞同士のシナプスをより強固にすることです。

脳神経細胞の可塑性は、反復だけでなく、気分にも大きく影響されてくることがわかってきました。「今日は頑張るぞ」と気持ちが入った時と、あまりやる気がない時とでは、進み具合も頭に入ってくる量もずいぶん違うという経験は誰にでもあるはずです。

神経細胞の伸び方や、でき上がったシナプスを強化する力は、脳内にある**アミン**という物質の量によっても影響されます。このアミンとは、英語名の語尾に「amine」が付く物質の総称です。たとえば、交感神経から分泌されるノルアドレナリンや副腎髄質から分泌されるアドレナリンはカテコールアミン（catecho**lamine**）というアミンです。ほかにも、血小板や消化管粘膜にたくさんあるセロトニン（5－hydroxytrypt**amine**：5－ヒドロキシトリプタミン）、アレルギー反応や胃液の分泌に関与するヒスタミン（hist**amine**）、カテコールアミンの前駆物質であるドーパミン（dop**amine**）といったアミンが、生体に存在します。

ここに挙げたどのアミンも、脳の中にたくさん分布しており、脳神経細胞の働きを高めたり、弱めたりしています。こうしたアミンが脳内にたくさん分泌されている時が、いわゆる〝やる気満々〟な

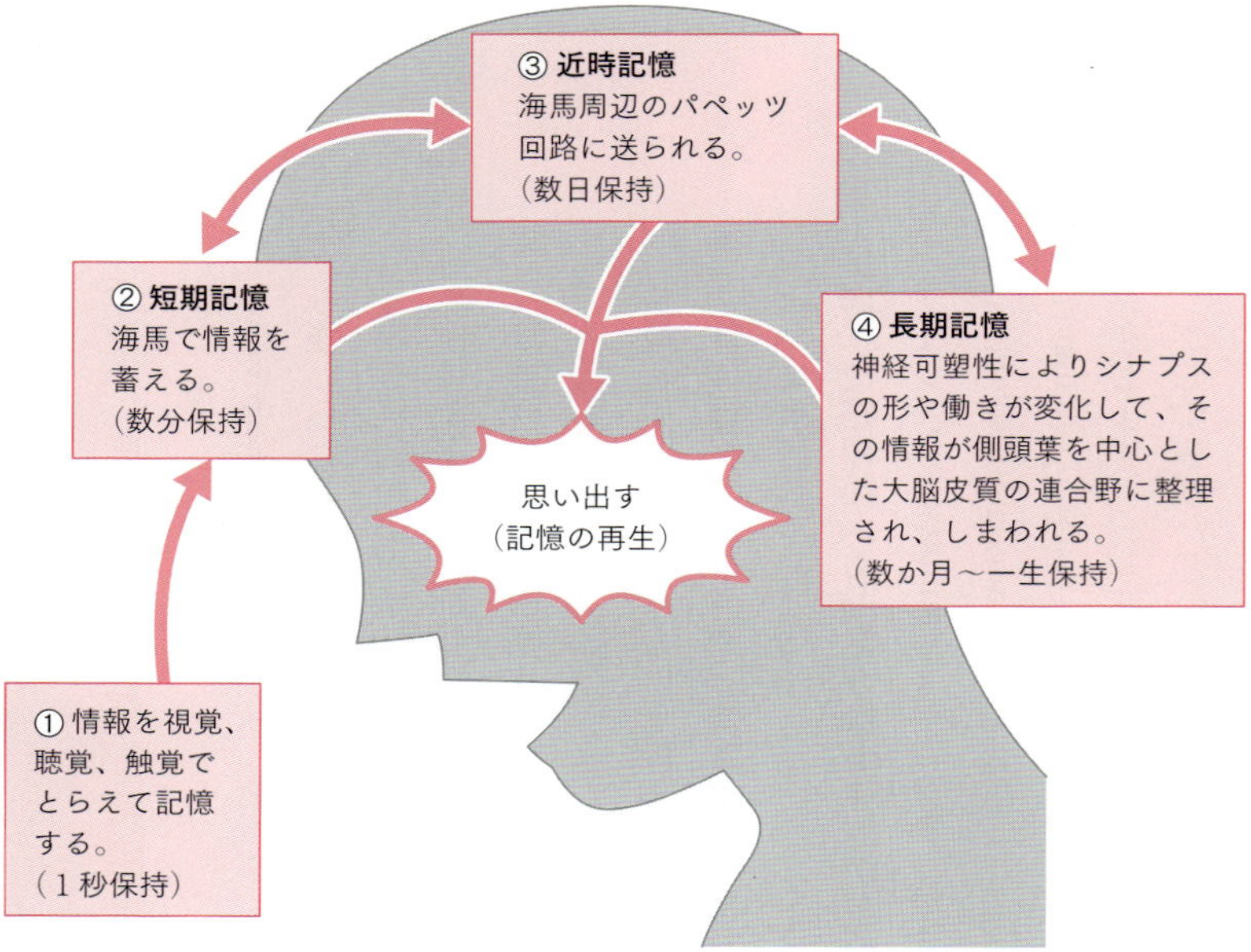

②〜④の間の双方向性の矢印は、記憶が固定したものではなく、可逆性があることを示している。つまり、逆向きの矢印は忘れていく過程を表わす。

図 3-13　記憶の４段階

状態なのです。

やる気の源＝アミンを引き出す方法とは？

幼児教育の基本は、勉強の場で、いかに上手にこのやる気の源を出すかにあると考えられています。脳内にアミンをたくさん分泌させるのに最も有効な方法は、その子のよいところを見つけ、決してお世辞ではない、本人も納得するほめ言葉をかけてあげることです。

バイオリン教授法のスズキ・メソード®は、こうした脳の生理学的性質を活用したものといえます。この教授法を編み出した鈴木鎮一先生は、長野県松本市に音楽学校を開き、数々の著名な演奏家を輩出しました。鈴木先生は生前、「どの子も育つ、育て方ひとつ」という名言を残しています。すなわちどんな子でも３歳ぐらいからスズキ・メソード®でバイオリンの演奏技術を学び、それを大きくなるまで続けていけば、プロの演奏家とまではいかないまでも、上手に弾けるようになるという教授法なのです。

記憶には短期記憶と長期記憶がある

勉強して一生懸命覚えても、試験が終わるとすぐ忘れてしまうような記憶を、**短期記憶**といいます。初めて会った人の名前や、初めて通った駅の名前などは一般的にこれにあたります。初めて会った人でも、何か印象的なことがあれば顔や名前がずっと脳に記憶され、ある時ふっと思い出したりするものです。また、車を運転していて事故になりそうな危ない目に遭ったりすれば、同じ場所をまた通った時に、その嫌な記憶が自然と思い出されます。このように、忘れようと思っても、あるいは忘れていても、何かのきっかけでふと思い出すような記憶を、**長期記憶**（エピソード記憶）といいます（**図3－13**）。

このような現象が起こるのは、記憶の種類によってそれを保持している脳の場所が違うからです。短期記憶は主に間脳の海馬の付近に、長期記憶は大脳皮質の側頭部の付近に蓄えられています。記憶が保持されているところに何らかの障害が起こると、覚えていたことをすっかり忘れてしまう場合もあります。

5

中年になると会話に「これ」「それ」「あれ」が増えるのはなぜ？

キーワード 脳神経細胞／記銘力の低下／感情失禁

20歳を過ぎると脳神経細胞は1年に1億個ずつ減る

脳の神経細胞は、体の成長が止まる20歳ぐらいから、1日に20～30万個くらいずつ減っていきます。その主な原因は、活性酸素（第1章3・15頁参照）だと考えられています。たとえば、お酒を飲んで高いびきで眠っている間は、多くの酸素を体の中に取り込んでいるので、脳内での活性酸素の発生率が高くなる可能性があります。その結果、活性酸素で細胞の形質膜が融解し、死んでいく脳神経細胞の数も増えます。飲み過ぎには注意しなければなりませんね。

さて、ざっと計算すると、**脳神経細胞**は1年におよそ1億個ずつ減っていることになります。生まれた時の総数は、150億個くらいといわれているので、20～30代ではまだ、記憶力の衰えを実感できるような変化はありません。

心筋細胞と脳神経細胞は、一度死んでしまうと、再生ができません。脳神経細胞の場合には、細胞の死んだ部分が鬆《す》が空いたように隙間になり、それが進むと、脳全体が萎縮していきます。60代、70代になると、誰でもほぼ例外なく、ＣＴ（computed tomography）検査やＭＲＩ（magnetic resonance imaging）検査などで脳の萎縮が観察されるようになってきます（図１－11・23頁参照）。

加齢とともに新たなシナプスができにくくなる

脳神経細胞の数が減るということはすなわち、神経細胞同士の距離が長くなるということです。したがって、神経細胞同士がシナプスを作るために伸ばす枝の距離が長くなり、時間がかかることになります。

そのため、脳神経細胞の数が減ってくると、記憶するのに時間がかかるようになります。高齢になると誰でも、一度や二度、聞いただけでは話の内容を覚えにくくなったと感じるようになります。これを**記銘力の低下**といいます。

ただ、注意しておきたいのは、若いころより時間はかかりますが、何度も刺激を受ければシナプスはできるということです。人間いくつになっても、「覚えよう。学習しよう」という意識をもち続けることが大切です。昔から言われている「六十の手習い」のとおり、定年後でも新たに何かを学習することはもちろん可能です。ただし、学習を続ける強い意志が必要です。

「これ」「それ」「あれ」が増えるのは40歳ぐらいから

40～50代になると、脳神経細胞はもう20～25億個くらい減少しています。すると、自分では気づかなくとも、話の中に「これ」「それ」「あれ」といった指示代名詞が増えてきます。

離れて暮らすご両親に電話する時、会話の中に代名詞がいくつあったか数えてみてください。1年ごとに比べてみると、年々、数が増えてくるのではないでしょうか。その理由はもうわかりますね。脳神経細胞の数が減り、人や店の名前などが覚えにくくなるため、すぐに固有名詞が浮かばず、代名詞で済まそうとするわけです。また、神経細胞間の距離が長くなるため、記憶（名前）を引っ張ってくるのに時間がかかるのです。

記銘力の低下に対処するために、みんないろいろな工夫をしています。たとえば、筆者は常に手帳を携帯し、何でもメモをとって乗り切ってきました。就寝時にも、枕元に手帳を置いておき、研究のアイデアが浮かんだりすると、必ずメモをとるようにしました。

しかし、40代半ばを過ぎる頃になると、1年間の生理学の授業時間だけでは、100人の医学生の顔と名前をすべて覚えることができなくなっていました。ただし、すばらしい答案を書いた学生や、逆に何回も追試を受けた学生の顔と名前は、還暦を過ぎた今でもちゃんと覚えています。長期記憶になってしまったのでしょう。

高齢者が涙もろくなるのは感情失禁の現れ

60～70代になり、脳神経細胞が35～40億個くらい減少すると、自己抑制を司どる大脳の前頭前野（図3－14）という部分の脳神経細胞の減少が、目に見える形で現れるようになります。

威厳があり、人前で涙など見せたことがないような厳格なおじいちゃんが、テレビで心にしみるドラマを見ながら、メガネを何度となく外して涙を拭いているのを見たことはありませんか。これが、

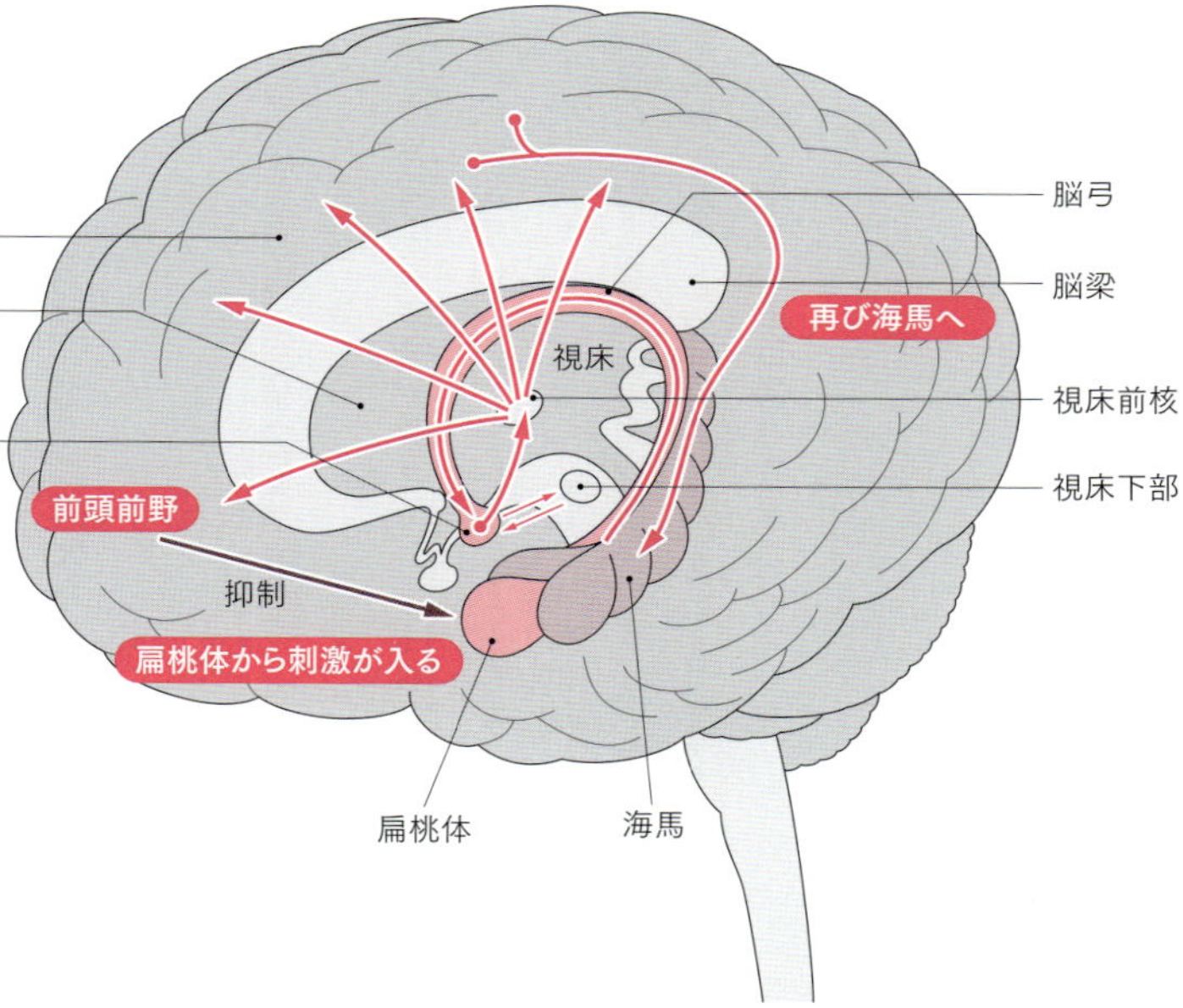

扁桃体と海馬に入ってきた刺激情報は、このような大きなループ状の神経回路網をめぐる。これをパペッツ回路という。

図 3-14　記憶と脳の働き

心の中に起こる感情を抑えきれずに、表情や行動に現れる**感情失禁**です。ある意味では、感情をとりつくろわない幼児に戻るとも言える現象で、頑固で強面の男性でも、生まれもった優しさが表に出てきて、涙もろくなったりするのです。

反対に、激しい性格を秘めた人は、怒りが抑えられず急に怒鳴ったり、手を出したりすることがあります。

認知症になっても得意なことや好きなことは忘れない

さらに脳神経細胞の数が減り、食事を摂ったこと自体を忘れたり、外に買い物に出て自分の家に戻れなくなったり、遠くに住んでいる孫の名前を忘れたりするようになってきたら、認知症の危険信号です。しかし、こうした状態に陥っても、人によっては幼少時の記憶（長期記憶）はかなり鮮明に残っています。数学が得意だった人なら計算力は健在ですし、音楽好きな人なら楽器の演奏を達者にこなしたりするものです。好きなことやこだわりのあるものは、仕事でも趣味でも、１００歳の高齢になっても、そう簡単に衰えるものではありません。

6

非常口の表示が緑色なのはなぜ？

キーワード

角膜／水晶体／網膜／硝子体／近視／遠視／錐体細胞／桿体細胞／ロドプシン／明順応／暗順応／光の波長／プルキンエのずれ

映画館やホテル、ショッピングセンターなど大勢の人が集まる公共施設では、非常口の誘導標識や誘導灯を緑色で表示することが法律で定められています。

なぜ緑色なのでしょうか。それは、私たちの眼がどのようにして明るさや色を区別しているか、そのしくみがわかると理解できます。

光は角膜→水晶体→硝子体を通って網膜で像を結ぶ

ヒトの眼は、外からの光を取り込み、焦点を絞って外界の色や明るさを眼球の一番奥にある網膜の視細胞に伝達します。この情報を脳（特に後頭葉）で処理して、物の形や色を認識しています（図3－15）。

まず一番外側の**角膜**という透明な部分から光が入ります。その光を、レンズの役割をする**水晶体**に

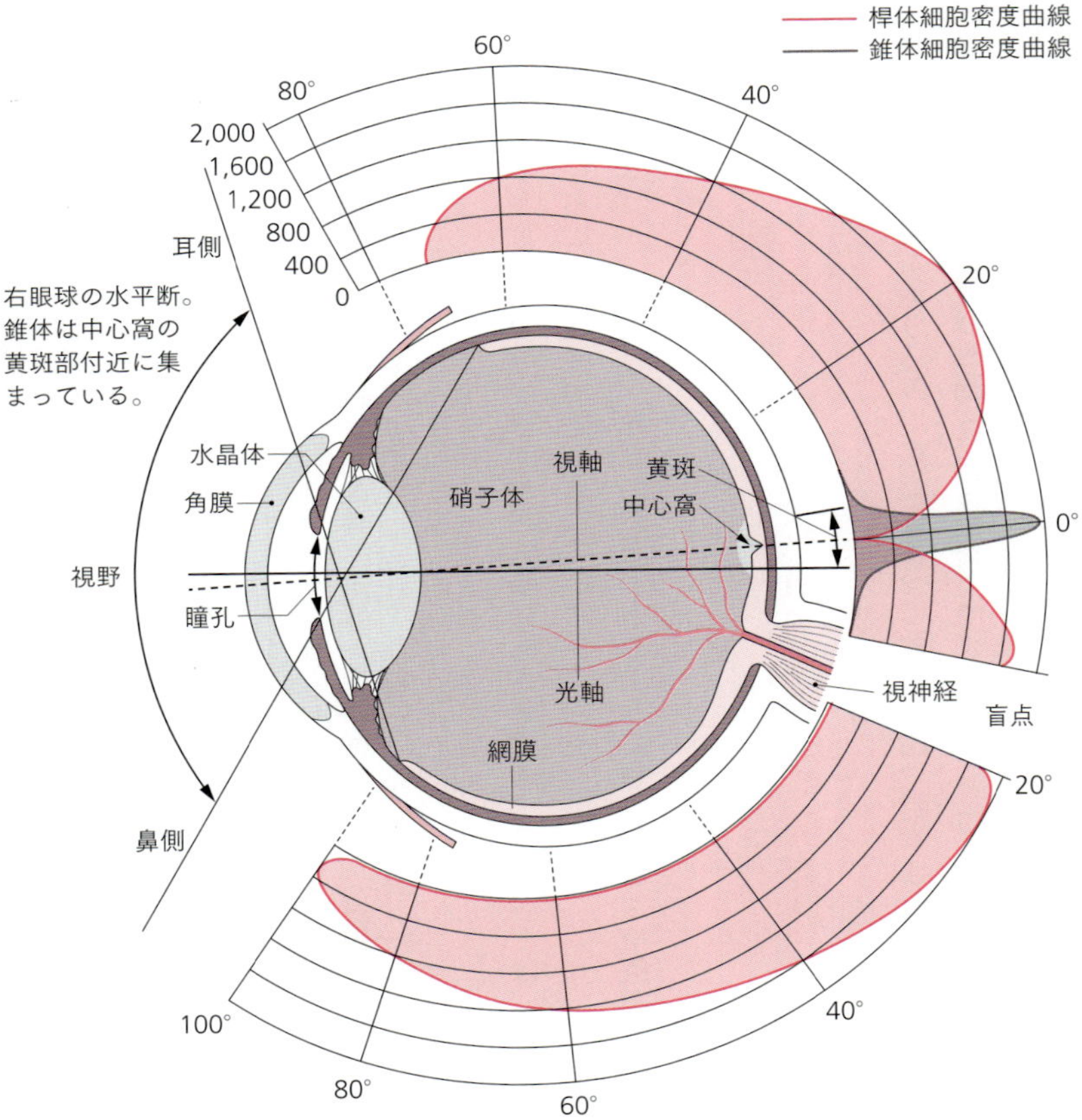

図 3-15　眼球のしくみと桿体細胞・錐体細胞の密度曲線（相対値）

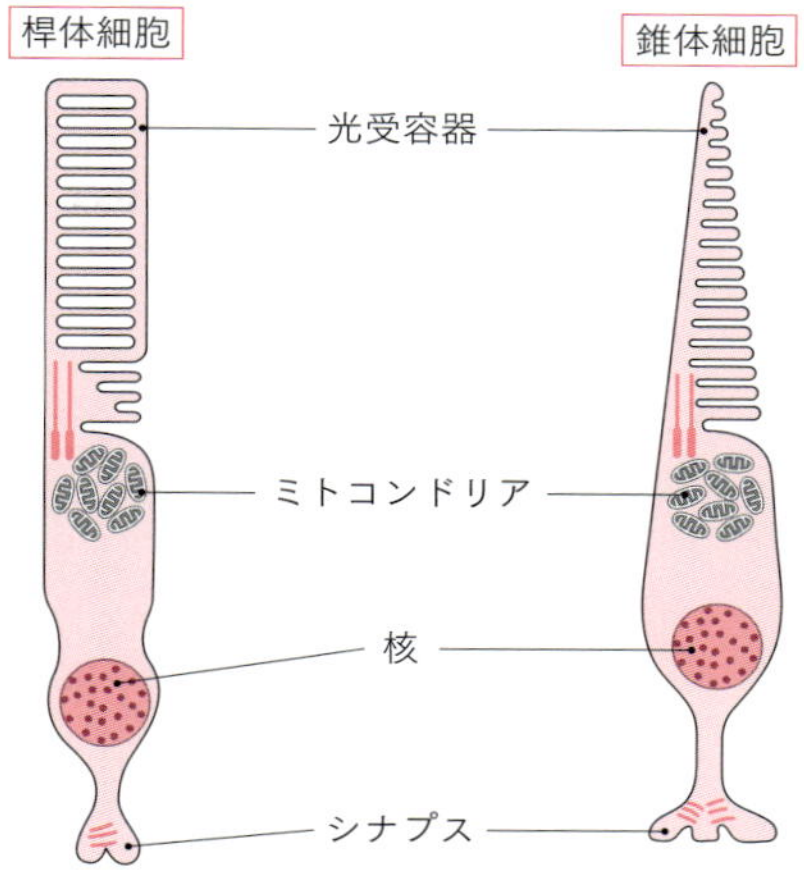

図3-16　視細胞：桿体細胞と錐体細胞

通して焦点を絞り、**網膜**の上で像を結びます。したがって、健康な眼なら、光の通路である角膜、水晶体、**硝子体**（水晶体と網膜との間を埋めている組織）には、光を屈折させる恐れのある血管は分布していません。これらの組織細胞への栄養や酸素は、外界から直接摂ったり、房水（角膜と水晶体の間を循環している組織液）や眼球周囲の血管網から供給されています。

なお、水晶体の厚みの調節がうまくいかずに、網膜より前方で像を結んでしまう状態が**近視**、反対に後方で像を結んでしまう状態が**遠視**です。そのため、近視には凹レンズ、遠視には凸レンズを使って網膜上で像を結べるように矯正するのです。

視細胞は、錐体細胞と桿体細胞の2種類

網膜には光を感知する細胞が分布しています。細胞の形によって、桿体細胞（桿細胞）と錐体細胞（錐細胞）の2種類に分けられます（**図3－16**）。

錐体細胞のほとんどは、外界の像が焦点を結ぶ黄斑という部分に分布しています。一方、**桿体細胞**は、黄斑部分にはほ

とんどみられず、その周辺にたくさん存在しています。

光が眼の中に入ってくると、桿体細胞にある**ロドプシン**という色素タンパク質が反応します。ロドプシンは、光の強さに応じてその色を暗紫色から黄色に変化させ、最も光が強い時には無色になります。ロドプシンの色が変わるのは、ロドプシンがレチノールとオプシンというタンパク質に分解されるためです。光が入ってこなくなると、レチノールとオプシンは再びロドプシンに再合成されます。

このロドプシンの再合成に必要なのが、ビタミンAです。ビタミンAが欠乏すると、暗いところで物が見えにくくなる夜盲症を生じます。

明るいところから暗闇に入るとしばらく見えにくい

明るい太陽の光のもとで物を見ていると、桿体細胞のロドプシンが分解されて、その感受性が低下します。そのため、明るい光の中で物を見ている時には、光は主に錐体細胞がある黄斑部に集中するようにできています。この状態を**明順応**といいます。

反対に、日中、映画館などの暗闇に入ると、眼が慣れるまでしばらく空いた席を見つけることができません。しかし、夜道を歩いた後に映画館に入ったのであれば、すぐに空いた席を見つけることができるでしょう。このように、暗闇の中に長くいると眼が次第にその暗さに慣れてきて、暗くても物が見やすくなる経験は誰にでもあると思います。暗さに眼が慣れた状態を、**暗順応**といいます。明るいところから暗闇に入ると、だいたい7分間は物が見えにくいのですが、それを過ぎると次第に見えるようになってきて、30分もすると暗闇でもほとんどの物が見えるようになってくるはずです。

明るい光の中では、桿体細胞のロドプシンはほとんど分解されているため、暗闇に入ると最初は錐

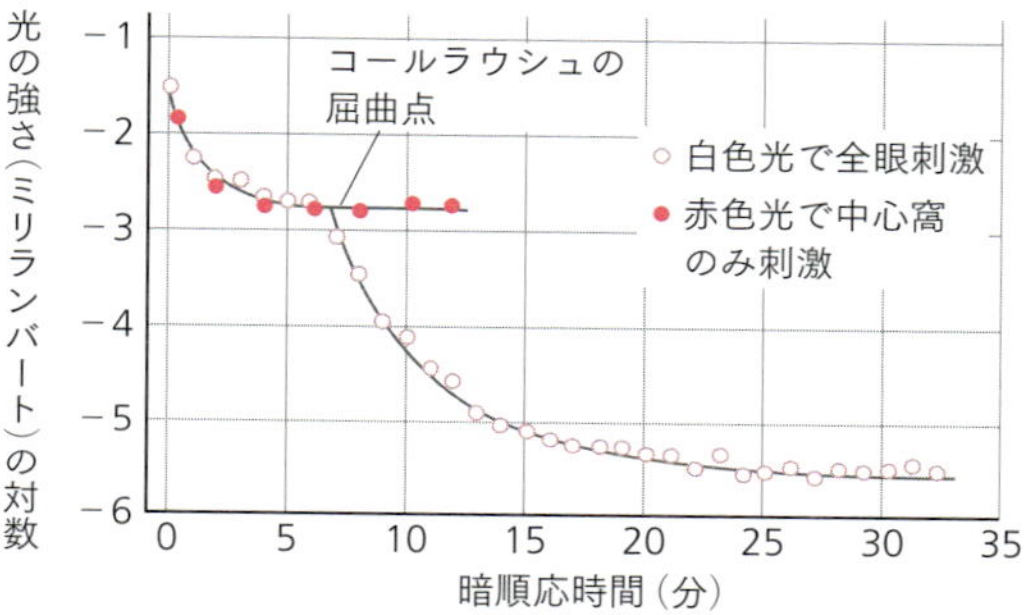

図 3–17　暗順応の時間経過（Hecht, 1934 より）

体細胞で物を見ます。こういう時の「目を凝らして」という言葉は、わずかな光を黄斑部に当てようと眼が働いていることを表しています。錐体細胞は色を区別したり、細かい形をとらえる能力には優れているものの、光の感受性は明らかに桿体細胞より劣るために、暗いところでは物が見えにくくなるのです。

暗闇に入って約７分経つと、桿体細胞のロドプシンの再合成が進み、その能力を発揮するようになります。それで、暗闇の中でも物が見えるようになるのです（**図３–17**）。

暗闇でも眼が反応しやすいのが緑色

私たちの感じる明るさは、光の強さだけで決まるわけではありません。光の波長や、眼の順応状態によって変わります。さらに、桿体細胞と錐体細胞では、それぞれ一番敏感に感じる**光の波長**が異なります。つまり、明順応と暗順応の状態とでは、最も敏感に区別できる光の色が違うということです。

主に桿体細胞が働いている暗順応の状態では、眼は、光の波長５００～５１０nmあたりの緑色～青緑色に一番敏感に反応します（**図３–18**）。そのため、暗闇の中でも一番区別がつきやすいように、非常口の表示は緑色なのです。ちょっと注意深く見てみる

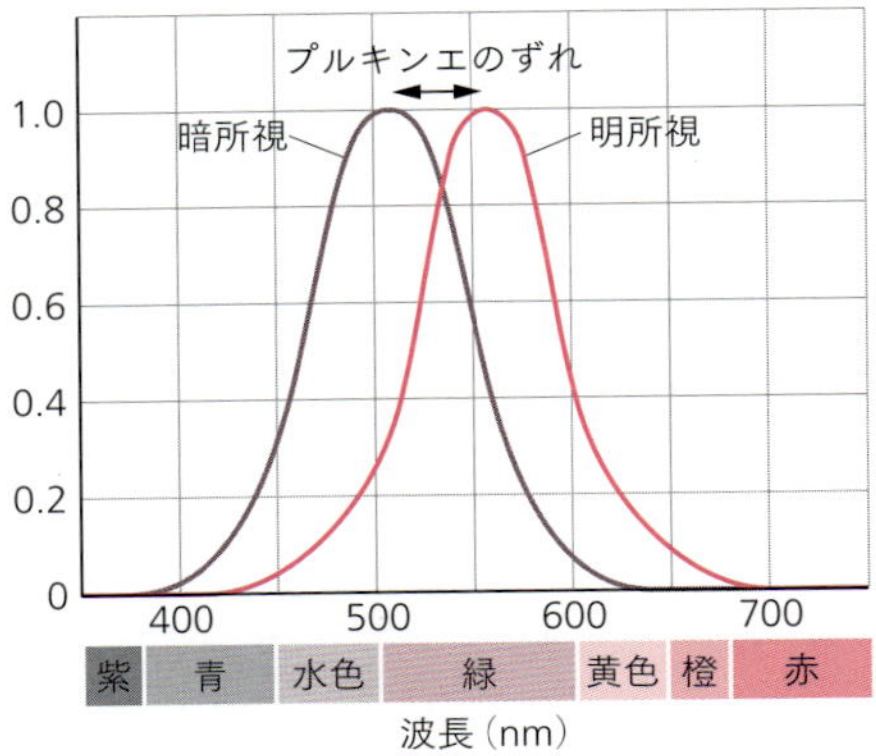

図 3-18　視感度曲線

と、夕暮れ時の信号機は、緑色がひときわ目立つことがわかると思います。

夏の海水浴場で目立つのは何色の水着?

図3-18をもう一度見てみましょう。明順応の状態で最も敏感に反応する光の波長は、560nm付近の黄緑色です。では、目立つのは黄緑色の水着でしょうか。それが違うのです。海水浴場で多くの人を眺めるとき、眼は特定の何かを見ようとするのではなく、無調節の状態です。つまり、光が網膜の広範囲に当たっている状態です。その状態で働くのは錐体細胞です。明順応で、桿体細胞の視感度曲線がほぼ消失し、錐体細胞のみが働いている630nm付近は何色でしょうか。オレンジ色（橙色）です。夏の海水浴場で目立ちたいなら、オレンジ色の水着です。反対に目立ちたくないなら、400〜410nmの青紫色の水着がよいかもしれません。

このように、暗順応と明順応では反応する光の波長のピークが50nmくらいずれています。これを生理学では「**プルキンエのずれ**」とよんでいます。

感覚機能

7

列車がトンネルに入ると耳がふさがったように感じるのはなぜ？

キーワード　音波／鼓膜／耳小骨／卵円窓／アデノイド／蝸牛／前庭階／鼓室階／基底板／コルチ器官／耳管／圧覚

音の正体は空気の振動の波

私たちがふだん耳にしている音の正体は、空気の振動によって生じる波です。つまり、空気を構成する粒子の濃度（空気圧に相当する）に濃い部分と薄い部分が生じ、その濃度差が次々に伝わっていくのが音波です。**音波**は粗密波ともよばれ、１秒間に約３４０ｍの速さで伝わります。

私たちがふだん会話する時の声の振動数は、５００～４，０００Hz（1Hzは1秒間に1回の振動）です。ヒトの耳は、この範囲の振動音を鋭敏に捉え、その情報を大脳の側頭葉にある聴覚中枢に伝えます。ヒトの耳で聞くことのできる音の範囲は、１６～２０，０００Hzです。

音を集めて伝える外耳

ヒトの耳は、外耳、中耳、内耳の3つに分けられます（図3－19）。

外耳は、音を集める耳介から、鼓膜までの外耳道の部分のことで、音の振動をできるだけ減衰させずに鼓膜まで伝える働きをしています。

振動を変換・増幅する中耳

中耳は、側頭骨の骨の中にあり、鼓膜、鼓室、耳管などからできています。

鼓膜は、鼓《つづみ》の革を意味する、その名のとおり薄い膜で、空気の振動を膜の振動に変換する装置です。音の振動数に応じて振動する鼓膜の面積が変わります。振動数の少ない低音では鼓膜全体が震えますが、高音になるにしたがって震える部分が鼓膜の中央部に収束し、振動する面積が小さくなっていきます。中耳炎などで鼓膜が傷つくと、低音域の音が特に聞こえにくくなるのはこのためです。

鼓膜には、ツチ骨、キヌタ骨、アブミ骨という3つの骨が関節でつながっています。この3つの骨を総称して**耳小骨**といいます。耳小骨は、てこの作用と、鼓膜と内耳の接触面（卵円窓）との面積比を利用して、鼓膜で受けとった振動のエネルギーを増幅して、**卵円窓**の膜を振動させます。

また、中耳腔は耳管によって咽頭上部と、鼻や口を通じて外界とつながっています。こうした構造になっているのは、鼓膜内外の気圧を一定に保ち、鼓膜が空気圧のわずかな振動でも鋭敏にキャッチできるようにしておくためです。耳管の咽頭側の出口は、リンパ節のような働きをする**アデノイド**と

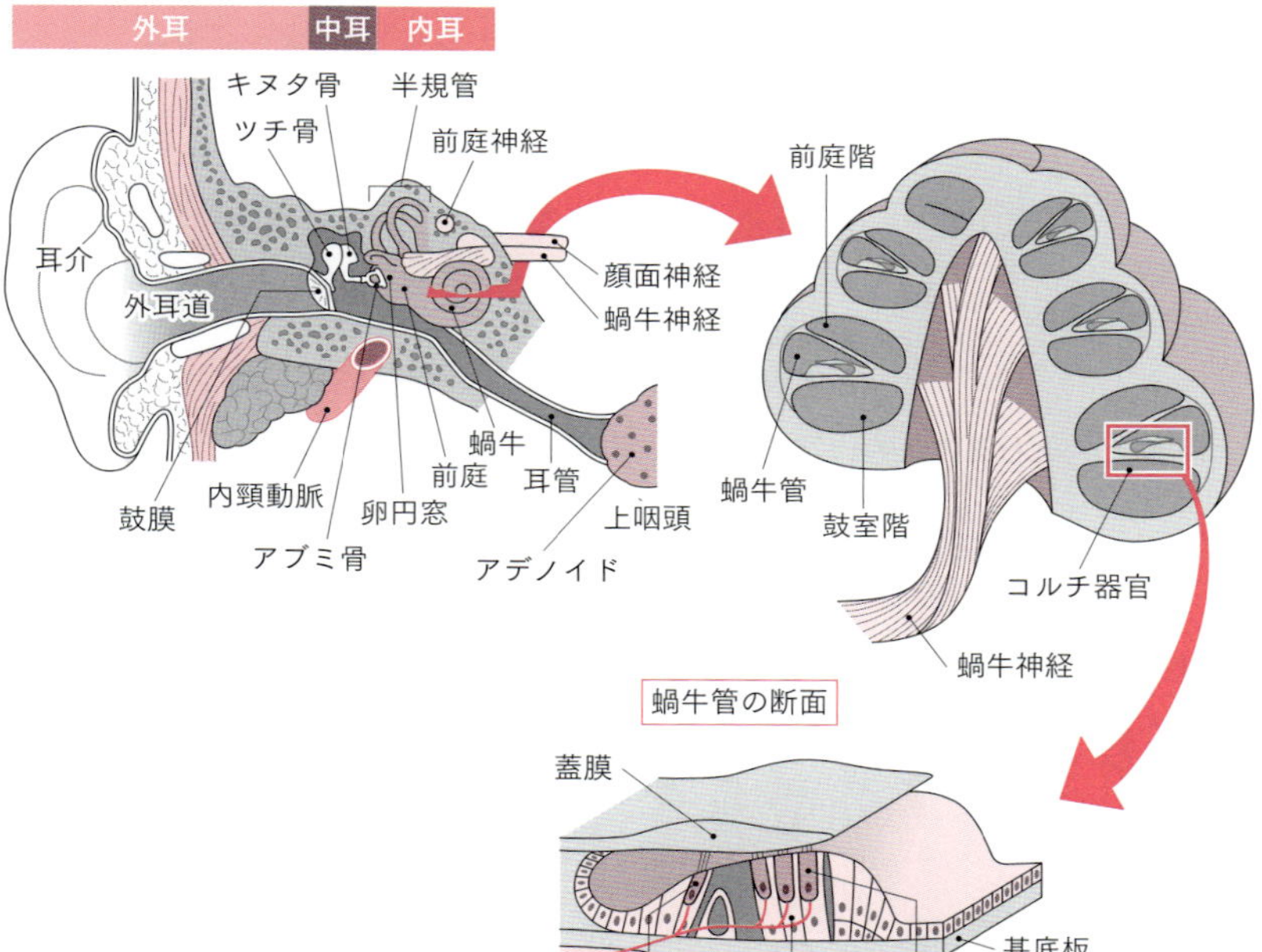

図 3-19　耳の構造と蝸牛の断面図

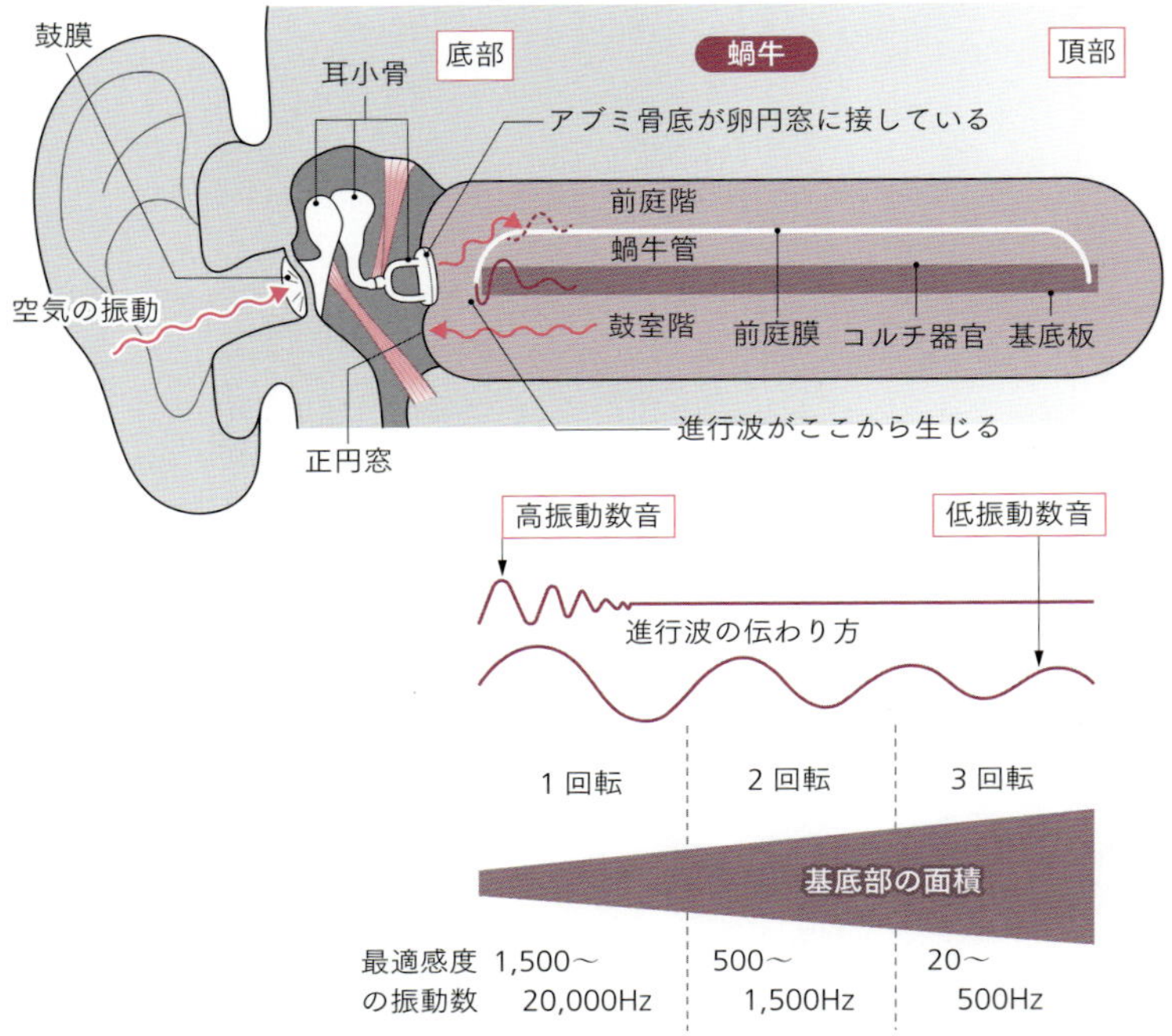

図 3-20　進行波の発生と音の振動数

いう組織でおおわれていて、物を飲み込んだり、あくびをしたりすると開きます。風邪を引いてこのアデノイドが炎症を起こし腫れたりすると、その炎症を引き起こした細菌やウイルスが耳管を通って中耳に入り込み、中耳炎を引き起こすのです。

音の振動を神経の興奮に変える内耳

内耳には、蝸牛と平衡感覚を司どる半規管があり、音の振動は、蝸牛で神経の興奮に置き換えられ、その情報が蝸牛神経を通じて脳に伝わります。

蝸牛は、管がらせん状に約2と4分の3回転したもので、外観は名前のとおりカタツムリの殻のような形をしています。蝸牛を縦割りにすると、基底板の上に乗ったコルチ器官と蝸牛管、その上部の前庭階、下部の鼓室階の3つの部屋がみられます（**図3-19**）。前庭階と鼓室階の中は外リンパ液で満たされています。一方、蝸牛管の内部は、内リンパ液という全身を流れるリンパ液とはまったく異なる液体

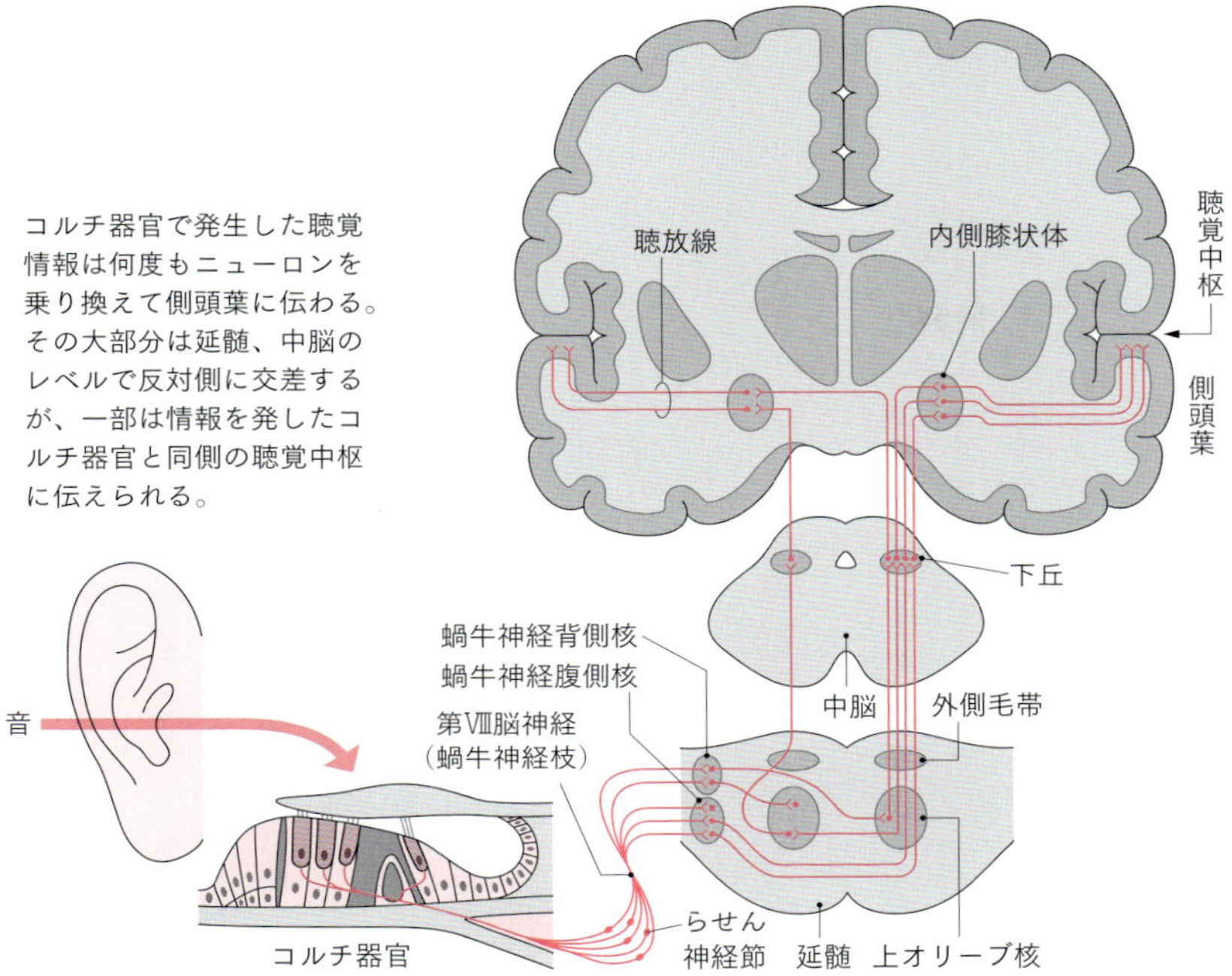

コルチ器官で発生した聴覚情報は何度もニューロンを乗り換えて側頭葉に伝わる。その大部分は延髄、中脳のレベルで反対側に交差するが、一部は情報を発したコルチ器官と同側の聴覚中枢に伝えられる。

図 3–21　聴覚の大脳までの経路

で満たされています。

空気の振動を音として感じるしくみ

鼓膜で感知された空気圧の振動は、耳小骨を通して増幅され、アブミ骨から前庭階につながる卵円窓に伝わります。卵円窓に伝わった振動は、**前庭階**を満たしている外リンパ液に波を引き起こします。外リンパ液の波は、蝸牛の頂点を通って**鼓室階**に伝わり、最終的にその中耳面（正円窓）に波のエネルギーを放出して消失します。この過程で生じた外リンパ液の波の振動は、蝸牛管の**基底板**に歪みを引き起こします。音の振動数によって基底板が歪む部位は異なり、そこから音の振動数の変化を検知できるようになっています（**図3–20**）。その歪みを、**コルチ器官**で神経の電気的興奮に変換することによって、私たちは音を感知しているのです（**図3–21**）。

列車がトンネルに入って耳がふさがった時、あくびをすると治るのは?

列車がトンネルに入ったり、飛行機の離陸時や着陸時に耳がふさがったように感じるのは、外耳道の気圧の変化で、鼓膜が中耳側に押し込められたり、外耳側に引っ張られたりするためです。みなさんはそういう時、何度もあくびをして口を大きく開けますね。唾を飲み込む人もいるでしょう。いわゆる「耳抜き」ですね。そうすると、ふさがった耳が開通したように感じるからです。

中耳と上咽頭(喉の上方)の間には**耳管**という連絡路があります。あくびをしたり唾を飲み込んだりすることによって、この耳管の周囲の筋が伸びたり縮んだりして、耳管の内腔が開きます。耳管が大きく開くと、鼓膜の内外の気圧を同じにする作用があるのです。ところが風邪を引いていたりすると、耳管が開きにくくなるので、大あくびを何度しても耳が通じないことがあります。

重低音は耳だけでなく皮膚の圧覚も刺激する

ロックコンサートでベースがよく鳴っていると、体まで何かに揺すられたようにビリビリ感じることがあります。

その理由は、空気圧の振動が100Hz以下のような重低音の音刺激は、耳の蝸牛のコルチ器官で感知するばかりでなく、皮膚に分布している圧受容器でも感じることができるからです。つまり、重低音の空気圧振動は、皮膚の**圧覚**を感知する神経をも興奮させるので、体が震えるようなビリビリした感覚を覚えるのです。

8 試験などで緊張すると動悸がするのはなぜ?

キーワード
交感神経／節前線維／節後線維／ノルアドレナリン／闘争か逃走／副交感神経／アセチルコリン／アシュネル反射

自律神経、ホルモン、免疫機構の3つで体の働きのバランスをとっている

ここでは第1章1で説明した自律神経の働きについて、もう少し詳しく学習します。

体の働きのシーソーは、自律神経、ホルモン、免疫機構の3つでバランスをとっています。自律神経とホルモンは、主に体の働きによって生じたシーソーの傾きを元に戻す役割を担います。免疫機構は、外敵によって傾いたシーソーを元に戻します。

自律神経は、そのシーソーの傾きを秒単位から分単位の短時間で元に戻すしくみであるのに対し、ホルモンは数時間から数日という長時間で元に戻すべく機能しています。この例外が神経分泌ホルモンといわれるバソプレシン（抗利尿ホルモン：ADH）です。

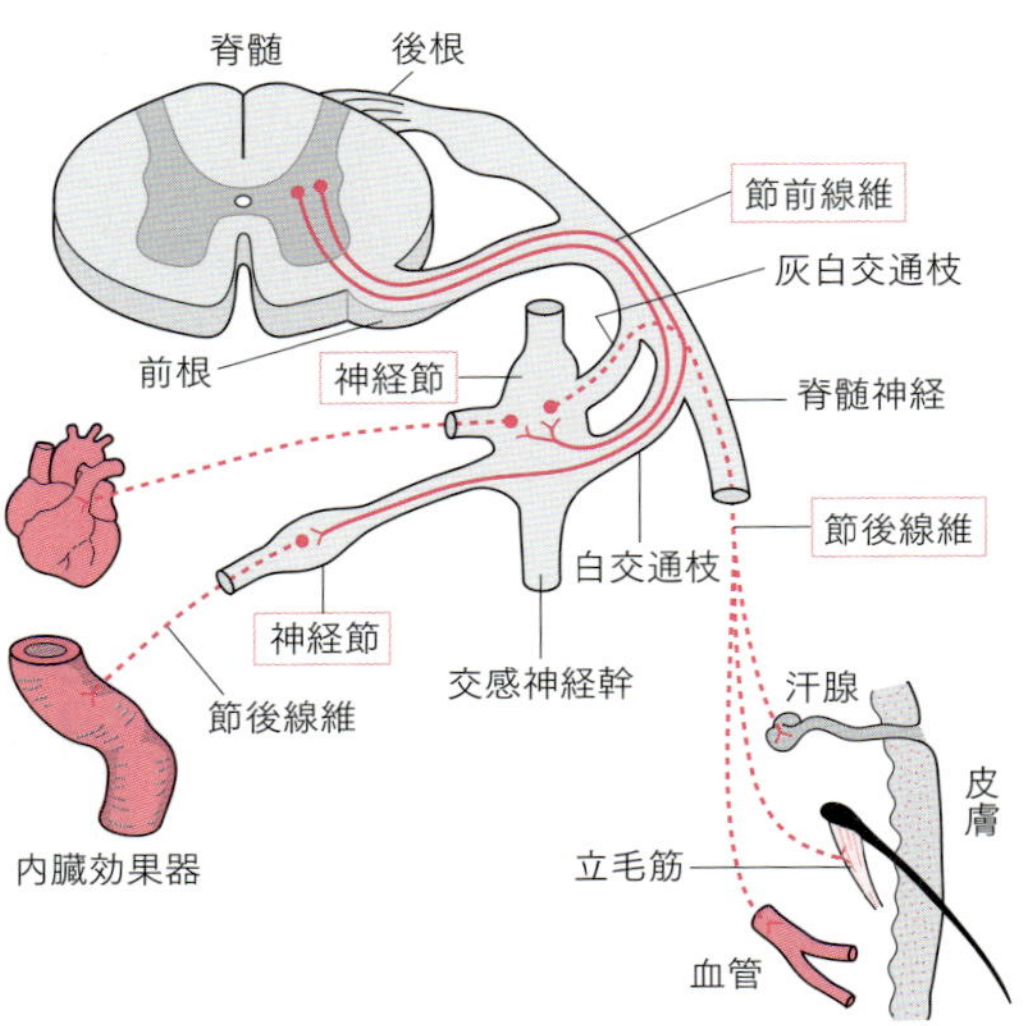

図 3-22　交感神経の節前線維、神経節、節後線維

［黒澤美枝子：自律神経系，小澤瀞司，他(監修)：標準生理学(第 8 版)．p 387，医学書院，2014 より引用］

眠らない交感神経の伝達物質はノルアドレナリン

自律神経のうち**交感神経**は、間脳の視床下部からの指令によってコントロールされています。視床下部からの命令は延髄で集約され、脊髄を下っていき、指令の内容に応じて頸髄や胸髄のそれぞれの分節の前方部（前根）から出ていきます（**図3－22**）。指令は、脊髄を出てすぐのところにある交感神経節で、神経を乗り換えます。乗り換え前の神経を**節前線維**、乗り換え後の、交感神経節から出てくる神経を**節後線維**といいます。この節後線維は、心臓、血管、気管、肺、消化管、肝臓、膵臓、腎、生殖、排泄系の臓器など、あらゆる内臓に枝を送り、その働きを調節しています（**図3－23**）。

節後線維の末端から各臓器の効果器（神経の働きを発揮する細胞）に情報を伝える時には、おもに**ノルアドレナリン**という鍵物質（神経伝達物質）が放出されます。ノルアドレナリンは、α受容体（細動脈などに分布）とβ受容体（心臓や気管などに分布）という2つの鍵穴を刺激する働きをもって

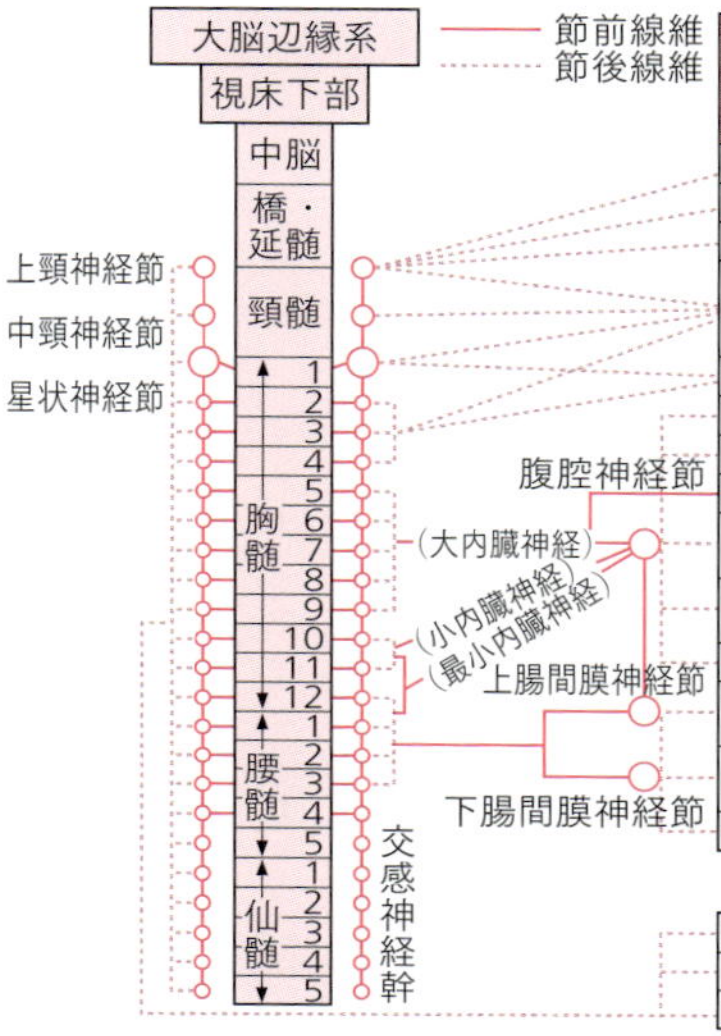

効果器と支配分節	アドレナリン作動性神経に対する応答 α受容体	アドレナリン作動性神経に対する応答 β受容体	コリン作動性神経に対する応答 ニコチン様受容体
眼 ($T_{1\text{-}2}$)	瞳孔散大	毛様体筋弛緩	
涙腺 ($T_{1\text{-}3}$)			
唾液腺 ($T_{1\text{-}2}$)	分泌	分泌	
心臓 ($T_{1\text{-}5}$)		心拍増加 心収縮力増加 伝導速度増加	
気道・肺 ($T_{2\text{-}7}$)		気管支筋弛緩	
肝臓 ($T_{6\text{-}10}$)	グリコーゲン分解	グリコーゲン分解	
脾臓 ($T_{5\text{-}12}$)	収縮	弛緩	
副腎髄質 (T_{10}-L_2)			カテコールアミン分泌
胃腸管 ($T_{6\text{-}11}$)	平滑筋弛緩 括約筋収縮	平滑筋弛緩	
膵臓 ($T_{6\text{-}10}$)	膵液分泌減少 インスリン分泌抑制	インスリン分泌	
腎臓 (T_{11}-L_1)		レニン分泌	
直腸 (T_{11}-L_4)	平滑筋弛緩 括約筋収縮	平滑筋弛緩	
膀胱 (T_{12}-L_4)	膀胱三角 括約筋 収縮	排尿筋弛緩	
生殖器 (T_{10}-L_4)	男性性器射精		
			ムスカリン様受容体
汗腺			分泌
血管	収縮	拡張	拡張（筋血管）
立毛筋	収縮		

図 3-23　交感神経の支配臓器とその作用

［黒澤美枝子：自律神経系，小澤瀞司，他（監修）：標準生理学（第 8 版），p 387，医学書院，2014 より引用転載］

います（図3-23）。

ノルアドレナリンは、交感神経の末端で、アミノ酸の一種であるチロシンを材料にドーパ、ドーパミンを経て作られます。この、神経末端に電気的興奮（スパイク）が伝わると、細胞の外からCa^{2+}が流れ込み、これが合図となって神経末端の小胞に貯蔵されたノルアドレナリンが生物学的エネルギーのＡＴＰとともに放出され、効果器を刺激するのです。

交感神経は、生きているかぎり、昼でも夜でも活動しています。体の働きはたえず変化しており、常に揺れているシーソーのようなものです。交感神経は、そのシーソーのバランスを保つために働いているのです。

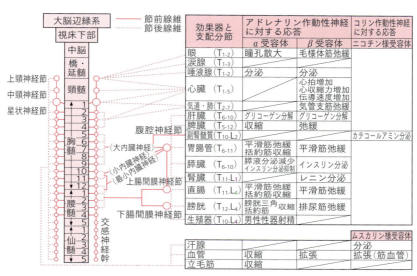

ストレスに対する防衛反応も交感神経の役割

たとえば試験会場で「ヤバい！　受験票を忘れた」と気づいた時、自転車で人とぶつかりそうになった時、私たちは急激なストレスを受けます。そのストレスに対する防衛反応が「**闘争か逃走**」(fight or flight) とよばれる興奮作用で、これは交感神経の興奮によるものです。

交感神経が興奮すると、眼がぐっと見開かれ、瞳孔が開いてきます。心臓の働きが高まり心拍数が増加し、抵抗血管が縮んで最低血圧が上がり、顔色は赤くなります。

したがって、緊張して臨んだ入学試験が思ったより難しくて「どうしよう！」と急激なストレスを感じると、胸がドキドキして、時には鳥肌が立つことさえあるのです。

眠くなる副交感神経の伝達物質はアセチルコリン

一方、**副交感神経**は、脳から出ている12種類の脳神経のうち、4種類の束と一緒に出てきて働いています。分布しているのは、眼球、唾液腺などの外分泌腺といった顔面（顔面頭蓋）にある臓器です。眼球では第Ⅲ脳神経、動眼神経とともに、唾液腺などの外分泌腺では第Ⅶ脳神経・顔面神経・第Ⅸ脳神経・舌咽神経とともに分布しています。

副交感神経の指令の大部分は、脳幹から出ている第Ⅹ脳神経（迷走神経）によって、心臓、肺、肝臓、膵臓、消化管などに送られます。

消化管では、食道から横行結腸の右側3分の1の部分（Cannon点）まで、迷走神経からの情報が伝えられます。一方、Cannon点から肛門までの消化管壁に指令を送っているのは、仙髄の2～4分節から出ている骨盤神経です。骨盤の中にある尿路系や生殖器系の臓器への指令も、この骨盤神経から出ています。副交感神経は、交感神経と違って節前線維がとても長く、指令の乗り換え駅である神経節が臓器のすぐ近くにあるか、あるいは臓器の中に埋もれているのが特徴です。

副交感神経の神経末端から分泌される鍵物質は、**アセチルコリン**です。これは神経末端に取り込ま

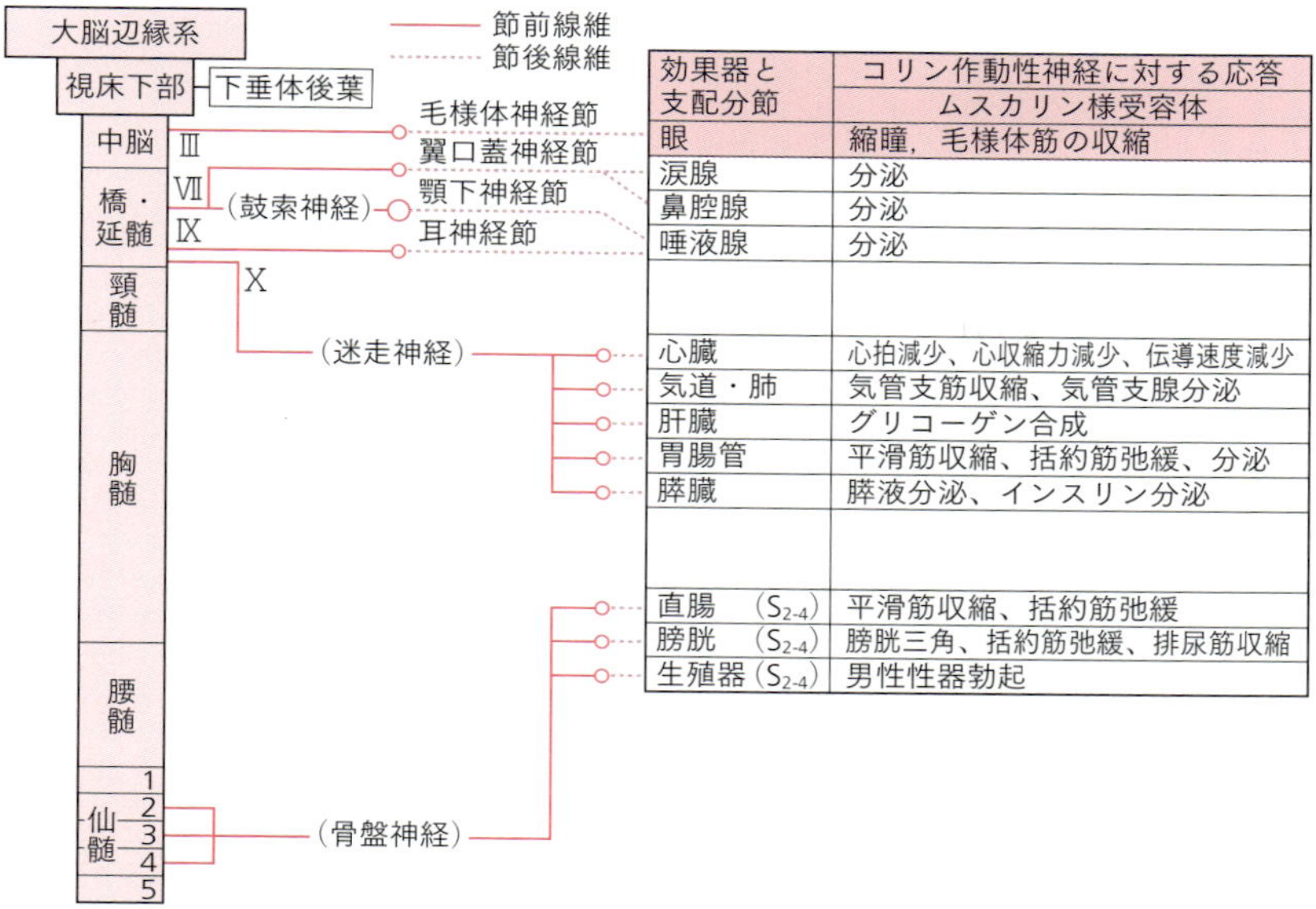

図 3-24　副交感神経の支配臓器とその作用

［黒澤美枝子：自律神経系，小澤瀞司，他(監修)：標準生理学(第 8 版)．p 388，医学書院，2014 より引用転載］

れたコリンを材料としてATPを使って作られ、小胞の中に貯蔵されています。アセチルコリンは、効果器にある2つの鍵穴を開くことができます。その1つがニコチン受容体、もう1つがムスカリン受容体です(図3-24)。このムスカリン受容体と特異的に結合する薬に、アトロピンがあります。アトロピンは眼科の検査で瞳孔を開かせる時に用いられますが、それは副交感神経の働きを抑えるためなのです。

副交感神経の活動は、交感神経とは反対に、満腹で眠たくなるような時に高まります。この時、瞳孔が閉じてくるとともに、心臓のリズム(脈拍)も弱くなってきます。一方、消化管の運動や消化液の分泌は高まります。これは、体が休んでいる間に、食べた物を確実に消化・吸収することによって、体に必要な栄養物を獲得するためです。夜、就寝する前に物を食べると太りやすいのは、副交感神経の働きが優位になり、食べ物を効率よく消化・吸収するからなのです。

気持ちを落ち着かせるカギは迷走神経

入学試験で気が動転している時に、体に備わった反射を利用して、心臓のリズムを抑え、気持ちを落ち着かせる方法があります。**アシュネル反射**といい、眼を閉じ両方の眼球を親指で軽く圧迫すると、心臓につながっている迷走神経が働いて脈拍が低下してくるというものです。どうしても気分が落ち着かない時には、試してみるのも一案かもしれません。しかし、絶対に他人にはやらないでください。アシュネル反射は、脈が異常に早くなった患者さんに利用されるもので、一時的に心臓が止まってしまう危険があるからです。

また、第3章2（161頁）で紹介したように、温かい手でおへその周囲をゆっくりなでてみるのも、気分を落ち着かせるのにはいいでしょう。

筋　感覚機能　運動機能

9

熱い鍋や冷たい氷に触ると思わず手を引っ込めてしまうのはなぜ？

キーワード　随意運動／体性反射／屈曲反射／伸張反射／膝蓋腱反射／筋紡錘／脊髄反射

私たちは随意運動と反射運動の組み合わせで歩いている

第3章8では、体の働きが自律神経によって、無意識のうちにバランスをとっているしくみについて述べました。ここでは、自分の意思で動いているように思える運動においても、その運動がうまくできているかを点検し、調節するしくみがあることを説明します。

例えば、朝起きて玄関に新聞を取りに行く時のことを思い浮かべてみましょう。まず、自分の意思によって、股、膝、足首の関節を曲げる屈筋群と、反対に関節を伸ばすための伸筋群を上手に使いながら立ち上がって、歩きはじめます。「さあ右足」「次は左足」などと意識しなくても、足がもつれたり転んだりすることなく玄関まで行き、無事に新聞を取ることができます。また、玄関に向かって歩いている間は、健康な人であれば意識しなくても、上体の姿勢がまっすぐ保たれているはずです。こうした運動はすべて、自分の意思による**随意運動**と無意識の反射運動（**体性反射**）とが、うまく組み

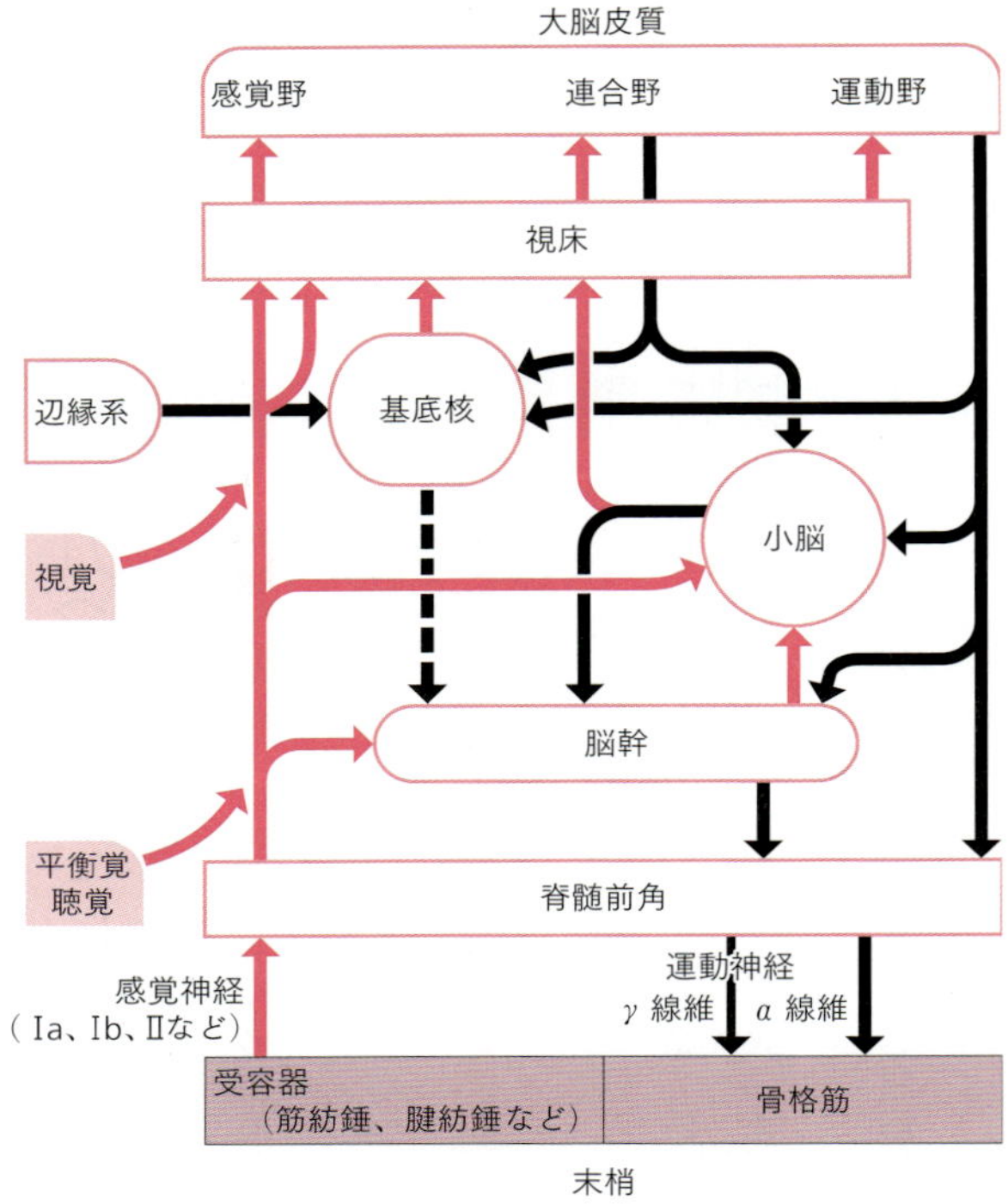

図 3–25　運動の指令と調節

合わさって働いているからこそできるものなのです。

大脳の運動野と一緒に感覚器も働いている

運動や姿勢の保持に関わっている脳や脊髄、運動神経と感覚神経、そして骨格筋の相互の関係をまとめたものが**図3－25**です。運動をする時や姿勢を保つ時にはまず、その目的に合ったプログラムを作らなければなりません。この作業は、大脳皮質にある運動野や、大脳の奥深くにある大脳基底核、小脳などが行っています。作成されたプログラムは、運動を実行する指令として、脊髄の前根にある運動ニューロンに伝えられます。

運動の指令が出ると同時に、この指令が正しく実行されているかをチェックし、状況に応じて臨機応変に調節するしくみも発動します。それが**図3－25**の左側を大脳に向かう矢印です。皮膚感覚・視覚・聴覚・平衡覚などの情報が、運動の調節に働いているのです。

　こうした感覚神経の働きを知るには、１本足で立つ実験をしてみましょう。目を開いて立った時と閉じた時とでは、視覚情報がある時のほうが体のバランスをとりやすいことが実感できるでしょう。

熱い鍋や冷たい氷に触れた時、思わず手を引っ込めるのは屈曲反射

　ヒトの骨格筋は、生体に害を及ぼすような刺激に遭うと、その有害な刺激から逃げるために、反射的に骨格筋を曲げる反応が起こります。これを**屈曲反射**といいます。

　例えば、大きな爆発音などを聞くと、両手で耳を閉じ、首をすくめ、体をまるめようとします。熱い鍋や冷たい氷に触ってしまった時も同様です。皮膚感覚が刺激されると、瞬間的に腕や手の骨格筋を屈曲させて、その刺激物から遠ざかろうとする運動が起こるのです。そのため、こうした骨格筋の屈曲反射のことを、〝逃避反射〟〝防御反射〟とよぶこともあります。

骨格筋が受動的に引き伸ばされると起こるのが伸張反射

　屈曲反射とは逆に、骨格筋を無理に引き伸ばそうとする力が加わった時に、その力に対抗するように骨格筋が反射的に収縮する現象を**伸張反射**といいます。

　その代表例が、**膝蓋腱反射**です。膝蓋の腱を叩いて大腿四頭筋を引き伸ばす刺激が加わると、反射的に足が飛び上がります。

　膝蓋腱反射の引き金となる骨格筋の伸張を感知する受け皿は、筋線維の中に分布しています。これ

を筋紡錘といい、図3－26のような形をしています。この筋紡錘を開くと、骨格筋の筋線維と平行に、2種類の特殊な筋線維（核袋線維と核鎖線維）が分布しています。2つの筋線維は、長さの変化から骨格筋全体の伸び具合を検知し、その情報を、Ⅰa群線維、Ⅱ群線維と呼ばれる感覚神経を通って、脊髄後根から同じ脊髄分節の前角細胞に伝えています。また、骨格筋が収縮しすぎて紡錘内の筋線維がたるんでセンサー機能を失ってしまうのを防ぐために、筋紡錘にある筋線維にはγ線維と呼ばれる運動神経が分布し、その緊張を調節しています。

膝蓋腱反射では、膝の腱をハンマー（打腱器）で叩くと、大腿四頭筋内にある筋紡錘の筋線維が伸ばされます。その結果、筋紡錘からの興奮情報がⅠa群線維を通って脊髄前根の運動ニューロンに伝えられます。すると大腿四頭筋を支配する運動神経のα線維が興奮し、大腿四頭筋が収縮します。一方、Ⅰa群線維は抑制性介在ニューロンを介して、拮抗筋である大腿二頭筋の収縮を抑制＝弛緩させます。こうして足が反射的に飛び上がるのです（図3－27）。

この一連の反射には、大脳の運動野からの指令は関わっていません。つまり、無意識のうちに脊髄レベルで骨格筋の働きを抑制しているので、脊髄反射ともいわれます。

たとえば、バスの中で立っていると、突然揺れた時に無意識に足を突っ張って倒れないようにするものです。これも伸張反射の現れです。伸張反射は、私たちが姿勢を保とうとする姿勢制御においても、重要な役割を果たしているのです。

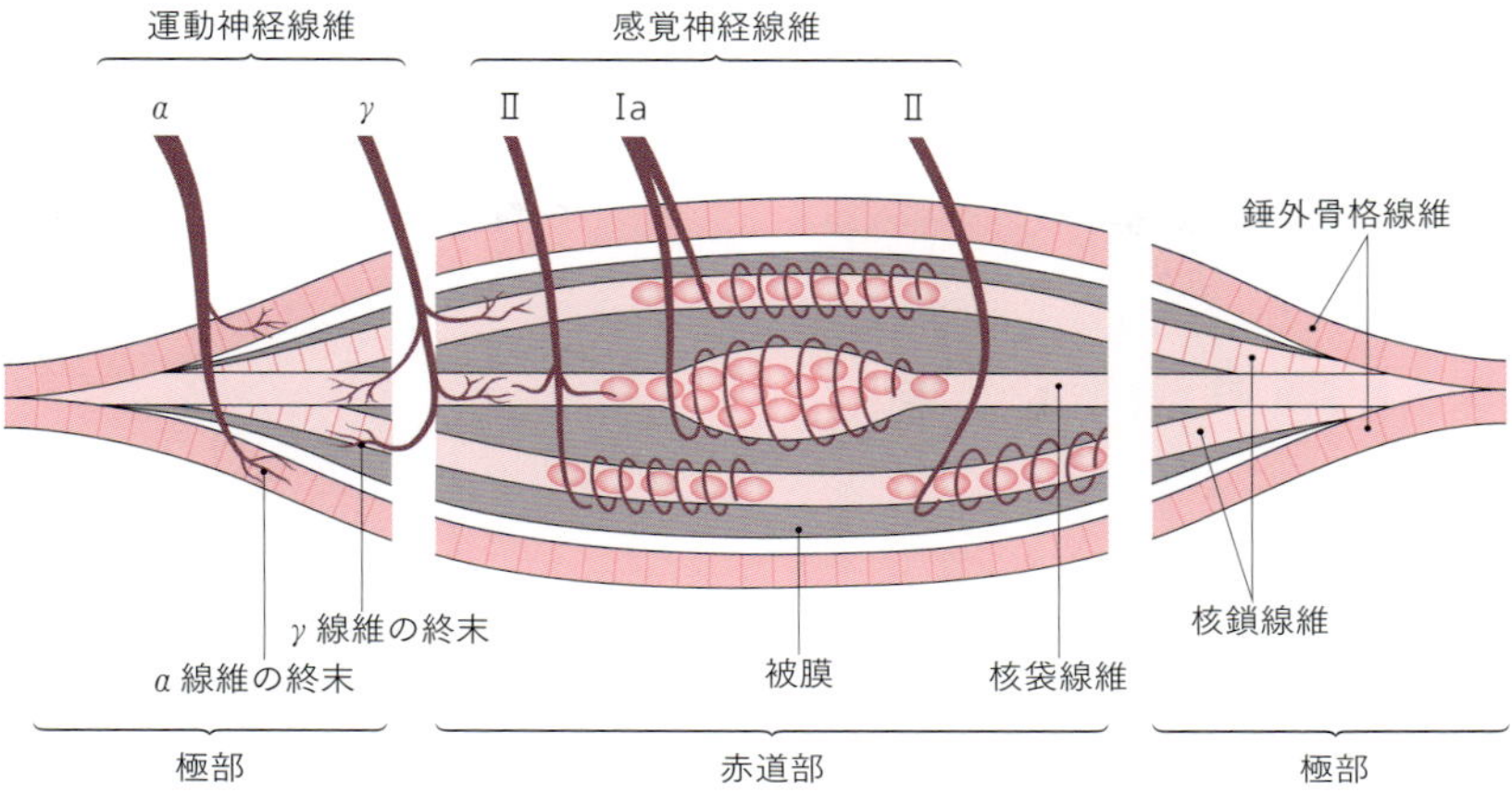

図 3-26　筋紡錘の構造

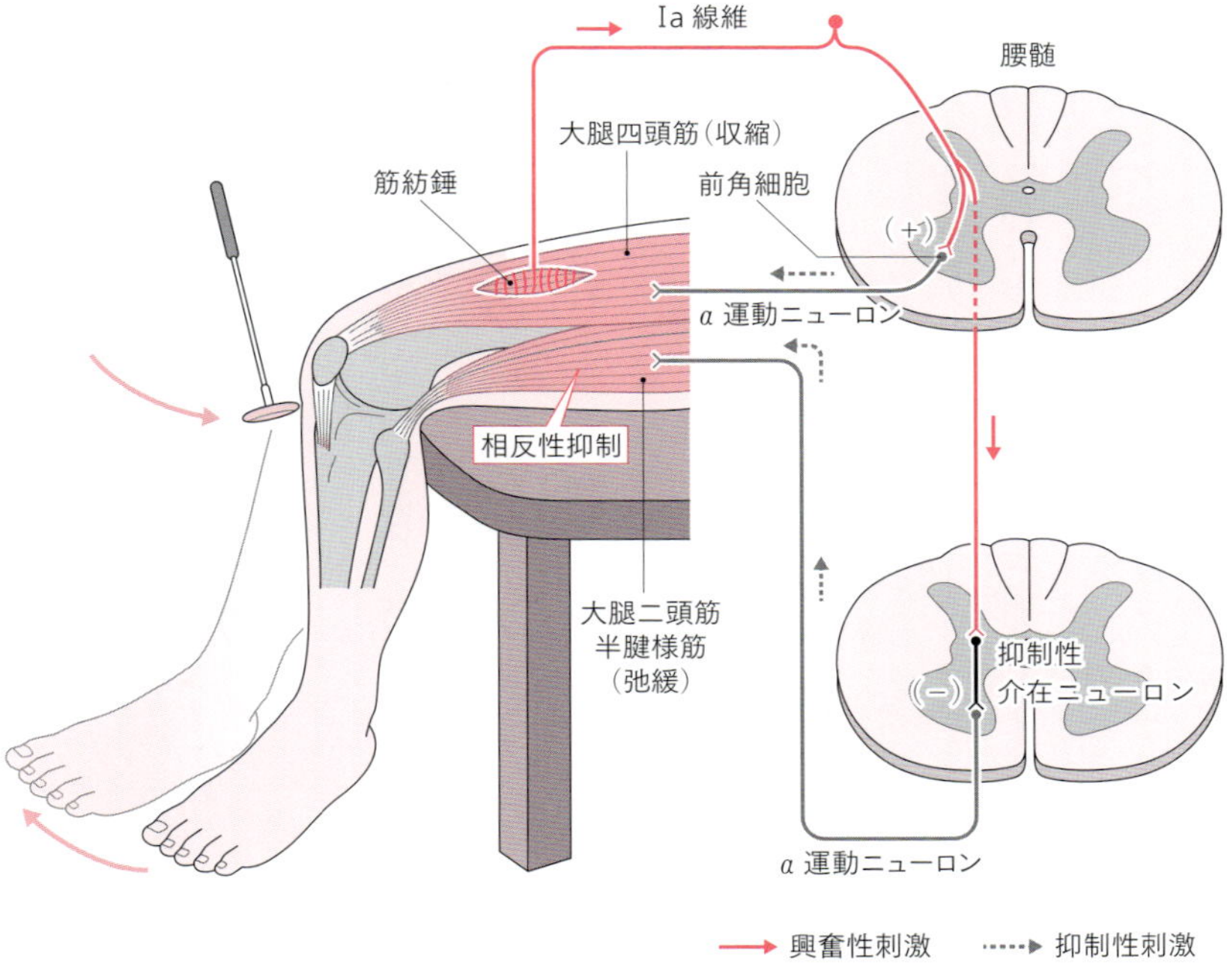

図 3-27　膝蓋腱反射（伸張反射）

10

「手に汗にぎる」のはヒトとサルだけ？

キーワード コリン作動性交感神経／温熱性発汗／精神性発汗／闘争か逃走／扁桃体／防衛反応

汗は、「手に汗にぎる」「冷や汗をかく」「汗の結晶」など、昔から緊張や努力のたとえとして使われています。汗は、体の機能を理解するうえで、とてもよい教材なのです。

アポクリン腺はわきがの原因となる

汗を出す汗腺には、２種類あります。

アポクリン腺は、腋や陰部などに分布し、毛穴に開口します（**図3-28**）。ここから分泌される汗は、汗腺細胞の細胞質の一部がちぎれて出てきたものなので、タンパク質などの栄養物をたくさん含んでいます。そのため、これを栄養源として体の表面についている細菌やカビなどが繁殖しやすく、繁殖した微生

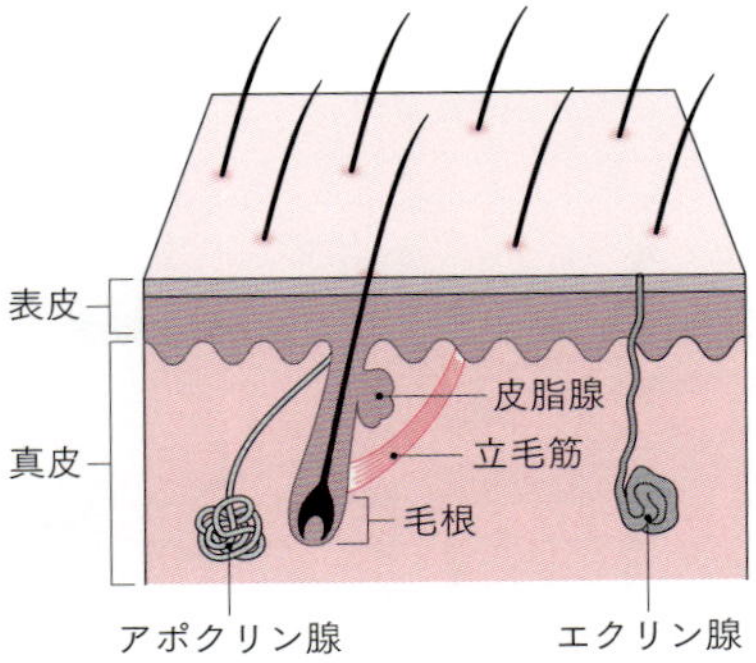

図 3-28　エクリン腺とアポクリン腺

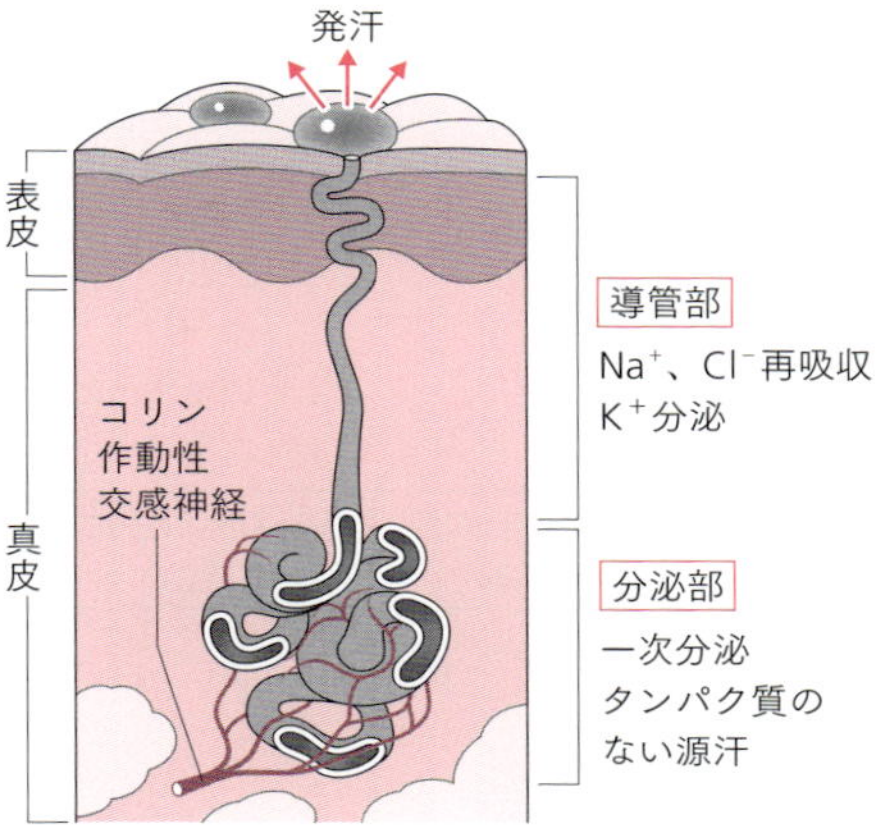

腺で分泌された血漿と等張の源汗は、導管部でNa^{+}、Cl^{-}が再吸収されて低張になる。

図 3-29　エクリン腺の分泌

物の代謝産物が溜まって異臭を放つことがあります。これが、わきがなどの原因になります。

エクリン腺から汗を出させるのはアセチルコリン

エクリン腺は、体全体に分布して、毛穴ではないところに開口しています。エクリン線は**図3－29**のように、真皮の中の腺部（分泌部）と、腺部から分泌された汗の濃さなどを調整しながら皮膚の表面まで運び出す導管部からできています。腺部には、自律神経である交感神経が密に分布しています。注意しておきたいのは、ここで交感神経から分泌される神経伝達物質は、一般的なノルアドレナリンではなくアセチルコリンであるという点です。こうした交感神経を、**コリン作動性交感神経**といいます。

コリン作動性交感神経は、汗腺細胞の周囲に分布する細動脈を拡張させ、汗の材料である血漿を汗腺細胞にたくさん提供するために、血管拡張性のペプチドホルモンも分泌しています。そのホルモンとして、ＶＩＰ（vasoactive intestinal poly peptide：**血管作動性腸管ペプチド**）やＣＧＲＰ（calcitonin gene－related peptide：**カルシトニン遺伝子関連ペプチド**）などが知られています。言い換えると、

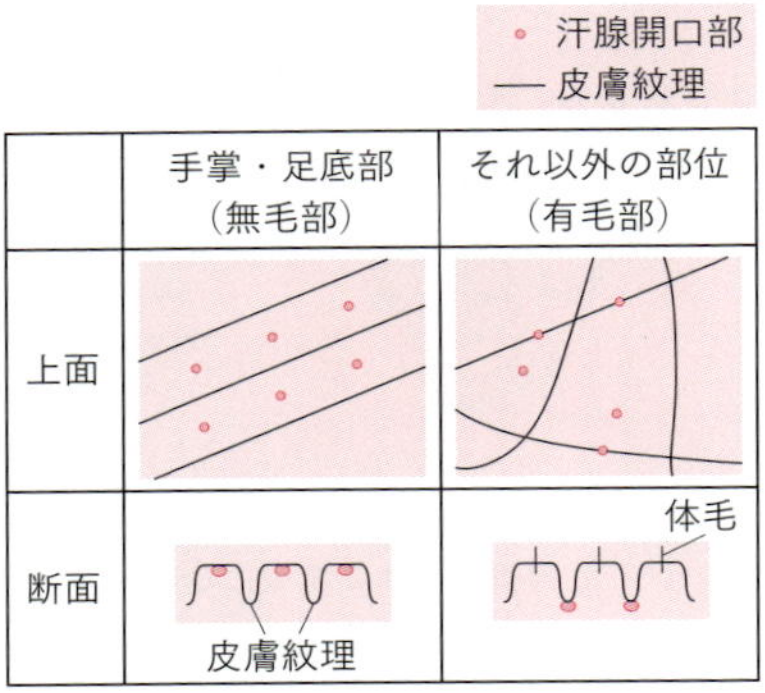

図 3-30　汗腺開口部の分布特性

これらのペプチドホルモンが、アセチルコリンと協働して汗を作る環境を整え、汗を出しやすくしているといえます。

暑い時にかく汗は温熱性発汗

手のひらと手の甲をよく観察してみましょう。どんな違いがあるでしょうか？

手のひらには毛が生えていませんが、甲の表面には細くて小さな毛が生えています。前者を無毛部、後者を有毛部といいます。それぞれエクリン腺の位置が異なります（**図3－30**）。

無毛部では、指紋（皮膚紋理）の間の山頂部分に、エクリン腺が開口します。

有毛部では、皮膚のしわの谷間（皮溝）で、毛穴ではない部分にエクリン腺が開口します。皮溝から分泌された汗は、すぐには蒸発せず、皮溝の谷間にとどまって体の表面を冷やします。つまり、皮膚の表面を冷やすのに適した所から汗が出てくるようになっているのです。暑い夏の日に、庭に水を撒いて涼しくするのと同じように、有毛部に出てくる汗は、主に体温を下げるために働いています。そのため、この発汗を**温熱性発汗**といいます。

緊張や興奮でかく汗は精神性発汗

授業中、ぼんやりしていたら急に先生に指名されてドキッとしたことがありませんか？　何とか答えてホッと席に座ったら、背中にびっしょり汗をかいていたりします。このように、緊張やストレスによってかく汗を**精神性発汗**といいます。

では、ドキッとしたとき、体の中では何が起こっているのでしょうか。交感神経が興奮すると、心拍数が上がり（ドキドキ）、体温が上昇（頭がカーッとなる）、血管は拡張します（顔が赤くなる）。第３章8に出てきた「**闘争か逃走**」の反応です。汗をかくのは、体温の上昇を戻すための反応とも考えられますし、「闘争か逃走」に伴う筋活動に備えて、体を冷却しておくためとも考えられます。

精神性発汗の中枢は**扁桃体**にあり、その部位が興奮すると、その興奮は脳幹部を下って、延髄にある交感神経の中枢と連絡を取り合って頸髄まで到達します。頸髄から手の掌を支配する交感神経（この交感神経はアセチルコリンを分泌するのが特徴です）を伝わって手の掌の汗腺を興奮させて汗を分泌するのです。

手のひらは、どんなときに汗をかく？

では、無毛部である手のひらは、どんな時に汗をかくのでしょうか。

まず、手を10秒くらいしっかりと握ってみてください。どうでしょう。手のひらが赤くなり、しっとりと潤っていませんか。ヒトの手は、物をつかみやすいように親指とそれ以外の４本の指が互いに向き合っています。手を握った時に出る汗は、つかんだ物を落とさないようにするすべり止めの役割があります。

ヒトもサルも逃げる時に、手に汗をかく

手のひらに汗をかくのはヒトばかりではありません。サルも同様です。サルの天敵は毒ヘビです。サルはヘビに追われると急いで木に登ります。ヘビは木を登ってサルを追いかけます。そうするとサルは、ヘビから逃げようと枝から枝へ飛び移ります。この時、枝からすべり落ちないように、手のひらに多くの汗をかきます。手がすべって枝から落ちずに逃げられるようなしくみを、体が備えているのです。

ヒトも、たとえば運動会の徒競走のスタートで、「ヨーイ」といわれて、「ドン！」と音が鳴るまでに、手のひらにたくさんの汗をかきます。

つまり、ヒトやサルの手のひらの汗は、敵から逃げる時に起こる反応（防衛反応あるいは逃走反応）として出てくるのです。こうした防衛反応の中枢が図3-31の扁桃体です。

防衛反応とは、一般に動物が天敵から逃げる時に、生体に生じる反応をいいます。ヒトでは天敵になる動物がいないので、心に不快感を感じた時に体に起こる反応と考えてよいと思います。自分を観察し直してみてください。そんな時、胸は高鳴り、息は激しく、いつしか手を握って、手のひらに汗をかいていると思いませんか？

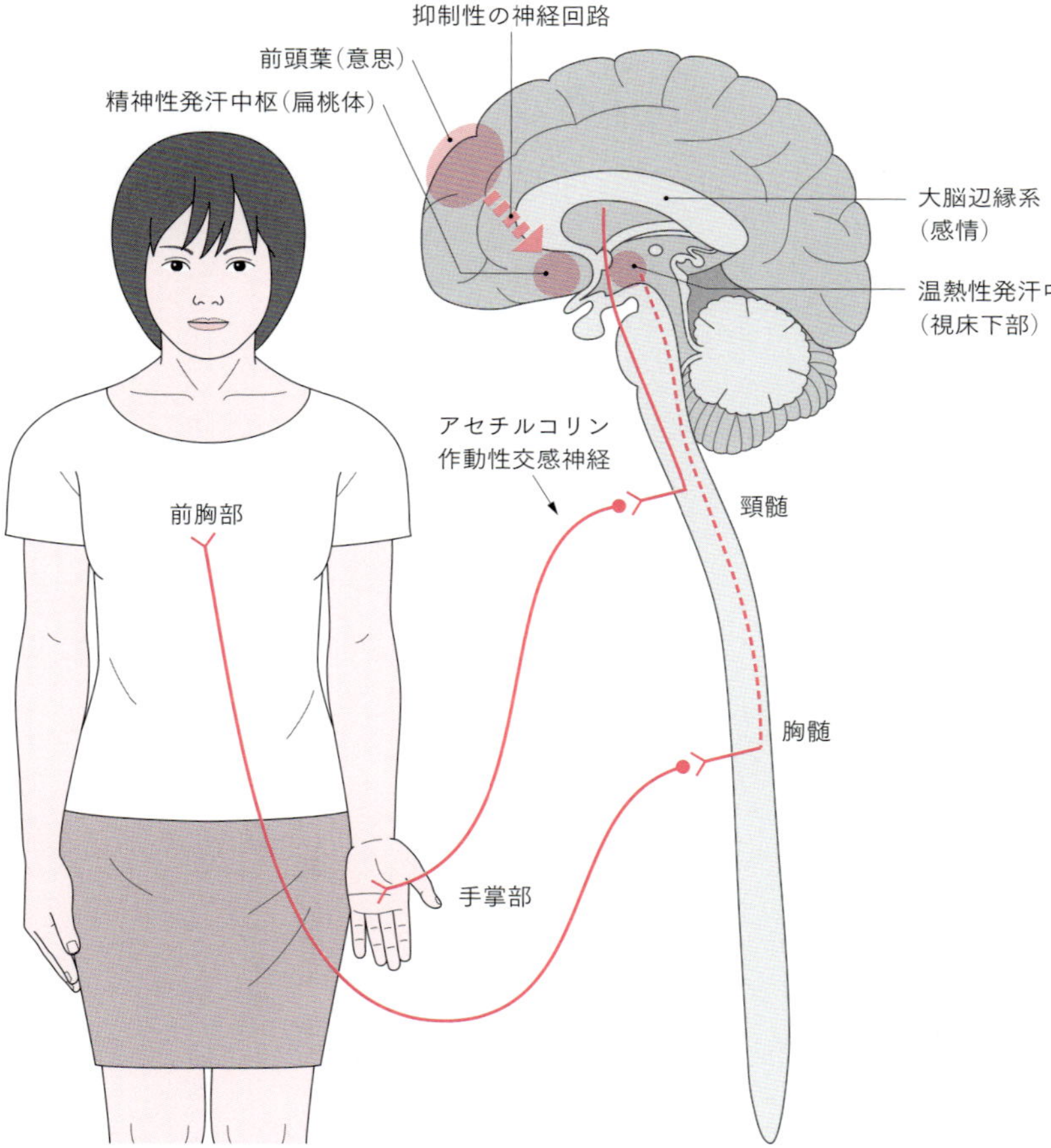

脳出血などにより前頭葉の働きが障害されると、精神性発汗中枢への抑制がなくなるので、手掌部の発汗が止まらなくなる。

図 3-31　手掌部と前胸部エクリン腺への神経支配様式

手のひらの汗は精神性発汗の一種

このように、手のひらの汗は、防衛反応の1つとして備わったものですが、情動、特に怒りや哀しみを感じている時にもよく分泌されます。たとえば、衝撃的な悲しい出来事があり、怒りや哀しみの感情が起こると、自然と手を握りしめています。手を強く握れば握るほど、手のひらが汗をかいているはずです。

反対に、楽しくて喜んでいる時は、手を打ったり拍手したりと、手のひらは開いていることが多くなります。

感覚機能

11 辛い物を食べると目の下に汗をかくのはなぜ？

キーワード
味覚性発汗／平熱／悪寒戦慄／静脈洞／顔面静脈

辛い物を食べて目の下に汗をかくのは防衛反応

手のひらの汗の話に続いて、ここでは目の下にかく汗について説明したいと思います。

辛いカレーライスなどを食べた時に、目の下あたりに汗をかいた経験はありませんか。これは、生体にとっての防衛反応の一種で**味覚性発汗**といいます。第3章10（204頁）で述べたように、有毛部の皮膚の汗は、気化熱を利用して皮膚を冷却し、そこを流れる静脈血の温度を下げ、体温を低下させるために出ています。目の下も有毛部ですが、この部分の静脈血を冷やすことが、なぜ防衛反応になるのでしょうか。

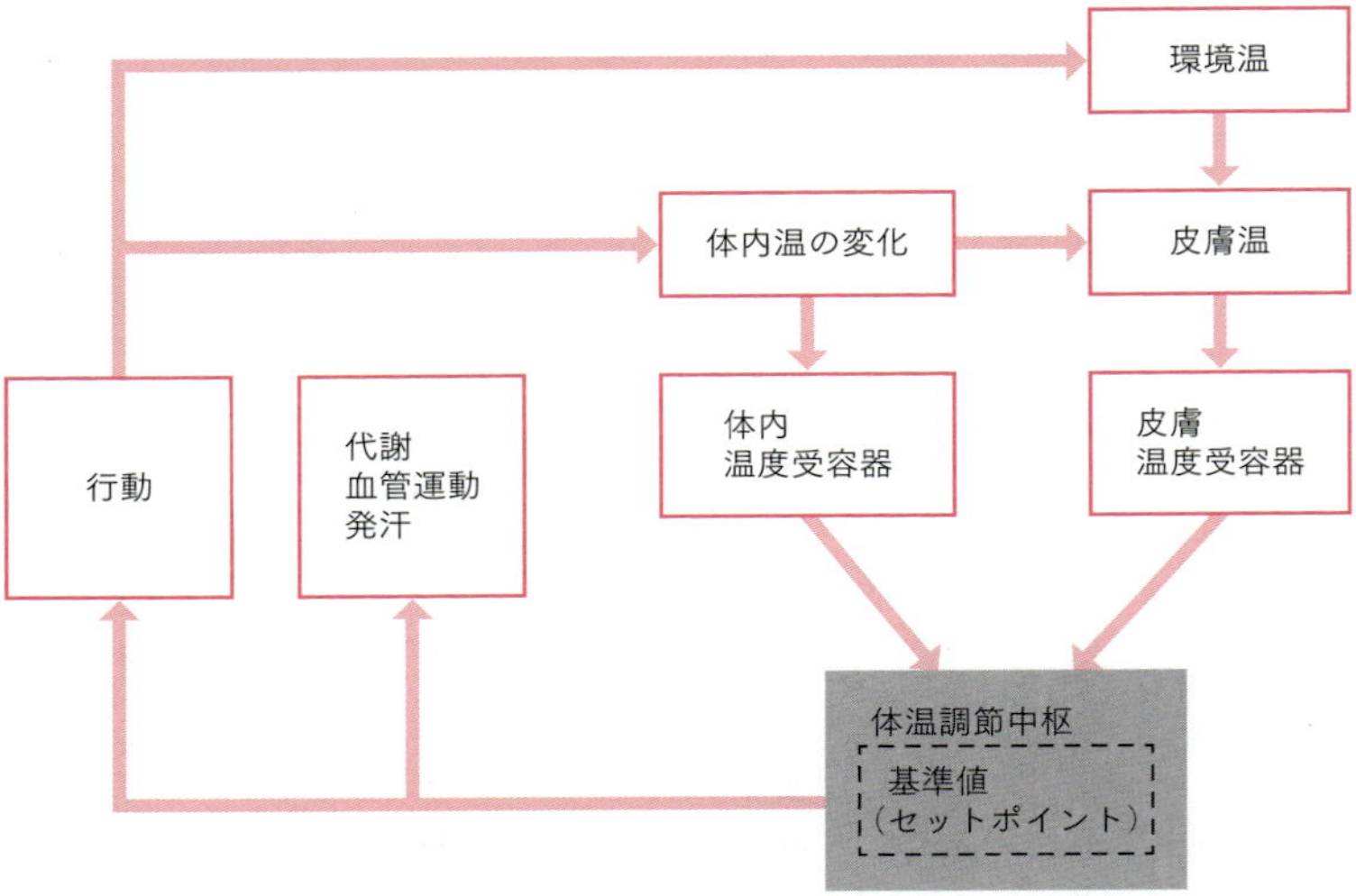

図 3-32　体温調節のフィードバック機構

体温が42℃になっても脳は40℃以下に保たれる

私たちの体温は通常36・0〜36・5℃くらいで、これを**平熱**といいます。第2章18で述べたとおり、女性は黄体から分泌されるプロゲステロンの作用によって体温が上昇し、ほぼ1か月の周期で二相性の変化を呈します。また、男性でも女性でも、サーカディアンリズムに対応して体温は夜明け前が体温が一番低く、夕方に少し高くなる日内変動があります。**図3-32**のように、体温は間脳の視床下部にある体温調節中枢で制御されています。ここを流れる動脈血の温度をモニターしながら、規定した生理的0点（平熱）に照らし合わせて体温を調整しているのです。

例えば、体の中にウイルスや細菌が侵入してくると、それらの外敵の活動を抑えるため、体の中で生じる発熱物質によって生理的0点を38〜39℃くらいに設定します。その指令に基づいて、体は細い動

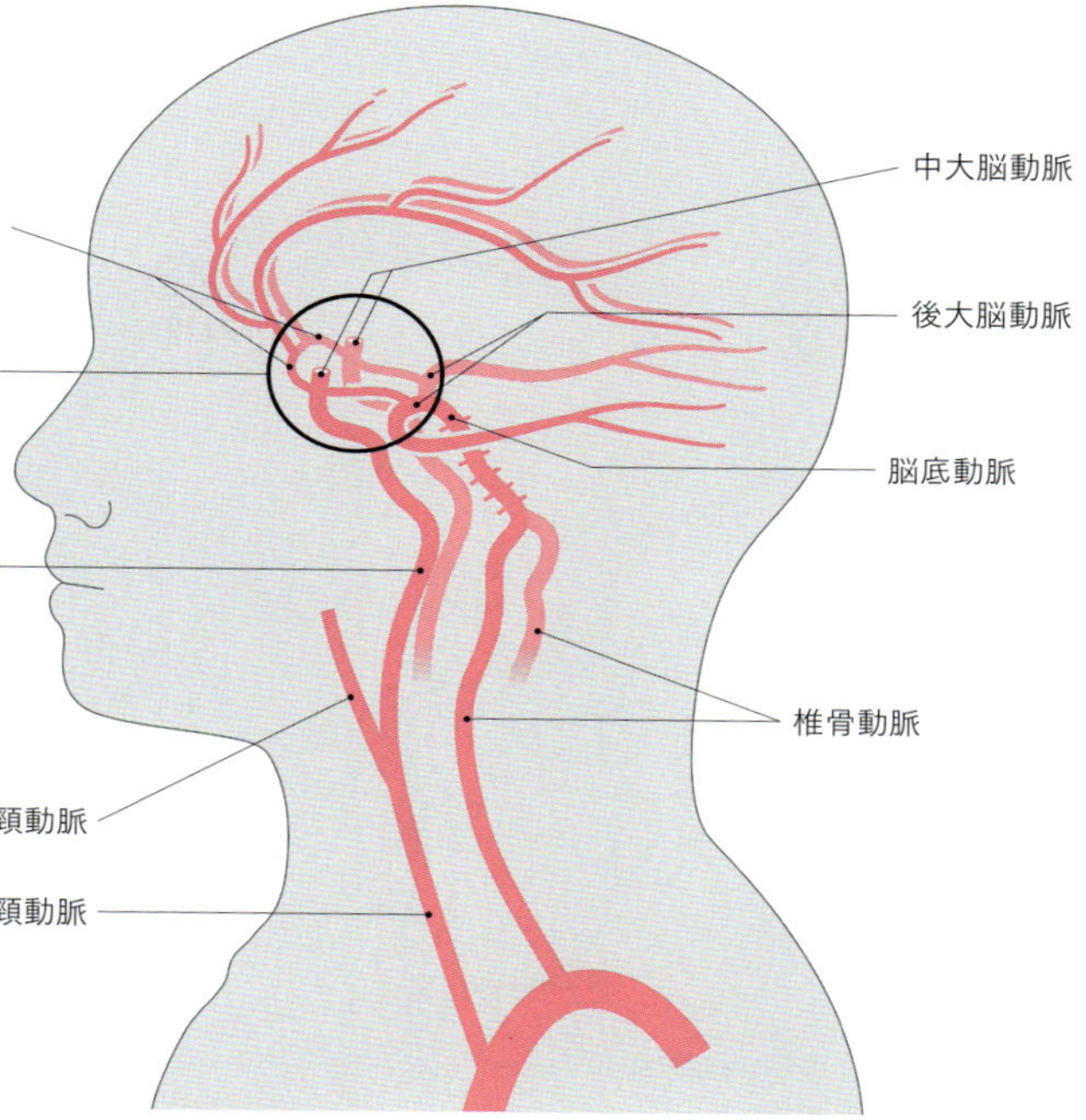

図 3-33　脳に流れ込む動脈

脈を収縮させ、体表面から熱が逃げないようにすると同時に、骨格筋を震わせて熱を生み出します。これが、風邪を引いて熱が上がる前によく経験する、いわゆる「**悪《お》寒《かん》戦《せん》慄《りつ》**」と呼ばれる状態です。しかし、体温が42℃以上になることはまずありません。42℃以上になると、皮膚の温覚神経が痛みの刺激として感じ体内のタンパク質が不可逆変性を生じ、死に至ります。ヒトの体は42℃以上の体温には耐えられないのです。また、体温が42℃まで上昇したとしても、脳内の温度は40℃以上にならないように保つしくみがあります。

なお、生理的0点を平熱に戻す時、私たちの体は、温熱性発汗によって多量の汗をかき、体温を下げています。

顔の静脈が脳の温度を下げる

脳の中に流れ込む動脈は、4本あります（**図3-33**）。左右の頸部を走る総頸動脈と、首の後方にある左右の椎骨動脈です。この4本の動脈は、脳

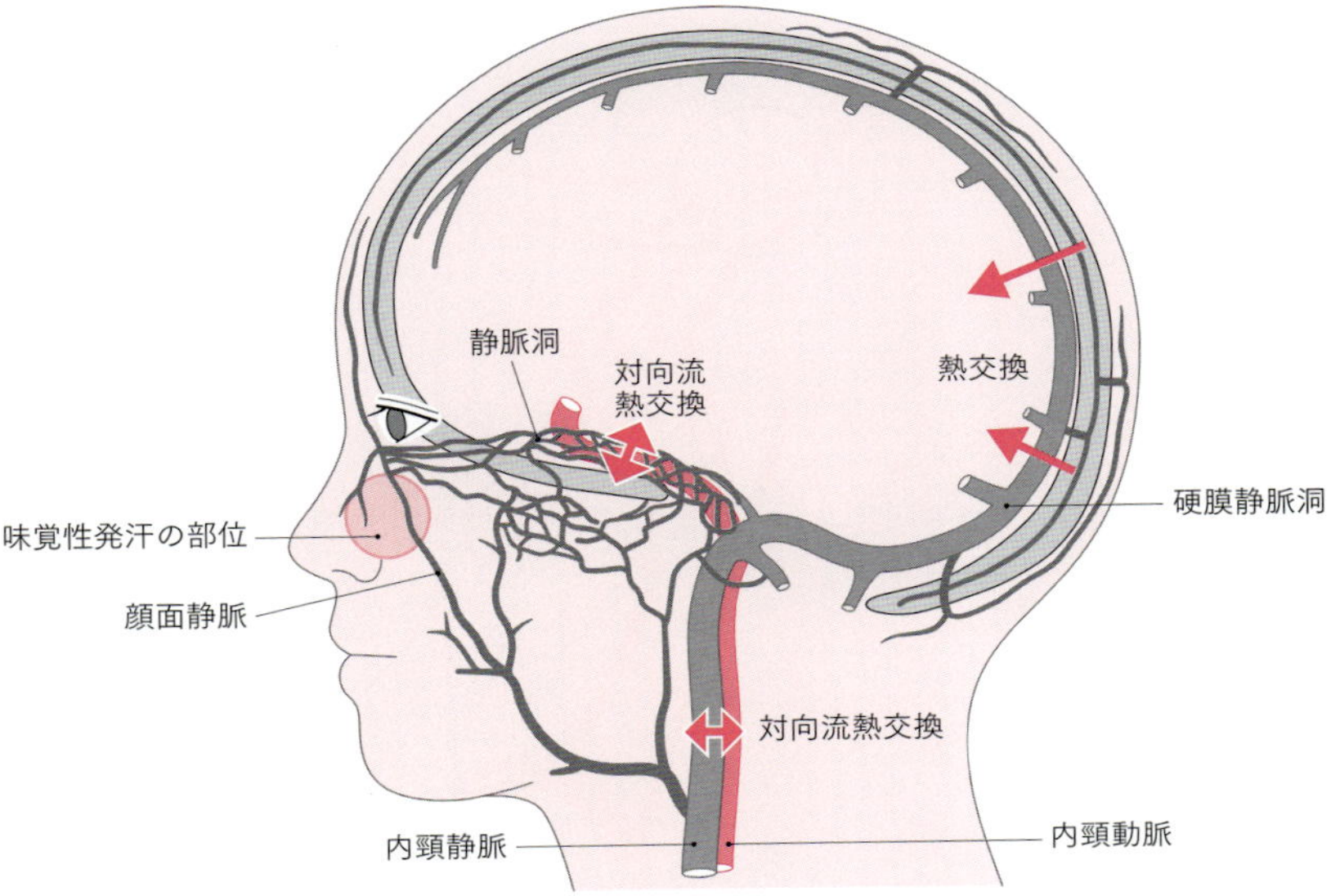

図 3-34　ヒトの脳内静脈洞と顔面静脈で起こる熱交換と脳冷却

の底部で合流してリングを作り（ウィリス動脈輪）、そこから前方で左右の前大脳動脈が分かれ、中央部分で左右の中大脳動脈、後方で左右の後大脳動脈が分かれて、これらすべてが大脳皮質の上方に流れていきます。この4本の動脈は、ウィリス動脈輪を形成する手前で、大きな静脈のプール（**静脈洞**）の近くを通ります。この構造に、脳の温度が40℃以上にはならない理由があるのです。

目の下にある**顔面静脈**は、脳の静脈洞と連結しており、平熱時には静脈洞の血液の一部が顔面静脈に流れ出してきています（図3－34）。

辛い物を食べた際に辛味を知覚するのは、温覚と同じ受容体です。そのため、口の中が辛くなると、それを脳が急激な体温上昇と勘違いして、体温を下げるために汗をかくように指令を出すと考えられています。辛い物を食べると、体が温まるのはそのためです。味覚性発汗を起こし、目の下の皮膚にたくさんの汗をかくと、静脈の流れは逆転して皮膚のほうから静脈洞に流れ込み、動脈血の温度を下げて脳の温度が40℃以上にならないように働きます。また、激辛などの辛味を痛いと感じる場合もあります。こうした際には、生体が口腔内での危険を察知し、防衛本能として汗をかいていると考えられます。

顔の皮膚は、他の部位より循環血液量が多いところです。それで、お酒を飲んだりして動脈血の流入が増えると、顔が赤くなるのです。

また、食べたり話したりする時に口を開きますが、この時に口の両端（口角）を走る静脈が引き伸ばされてつぶれてしまう可能性があります。そうならないよう、そこに分布する交感神経が興奮し、口角を走る静脈にノルアドレナリンをたくさん放出します。この静脈の平滑筋にはβ受容体（図3－22・192頁参照）がたくさん存在し、ノルアドレナリンによって伸張するので、つぶれることなく、静脈血は重力によってスムーズに心臓に戻っていきます。

脳冷却のしくみが完成するのは５歳くらい

目の下の顔面静脈と脳の静脈洞の連結によって、脳の温度を40℃以下に保つしくみは、生後すぐにはできあがっていません。完成するまでに、だいたい4、5年かかるといわれています。

５歳以下の子どもに高熱が続くと、熱性痙攣を起こすことがあります。熱性痙攣は、体が硬直し、ガタガタ震えて意識を失うといった症状がみられますが、同じような症状はてんかんでも起こります。ですので５歳以下の子どもでは、その鑑別がとても大切になってくるのです。

第4章

臨床生理学

1

貧血の症状は、赤血球濃度が350万個／mm^3以下、あるいはヘモグロビン濃度が9g／dL以下と、それぞれの正常値の約30％低下すると出現します。貧血の症状と発生原因について考えてみましょう。

キーワード　エリスロポエチン／グリシン／ポルフィリン／ビタミンB_{12}／葉酸／内因子／網状赤血球／メトヘモグロビン

貧血の患者さんが息切れや疲れやすさを訴える理由

貧血は、赤血球の中に含まれるヘモグロビンの濃度が正常値より約30％低下した状態です。日本人の成人の場合、12〜16g／dLが正常範囲です。人体には約30％の遊びがあるので、実際に顔面蒼白や息切れなどの臨床症状が出てくるのは、血液中のヘモグロビン濃度が9g／dL以下になってからです。ただし臨床においては、個人差が大きく反映してくるということを頭にたたき込んでおいてください。

第２章１の赤血球の話を復習してみましょう。

酸素を肺の毛細血管から全身へ運んでいくヘモグロビンの分子構造は、ヘムとグロビンの結合したものでした。大人のグロビンはαとβ鎖からなる四量体でできていて、それぞれのグロビンに１分子のヘムが結合しています。ヘムはFe^{2+}を中心にもつ錯化合物なので、１分子のヘムは１分子のO_2分子と結合することができます。したがって、１分子のヘモグロビンは最大で４分子のO_2分子を細胞へ運ぶことができるのでしたね（図２－３・40頁参照）。

しかし、４分子も運ぶのは、激しい運動をした時など筋細胞が最大の酸素消費をしている間だけで、通常時では２・２～２・８分子のO_2を運搬しています。すなわち、生体のO_2運搬能力には、約30％の余力＝遊びがあるわけです。

では、O_2運搬能に余力がなくなったら、どうなるのでしょうか。体の細胞が多くのO_2を必要とするのは、体を動かしたりして骨格筋の筋細胞が多くのエネルギーを出す必要に迫られた時です。そのため、貧血になった患者さんからは、「体を動かすと息が切れて苦しい」「何となく疲れやすい」という訴えがあります。

また、O_2が結合した酸素ヘモグロビンは鮮紅色をしています。貧血になると、血液循環量に変化がないにもかかわらず、皮膚、特に顔色や口唇の色が白っぽくなってきます。まぶたを裏返して結膜をみると、血の色が薄くなっているのを確認することができます。

赤血球とヘモグロビンの、生成から壊れるまでの過程

生理学で学んだ赤血球とヘモグロビンの生成過程が図４－１です。まず、大人の場合で検証してみ

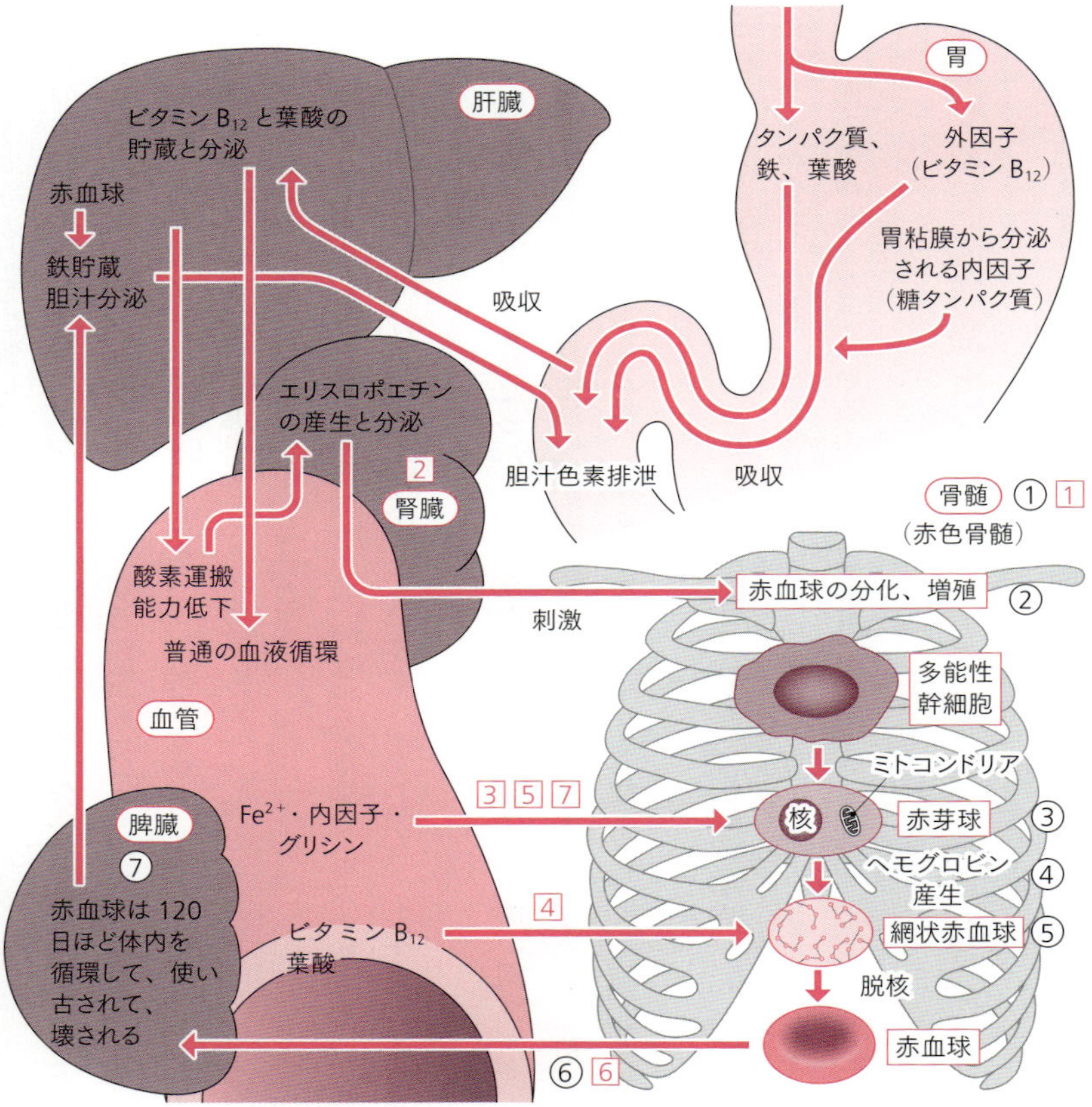

血中酸素分圧が低下すると、腎臓からエリスロポエチンが分泌され、赤色骨髄で赤血球への分化・増殖が始まる。運動選手の高地トレーニングは、このメカニズムを利用して血液の酸素運搬能力を高めるために行われる。

図 4-1　赤血球の産生・破壊過程

ましょう。

①血球が作られる工場は、主に、胸骨や骨盤を作っている扁平骨にある赤色骨髄でしたね。そこでは、幹細胞から、赤血球のほかに白血球や血小板も作られています。

②幹細胞は、腎臓で作られる**エリスロポエチン**というホルモンによって、赤血球生成コースに入ります。

③赤血球の源である赤芽球のミトコンドリアの中では、**グリシン**というアミノ酸を材料に、ヘモグロビンが作り出されます。この過程では、**ポルフィリン**の代謝が重要な役割を果たしています。この代謝過程がうまくいかないと、ヘモグロビンができずにポルフィリンが溜まってしまいます。またヘモグロビンを生成するには、ヘムの材料のFe^{2+}と、グロビンの材料になるタンパク質が十分になければなりません。

④ヘモグロビンの数が増えると、赤芽球の核が消えて、すべてがヘモグロビンに置き換わります。核の消失過程で必要なのが**ビタミン**B_{12}や**葉酸**です。さらに、胃の粘膜細胞から分泌される**内因子**という物質も必要です。

⑤ほぼ赤血球に近づいた最終段階の赤血球は、核の中に含まれていたＤＮＡやＲＮＡの核酸の切片が細胞の中で網状に見えるため、**網状赤血球**といいます。

⑥骨髄から飛び出した赤血球には、核とミトコンドリアがないため、タンパク質を合成したり、O_2を使ってＡＴＰを産生したりすることができません。そこで、O_2を必要としない解糖系を利用して、円盤形を保つためのＡＴＰを作り出しています。同時に、この過程でできてくる還元型ＮＡＤＰやＮＡＤＰＨという物質を使って、ヘム（Fe^{2+}）が３価（Fe^{3+}）にならないようにし、O_2分子との結合能を保っています。

⑦ＡＴＰ産生酵素の涸渇により、円盤形から球形になった赤血球は、脾臓の毛細血管床で壊され、赤血球は約１２０日の寿命を終えます。

生成過程にそって貧血の原因を挙げていく

前項の生成過程から、赤血球数やヘモグロビンの産生が低下する原因を順にそって考えてみましょう。

1赤血球がつくられる工場が破壊されてしまったら、赤血球は生成できません。たとえば、白血病では、工場である赤色骨髄ががん細胞に埋め尽くされてしまいます。

2幹細胞を赤血球コースへ導くエリスロポエチンが減少すれば、赤芽球ができません。エリスロポエチンは主に腎臓で作られているので、腎臓の疾患でエリスロポエチンの産生が低下したら、赤血球が減少するはずです。

3ポルフィリンの代謝過程に障害があれば、赤芽球のミトコンドリア内でヘモグロビンができなくなります。実際、サルファ剤という薬や鉛中毒などにより、この過程が抑制されます。

4赤芽球の核が消失する過程で必要なビタミンB_{12}や葉酸が不足すると、赤血球はできにくくなります。これを悪性貧血といい、ビタミンB_{12}や葉酸を投与すると治ります。

5胃から分泌される内因子が不足すると、赤血球ができにくくなります。そのため、胃癌などで胃全体を摘出した患者さんは、その後貧血が起こっていないか、注意する必要があります。

6赤血球の形を保つＡＴＰの補給係である解糖系の代謝が不十分だと、赤血球が寿命より早く壊れてしまいます。これを溶血といいます。先天的にこの代謝酵素が欠損していることによる貧血が知られています。

7 解糖系の代謝過程が十分に働かないと、NADPやNADPHなどの酵素の還元剤が十分にできず、Fe^{2+}がFe^{3+}になります。このヘモグロビンのことを**メトヘモグロビン**といいますが、細胞に運べる酸素の量が減るために、貧血を起こします。

このように、「貧血」という1つの疾患でも、その原因はさまざまです。生理学的根拠に基づいて考えるとで、こうした多くの選択肢や可能性を、もれなく挙げることができるのです。

このほか、体のどこかに出血している場所があり、そこからたえず血液が漏れていて貧血を起こすことも考えられます。また、酸素を運搬する能力がほとんどない異常な赤血球が増殖してくる再生不良性貧血という病気もあります。

循環　腎機能

2

黄疸の症状は、血液中の総ビリルビン濃度が2mg/dL以上になったあたりから出現してきます。ビリルビンの代謝過程から、黄疸の原因を考えてみましょう。

キーワード

間接ビリルビン／直接ビリルビン／ウロビリノーゲン／腸肝循環／ステルコビリノーゲン／溶血性貧血／胎児ヘモグロビン／胎児循環／閉塞性黄疸

ビリルリンの代謝過程

ビリルビンは、赤血球の寿命と、おしっこの色の話で出てきた物質です（第2章16・126頁参照）。赤血球の寿命は約120日ですが、死んだ赤血球が脾臓で壊された後のことについて復習してみましょう（図4－2）。

脾臓で赤血球が壊されると、その中にあるヘモグロビンはヘムとグロビンに分解されます。グロビンはタンパク質なので再利用されます。ヘムは錯化合物なので開環して、Fe^{2+}とビリベルジンという物

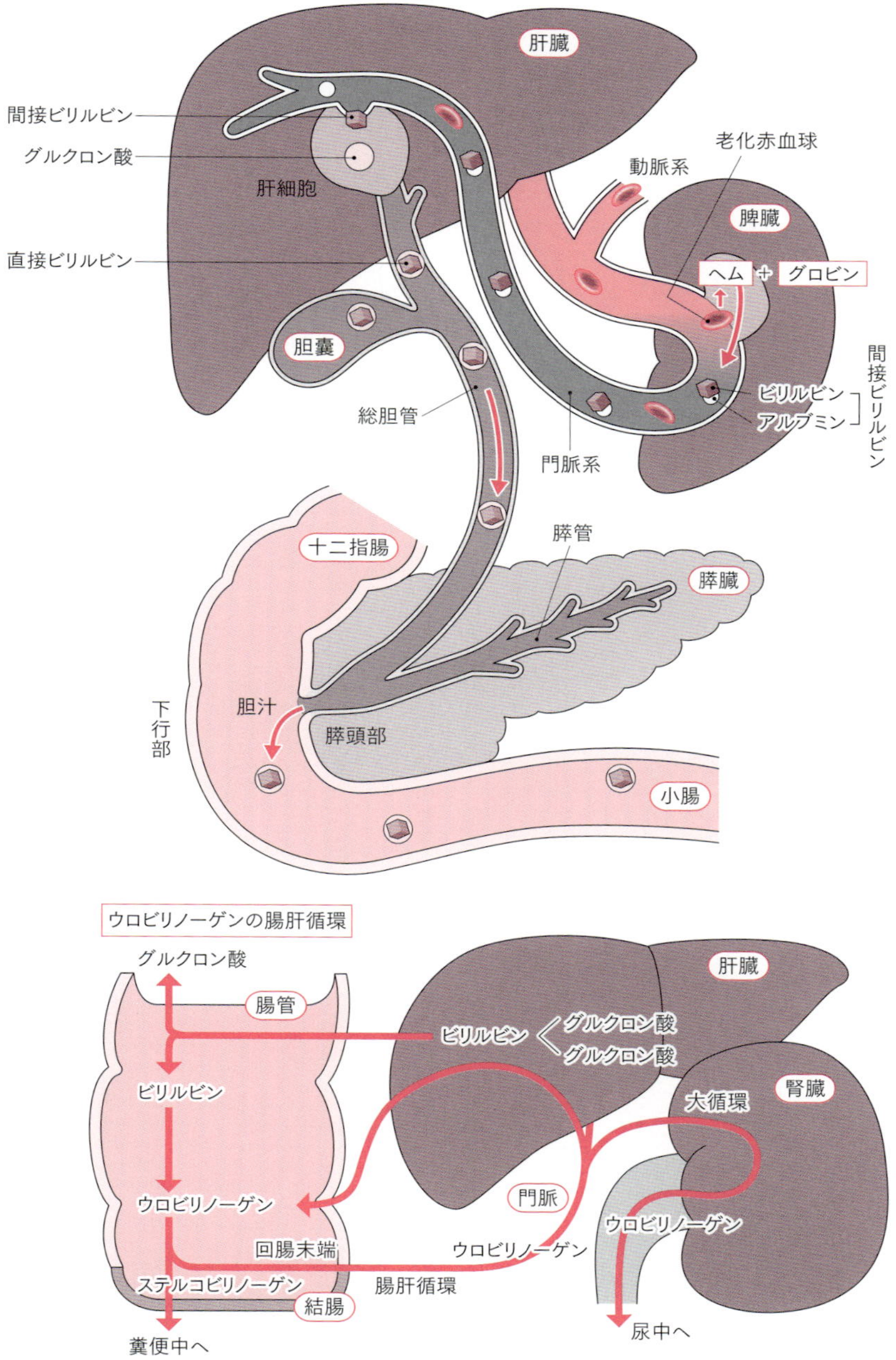

図 4-2　肝臓・脾臓での赤血球の分解代謝

質に分解され、このうちFe^{2+}はトランスフェリンという血漿タンパクと結合して運び出されます。

一方、ビリベルジンは、脾臓でビリルビンに変換されますが、水に溶けにくいため血漿タンパクのアルブミンに結合して**間接ビリルビン**となり、門脈を通って肝臓に運ばれます。この間接ビリルビンは、アルブミンと結合しているため、腎臓に運ばれても濾過されず、したがって尿の中に出てくることはありません。

肝臓に運ばれた間接ビリルビンは、肝臓の細胞に取り込まれ、水に溶ける形に代謝され**直接ビリルビン**となり、肝内胆管に分泌されます。直接ビリルビンは、胆汁の黄褐色の色合いを作る物質(胆汁色素)です。胆汁は、胆嚢で濃縮され、総胆管に出て膵臓の頭の部分を通り抜けて、十二指腸のファーター乳頭に分泌されます。

十二指腸に分泌された直接ビリルビンは、**ウロビリノーゲン**という物質に変換されて小腸から吸収され、もう一度、肝臓を回って代謝されます。これを**腸肝循環**といいます。ウロビリノーゲンの一部は尿中に放出され、これが尿の色になります。

小腸で吸収されずに大腸に移動したウロビリノーゲンは、**ステルコビリノーゲン**という物質に変わり、便の色を形成する因子になります。

血中のビリルビンが増えると、どうなるのか?

間接ビリルビンと直接ビリルビンを合わせたものが総ビリルビンで、血中濃度は通常1mg/dL以下です。これが1mg/dL以上になった状態を**不顕性黄疸**、2mg/dL以上になった場合を**顕性黄疸**といいます。

白目の部分（結膜）にビリルビンが沈着し、目が黄色くみえるのが特徴で、「黄疸」という名前はここからきています。さらに、ビリルビンは皮膚にも沈着し、皮膚のかゆみを訴える場合もあります。

順序立てて黄疸の原因を挙げていく

①赤血球の寿命が短くなると？

脾臓でたくさんの赤血球が壊され、間接ビリルビンが過剰に作られることになります。実際、このような状態の患者さんでは、赤血球数やヘモグロビン濃度も低下し、黄疸と貧血を同時に起こしています。黄疸と合併する貧血のことを、**溶血性貧血**といいます。出血性の貧血では、黄疸は起こりません。

②生後間もない赤ちゃんが生じる新生児黄疸とは？

新生児のヘモグロビンは**胎児ヘモグロビン**（ヘモグロビンF）と言い、成人のヘモグロビン（ヘモグロビンA）よりも多くの酸素を運ぶことができます。お母さんのお腹にいる間、胎児は肺呼吸をしません。体に必要な酸素はすべてお母さんの胎盤を通して血液中から取り込みます（**胎児循環**）。そのため、より多くの酸素を運べるように、特殊なヘモグロビンを持っているのです。この胎児ヘモグロビンは、生後数週間で通常のヘモグロビンAに置き換わりますが、胎児ヘモグロビンを有する赤血球は通常より寿命が短いため、ビリルビンが多く生成される傾向にあります。また、ビリルビンを肝臓に取り込むリガンディンというタンパク質が少ないこと、腸肝循環がさかんであることなどから、黄疸になりやすい状態にあるのです。こうした新生児黄疸のほとんどは、ヘモグロビンFがヘモグロビンAに置き換わることで自然に消失します。

③間接ビリルビンを肝臓で代謝する過程に異常があると?

間接ビリルビンを肝細胞に取り込めなかったり、取り込めても酵素に異常があって直接ビリルビンになれなかったり、直接ビリルビンはできても肝内胆管に分泌されないといったことがあれば、血液中のビリルビン濃度は上昇します。遺伝子の変異により、先天的に間接ビリルビンを直接ビリルビンにする酵素活性が低下するGilbert（ギルバート）症候群や、ビリルビンを肝臓内に貯蔵する機能が低下するRotor（ローター）症候群などが挙げられます。

④ビリルビンの通り道がふさがれると?

肝内胆管から胆嚢、総胆管、膵頭、十二指腸のファーター乳頭などにビリルビンの通過障害があると、直接ビリルビンが著しく増加します。直接ビリルビンの増加による黄疸は、閉塞性黄疸と総称されます。**閉塞性黄疸**では、ウロビリノーゲンやステルコビリノーゲンが生成できないため、尿が無色透明になり、便が灰白色になります。代表例が胆石症で、黄疸のほかに激しい右上腹部痛があります。胆汁は、食事で摂った脂肪を乳化するのに使われます。そのため、卵の黄身や天ぷらなど、油分を多く含んだ食事を摂ると、多くの胆汁を供給しようと、直接ビリルビンが増加し、胆石を圧迫するため、激痛が起こります。一方、膵頭部癌による閉塞性黄疸では、痛みがほとんどみられないのが特徴です。

以上のようなビリルビンの代謝過程にそって患者さんに質問をすれば、病気を大まかに推測でき、的確に検査オーダーを出せるようになります。患者さんの心身の負担を軽減するためにも、生理学や解剖学などの基礎医学の知識に基づく論理的な思考が大切なのです。

3

浮腫は組織間隙に過剰な水分が貯留した状態です。水分とアルブミンの移動原理から、浮腫の要因を考えてみましょう。

腎機能　循環　体液

キーワード
膠原線維／ゲル／アルブミン／続発性リンパ浮腫／原発性リンパ浮腫

まず、すねやおでこを押してみる

浮腫（むくみ）は、細胞の周囲に分布する組織間隙（内部環境）に過剰な水分が貯留した状態です（第２章６参照）。組織間隙は、１㎜ほどの針金の硬さに相当する**膠原線維**で骨組みが作られ、その中にスポンジのような性質をもつゲルと脂肪組織があり、さらにその中を走る血管系、リンパ系、末梢神経系からできています。**ゲル**は、内部にアルブミンをたくさん含み、水分を吸引すると同時に、その周囲にNa^{+}を配置した電解質層をもっています。そのため、K^{+}などの陽イオンが放り出され、Cl^{-}などの陰イオンが付着しやすくなっています。通常、組織間隙の上を皮膚や粘膜などが被っています。

組織間隙は、皮下組織をどこまでもつながっているものではなく、ある範囲ごとに区切られています。そのため、むくみがある皮膚を押して組織間隙の水分が遠くに流れていっても、押すのを止めれば、また水分が戻ってきます。

むくみの有無（組織間隙に過剰な水分が貯留しているかどうか）は、底に骨のような硬いものがあり、組織間隙の区切りが明確な部分（「弁慶の泣き所」や「おでこ」）を押した時に、くぼみができるかどうかで確かめることができます。

組織間隙の水分の「早い回収系」と「遅い回収系」

組織間隙の水分は、毛細血管の内皮細胞のすき間から、毛細血管内の圧力に応じて濾過されて供給されます（図2－20・71頁参照）。

逆に、水分の回収系には2通りあります。

その1つが、**「早い回収系」**とよばれるもので、血液中のアルブミン濃度（膠質浸透圧になる）に応じて、毛細血管の隙間から組織間隙の水分を血液中に回収するしくみです。血液の全身の循環時間は40秒ほどなので、迅速に、しかも多量の組織間隙の水分を回収し、心臓に戻しています。

もう1つが**「遅い回収系」**です。組織間隙の水分をリンパ液として回収し、毛細リンパ管、リンパ節、胸管を通って血液に戻すシステムです。リンパ系を通って回収される水分の量は1日2～4L、8～12時間かかります。

例外が、小腸と大腸の組織間隙における水分回収系でしたね。小腸や大腸では、毛細血管の細静脈側や細静脈の起始部から、血液中のアルブミンが漏れ出しています。組織間隙の水分は、この浸透圧の力によって、遅い回収系であるリンパ系にすべて回収されるようにできているのです（図2－43・118

頁参照）。腸のリンパの合流場所が乳び槽です。ここに下肢からのリンパ液も合流し、胸管を通って血液に戻ります。腸のリンパは、食後２〜３時間すると急激に増加し、乳白色を呈してきます。第２章６で紹介したリンパ呼吸により、乳び槽から胸管への流れをよくすることができます。

下肢のむくみは生理的なもの

ヒトのような立位動物は、長時間、動かずにいると、筋ポンプ作用が低下して下肢の静脈血やリンパ液の流れが停滞してきます。その結果、下肢にむくみが生じます。

女性や高齢者は、組織間隙を覆う皮膚が薄いため、より顕著に浮腫がみられます。また、外科手術などで安静にしている患者さんに弾性ストッキングを履いてもらうのは、下肢の静脈血やリンパ液の流れを促すためです。

順序立ててむくみの原因を挙げていく

①毛細血管での水分供給が増加しすぎると？

毛細血管での水分供給に回収系がついていけない状態（飲酒時もこれにあたる）は、浮腫になります。これは、「赤く熱く脈打って、腫れて痛む」いわゆる炎症であり、動脈血流が増加して毛細血管からの水分供給が増加したために起こります。

なお、チェーンソーを使ったり、オートバイに乗ったりして、50〜１００Hzくらいの振動が断続的に手に加わると、炎症のように皮膚の動脈血流が増えて、手が赤味を帯び腫れぼったくなってきます。

この腫れも浮腫ですが、一過性なので次第に消えていきます。かつて、チェーンソーを毎日使っていた林業労働者に、白ろう病という振動病が多発しました。その原因は、慢性的な手の浮腫によって皮膚の膠原線維が増殖し、皮膚が硬くなって生じたものでした。

②早い回収系の機能が低下すると？

早い回収系の主役は、**アルブミン**です。アルブミンが産生される肝臓に、例えば肝硬変などの障害があると、アルブミンが産生されにくくなります。また栄養失調でも血中アルブミン濃度は低下します。アルブミンは通常、尿には排泄されませんが、たとえばネフローゼ症候群などで尿中に漏出している時にも、顔に浮腫が起こります。また肝臓の病気で、小腸や大腸からの血液が十分に戻れないと、多くの水分が組織間隙に出てきて、それが腹の中に漏れ出し、腹水が溜まります。

③遅い回収系が十分に働かないと？

代表例が、リンパ節を外科的に摘出した時に、そのリンパ管系の下流にみられる浮腫です。これが、乳癌や子宮癌などの術後にみられる**続発性リンパ浮腫**です。これに対して、生まれつきリンパ管系の発育や機能に問題があって浮腫が起こる、**原発性リンパ浮腫**という疾患もあります。

また、蚊が媒介するフィラリア症では、腹部や鼡径部のリンパ管系に寄生虫が棲みついて腹部や下肢のリンパの流れを障害するため、男性では陰嚢が肥大化する陰嚢水腫、足がむくみ皮膚が硬くなる象皮症がみられます。今でも中南米、アフリカには多くの患者さんがいます。余談ですが、西郷隆盛も重度のフィラリア症であったため、ズボンが履きにくくなってからは、いつも浴衣を着用していたといわれています。

おわりに

本書をお読みいただき、ありがとうございました。私たちの体のしくみが、いかに「うまく」「ムダなく」できていることを、ご理解いただけましたでしょうか。

少し難しい内容もあったと思いますが、本書をしたためた真意は「生理学のやさしい教科書を作ること」ではありません。身のまわりの人や病院に来られた患者さんに、健康を維持する方法や病気と上手に付き合っていくための方法を、専門用語はできるだけ使わずに、わかりやすく話して、理解してもらうための「読み物」として、執筆したものです。ですので、詳細な文献引用などは割愛させていただいたところもありますが、ご理解いただければと思います。さらに詳しいことを学びたい方は、参考文献をご覧ください。

自分の体を教科書として、本書に出てくる内容を体験してみてください。そして納得して初めて、体のしくみについて、人に上手に説明できるようになることを実感してください。教科書の内容を丸暗記しただけの説明では、患者さんは納得されないものですし、学生も理解できません。このことを、生理学の教育を長年続けてきて学びました。

もう1つ、本書で伝えたかったことは、体の反応や病気の時にみられるさまざまな症状は、勝手に起こっているのではなく、体の精密なしくみに従って、筋道にそって起こっているものだということです。医学という学問が、根底にある物事の本質に従って考えていけば、順序立てて説明できる科学的な学問であることを理解してほしかったのです。

人間は、体と心、すなわち「知」と「情」の部分があります。この「情」の部分は、医学や生理学でもまだ十分に解明されていない点が残されています。臨床医学、たとえば内科学や外科学は「患者さん」を対象としていますので、理論だけではすまない「情」の部分がとても大切です。臨床医学の究極の目的は、「患者さんの心の串（不安）」を取り除くことです。病気の治療法や症状の出るしくみについて、患者さんが納得できる説明をする能力も、医療者には必要です。そのためにも体のしくみを十分に理解して、わかりやすい具体例を使って、話して聞かせる力が、大切になってくるのです。本書が、その意味を本当に理解していただくための一助になれば、これ以上の幸せはありません。

最後になりましたが、真の臨床医として心から尊敬している友池仁暢先生（公益財団法人日本心臓血圧研究振興会附属榊原記念病院 病院長）に過分な推薦文を頂戴したことに、心より御礼申し上げたいと存じます。

また、本書の企画・編集・制作のすべてにご援助いただいた医学書院の金井真由子さん、平田里枝子さん、多くの図を作成していただいた田添公基さんに心より御礼申し上げます。

2016年10月

大橋 俊夫
河合 佳子

〈参考文献〉

・小澤瀞司、福田康一郎（監修）：標準生理学 第８版．医学書院、２０１４
・岡田泰伸（監訳）：ギャノング生理学 原書24版（Lange Textbookシリーズ）．丸善出版、２０１４
・御手洗玄洋（総監訳）：ガイトン生理学 原著第11版．エルゼビア・ジャパン、２０１０
・泉井亮（総監訳）：カラー版 ボロン ブールペープ 生理学．西村書店、２０１１
・岡野栄之、鯉淵典之、植村慶一（監訳）：オックスフォード・生理学 原書第４版．丸善出版、２０１６
・大地陸男：生理学テキスト 第７版．文光堂、２０１３

ま
膜貫通型タンパク質……164
マクロファージ……4
み
ミオシン……145
味覚性発汗……209
ミトコンドリア……26
耳抜き……190
脈拍数……151
む
むくみ……69, 227
無髄神経……158
ムスカリン受容体……195
無毛部……204
め
明順応……182
迷走神経……196
メトヘモグロビン……221
メラトニン……150
メラニン色素……20
免疫機能……4
も
網状赤血球……219
網膜……181
ゆ
有髄神経……158
有毛部……204
よ
溶血性貧血……225
葉酸……219
容量血管……54
ヨガ……82
ら
酪酸……102
ラジカル……14
ラッフェ核……160
卵円窓……186
卵胞刺激ホルモン（FSH）……136
り
両性化合物……31
臨床生理学……ix
リンパ球……81
リンパ系……69, 116
リンパ呼吸……75, 76
れ
レム睡眠……154
ろ
濾過……70
ロドプシン……182

日内変動……3
日内リズム……150
乳化現象……126
乳酸……100
乳糖不耐症……60
乳び槽……72
ニューロン……169
尿……125
尿崩症……133
妊娠黄体……138
認知症……178
ね
熱中症……135
粘膜遮断……106
の
脳幹……154
脳梗塞……57
脳神経細胞……168, 174
脳脊髄液……91
脳相……94
脳内麻薬……89
脳冷却……213
ノルアドレナリン……192
ノンレム睡眠……154
は
パイエル板……99
排便反射……121
排卵……138
白衣高血圧症……66
破骨細胞……107
バソプレシン……3, 133
パペッツ回路……177
早い回収系……228
パラクライン現象……111
ひ
光の波長……183
ビタミン B_{12}……219
ビタミン C……20
ビタミン D……104
ビタミン E……20
皮膚……19
ビリベルジン……224
ビリルビン……126, 222
ピロリ菌……94
貧血……216
ふ
ファントホッフの法則……26
副交感神経……3, 154, 194
不顕性黄疸……224
浮腫……69, 227
物理学…… v
不飽和長鎖脂肪酸……100, 110
プルキンエのずれ……184
プロゲステロン……138
プロスタグランジン……17, 111
プロスタサイクリン……17, 110
へ
平滑筋……145
閉塞性黄疸……226
平熱……210
ペプシン……94
ヘマトクリット値（Ht）……37
ヘム……222
ヘモグロビン……40
ヘモグロビン A……225
ヘモグロビン F……225
ヘモグロビン濃度……216
扁桃体……205
ほ
防衛反応……193, 206
房室結節……48
泡沫細胞……58
ポルフィリン……219
ホルモン……3, 191

脊髄反射……200
赤血球……37
節後神経……192
節前神経……192
染色体……7
善玉コレステロール（HDL）……58
前庭階……189
そ
総ビリルビン……224
続発性リンパ浮腫……230
組織間液……113, 227
粗面小胞体……26
た
体液……24
体液区分……114
体温……151
体温調節……210
胎児循環……225
胎児ヘモグロビン……225
代償作用……68
体性反射……197
大腸……viii, 101
大脳……154
脱水症……135
短期記憶……173
単細胞生物……10
炭酸ガス分圧……91
胆汁……126
弾性血管……52
タンパク質……31
タンパク質合成ホルモン……143
ち
中耳……186
中耳炎……188
中枢性化学受容器……91
中膜……52
腸肝循環……127, 224
腸管免疫……78
長期記憶……173
長鎖脂肪酸……78
聴診法……62
腸相……96
腸内細菌……98, 102
直接ビリルビン……126, 224
つ
痛覚……161
て
低圧系……43
低温期……136
抵抗血管……53
低比重リポタンパク質（LDL）……58
デオキシヘモグロビン……41
デオキシリボ核酸（DNA）……7
テストステロン……143
テトロドトキシン……163
と
闘争か逃走……193, 205
闘争か逃走の神経……3
動的平衡……166
動物性機能……viii
洞房結節……44
動脈……49
動脈血……36, 49
動脈硬化症……53, 58
ドーピング……144
な
内因子……219
内耳……188
内弾性板……51
内皮細胞……51, 110
内分泌腺……93
内膜……52
に
ニコチン受容体……195

左室肥大……67
左心系……43
酸塩基平衡……31
酸素……12
し
紫外線……18, 106
耳管……190
死腔……89
刺激伝導系……43
視細胞……181
脂質異常症……58
耳小骨……186
自然免疫……118
自然リンパ球……78
膝蓋腱反射……199, 201
シナプス……169, 170
脂肪線条……58
シミ……18
充血……51
収縮期血圧……53, 62
自由電子……14
十二指腸潰瘍……97
絨毛性ゴナドトロピン……139
粥状硬化……110
消化管……93
松果体……151
硝子体……181
晶質浸透圧……113, 131
脂溶性ビタミン……104
小腸……99
静脈……49
静脈血……36, 49
静脈洞……212
静脈弁……54
触覚……161
ショック……63
植物性機能……viii
自律神経……3, 191
しわ……18
心筋……145
心筋梗塞……57
神経分泌ホルモン……133
腎性高血圧……66
新生児黄疸……225
心臓……42
伸張反射……199
心電図……44, 46
浸透圧受容器……131
浸透圧濃度……27
振動病……230
心拍数……42
す
随意運動……197
水晶体……179
錐体細胞……181
錐体路……84
睡眠の周期……156
水溶性ビタミン……104
スターリングの仮説……70
ステルコビリノーゲン……128, 224
スーパーオキサイドアニオン……15
スーパーオキサイドアニオンディスムターゼ……15
せ
静止膜電位……164, 165
精神性発汗……205
精神的興奮……88
成長……8
成長ホルモン……153
生理学…… v
生理食塩水……28
生理的炎症……100
赤芽球……40
赤色骨髄……219

顔面静脈……212
き
記憶……173
基礎体温……136
基底板……189
記銘力の低下……175
逆流性食道炎……97
胸管……72
狭心症……67
魚油……112
起立性低血圧症……54
近視……181
筋紡錘……200, 201
筋ポンプ作用……72
く
空腸……99
クスマウルの大呼吸……34
屈曲反射……199
グリシン……219
くる病……104
グロビン……222
け
ゲートコントロール説……158, 160
血圧……53, 63, 151
血液……36
血液脳関門……34
血管抵抗……53
血球成分……37
月経……140
血漿……37
血漿浸透圧……131
ゲル……227
ゲル成分……80
嫌気性菌……98
顕性黄疸……224
原発性リンパ浮腫……230
こ
高圧系……43
高温期……136
口渇感……131
交換血管……54
交感神経……3, 64, 88, 152, 192
膠原線維……227
膠質浸透圧……131
恒常性……3
好中球……15
更年期障害……140, 142
高比重リポタンパク質（HDL）……58
興奮……166
興奮-収縮連関……44, 166
抗利尿ホルモン（ADH）……133
誤嚥性肺炎……123
呼吸性アルカローシス……91
呼吸中枢……84
鼓室階……189
骨格筋……145, 164
骨芽細胞……107
骨粗鬆症……108
骨軟化症……104
鼓膜……186
固有心筋……43
コリン作動性交感神経……203
ゴルジ装置……26
コルチ器官……189
さ
サーカディアンリズム……4, 150
再吸収……70
再生不良性貧血……221
最大吸気量……82
最大呼気量……84
細胞……29
細胞外液……24, 113
細胞内液……24, 113

暗順応……182
い
胃……93
胃カメラ……124
胃相……94
痛み……157
一般生理学……viii
胃底腺……94
胃粘膜……96
咽頭蓋……121
う
ウィリス動脈輪……211, 212
ウイルス……8
右心系……43
鬱血……51
膿……15
ウロビリノーゲン……125, 224
ウロビリン……126
運動神経……198
え
エクリン腺……203
エストロゲン……66, 138
エリスロポエチン……40, 144, 219
嚥下反射……120
塩酸……94
遠視……181
炎症の 3 徴候……97
延髄……84, 154
お
黄体化ホルモン（LH）……138
黄体化ホルモン分泌ホルモン（LH-RH）……138
黄疸……222
嘔吐反射……123
黄斑……181
横紋筋……145
オートクライン現象……111
オームの法則……64
悪寒戦慄……211
オキシヘモグロビン……41
遅い回収系……228
オメガ脂肪酸……112
温度覚……161
温熱性発汗……204
音波……185
か
外耳……186
外弾性板……52
回腸……99
外分泌腺……93
外膜……52
過換気状態……89
化学受容器……33
蝸牛……188
核……7
拡散……39
拡張期血圧……53, 62
角膜……179
過酸化脂質……15, 21
下垂体……133
ガストリン……94
可塑性……171
活性型ビタミン D_3……106
活性酸素……21
活動電位……166
カテコールアミン……171
カルシウムイオン……106
癌……7
感覚神経……198
緩衝系……33
感情失禁……178
間接ビリルビン……126, 224
桿体細胞……181
間脳……154

索引

数 字 ・ 欧 文

数字

1 回換気量……89

A

α 受容体……192
antidiuretic hormone（ADH）……133
Aδ線維……158, 159

B

β-エンドルフィン……158
β 受容体……192

C

C 線維……158, 159
Ca^{2+}……106
catecholamine……171

D

DNA……7

E

Einthoven……44

F

fight or flight……3
folicle stimulating hormone（FSH）……136

H

high density lipoprotein（HDL）……58
homeostasis……3

I

innnate lymphoidcell 3：ILC3……78

L

low density lipoprotein（LDL）……58
luteinizing hormone（LH）……138
luteinizing hormone-releasing hormone（LH-RH）……138

M

muscosal blocking……106

P

P 波……44
physics…… v
physiology…… v
PQ 間隔……46
progesterone……138
prostaglandin……17

Q

QRS 群……46

S

ST 部分……48
superoxide anion（O_2^-）……15
superoxide anion dismutase（SOD）……15

T

T 波……46

V

van't Hoff の法則……26
vasopressin……3

和 文

あ

アイントーベン……44
悪性貧血……220
悪玉コレステロール（LDL）……58
アクチン……145
アシドーシス……33
アシュネル反射……196
アセチルコリン……194
圧覚……161, 190
圧平管……54
アデノイド……186
アポクリン腺……202
アミン……171
アラキドン酸……112
アルカローシス……33
アルブミン……80, 116, 230
アンカー睡眠……156

著者紹介

大橋 俊夫 Ohhashi Toshio

1949年茨城県水戸市生まれ。信州大学医学部卒業後、英国ベルファストクイーン大学講師を経て、1985年より信州大学医学部教授。2003〜2008年に同大学医学部長、2006〜2008年に全国医学部長病院長会議会長を歴任。現在、日本リンパ学会理事長、信州大学名誉教授および医学部特任教授(メディカル・ヘルスイノベーション寄附講座)。専門は循環生理学と健康科学。

河合 佳子 Kawai Yoshiko

1966年東京都生まれ。北海道大学医学部卒業後、同大学形成外科学講座医員、信州大学医学部器官制御生理学講座准教授を経て、2016年より東北医科薬科大学医学部生理学教室教授。2016年度第7回女性健康科学研究賞受賞。流れ刺激による血管・リンパ管内皮細胞の特性の変化やがんのリンパ節転移に関する研究を行っている。

生きている しくみがわかる 生理学

発　行　2016年11月15日　第1版第1刷©

　　　　2018年 2 月15日　第1版第2刷

編　集　大橋俊夫《おおはしとしお》・河合佳子《かわいよしこ》

発行者　株式会社　医学書院

　　　　代表取締役　金原　優

　　　　〒113-8719　東京都文京区本郷1-28-23

　　　　電話　03-3817-5600(社内案内)

印刷・製本　三美印刷

ISBN978-4-260-02833-2